JN217657

緊急産科手術の麻酔に備える

改訂第2版

 編集

奥富 俊之 北里大学診療教授
加藤 里絵 昭和大学教授
天野　完 北里大学客員教授

克誠堂出版

執筆者一覧

● 編　集 ●

奥富　俊之	北里大学病院周産母子成育医療センター産科麻酔部門診療教授
加藤　里絵	昭和大学医学部麻酔科学講座教授
天野　　完	北里大学医学部客員教授

● 執筆者 ●

天野　　完	北里大学医学部
日向　俊輔	北里大学病院周産母子成育医療センター産科麻酔部門
細川　幸希	昭和大学医学部麻酔科学講座
津留　世里	北里大学病院周産母子成育医療センター産科麻酔部門
加藤　里絵	昭和大学医学部麻酔科学講座
奥富　俊之	北里大学病院周産母子成育医療センター産科麻酔部門
望月　純子	北里大学病院周産母子成育医療センター産科
河野　照子	相模野病院産婦人科
大西　庸子	北里大学病院周産母子成育医療センター産科
ウッドハムス玲子	北里大学病院放射線診断科
金井　雄二	北里大学病院周産母子成育医療センター産科
松澤　晃代	北里大学病院周産母子成育医療センター産科
石川　隆三	北里大学病院周産母子成育医療センター産科
服部　響子	北里大学病院周産母子成育医療センター産科
中村　隆俊	北里大学病院下部消化管外科
佐藤　公俊	シミズ病院脳神経外科
隈部　俊宏	北里大学病院脳神経外科
島岡　享生	北里大学病院周産母子成育医療センター産科
田島　綾子	慈誠会病院産婦人科

（執筆順）

第2版　序文

　初版から5年余りが経ち，麻酔科関連学会や麻酔科専門医試験で"産科麻酔"は一つのサブスペシャリティとしての地位を確立したといっていいほどポピュラーな領域になりました。しかし一方で，大学病院や市中病院の麻酔科医の中では産科麻酔に興味があってもいまひとつ自信がない，あるいは怖いから手を出したくないという人は依然多くいます。開業産婦人科医の現場でも，あいかわらず，知識はあっても実際に避けられない産科緊急手術に出くわすと，どうしてよいかわからず苦慮する場面も多いと聞きます。初版序文でも述べたように，「いざ麻酔緊急となると術前評価や麻酔計画に十分時間をかけられず慌てて麻酔を始める必要性に迫られたり，患者把握ができないまま全身麻酔を始めなければならない麻酔科医のストレスは相当なものです。また産科疾患に慣れた産科医といえども，慣れない緊急手術の麻酔を自分たちだけで行わなければならないときのストレスも同様でしょう」。これらのストレスを少しでも減らすには，まず緊急手術になりやすいそれぞれの疾患のポイントを知ることです。そうすることで，緊急産科手術の麻酔管理を含めた周術期の安全性も高くなります。

　第2版も基本骨格は初版同様です。すなわち，麻酔総論に続き，産科合併疾患，産科救急疾患などの症例提示を行い，その産科的解説，それらの手術適応，術式，病態の違いによる緊急度の違いなどの知識を再度確認しながら，周術期に予想されるトラブルと対応の整理，術前評価のポイント，麻酔計画，周術期の麻酔上の注意点などを，北里大学病院周産母子成育医療センターで行われている管理を中心に解説する形式をとっています。そこがこれまでの産科麻酔の一般的な教科書とは異なるところです。

　各章の執筆者は，初版出版当時は全員が北里大学病院周産母子成育医療センターの麻酔科，産科，関連各科の専門分野の知識，技術，経験を持ったエキスパートな先生方でした。もちろん今でも多くの先生方とは，引き続き診療科を越えてお互いの主張を尊重し合うことができるよき仲間として良質で安全なチーム医療を展開しておりますが，一部に北里大学病院方式を世に広めるべく外部へ異動して行った仲間もおります。したがって改訂作業は，基本的には執筆者に再度確認をお願いし，私ども編集者が手直しをしましたが，それが叶わない場合は，編集者の方で加筆または修正させていただきました。新しい知見や文献の追加/修正/差し替えに加え，以前より読みやすいように段落を組み直しましたが，まだまだ力が及ばないところも多いかと思います。ご容赦いただくとともにご指摘いただければ幸いです。

　内容的には初版同様，麻酔科専門医試験を受ける麻酔科医に，また麻酔科上級医

には経験の少ない疾患の知識のリフレッシュとして。また日々の診療で麻酔法立案に悩んでおられる産婦人科医にも有用な情報を提供できるものと信じております。

　本書改訂にあたっても編集の際には初版同様，克誠堂出版の手塚雅子様に大変ご苦労をおかけしました。心からお礼を申し上げます。

2019 年 10 月吉日

北里大学病院周産母子成育医療センター産科麻酔部門診療教授　奥富　俊之
昭和大学医学部麻酔科学講座教授　加藤　里絵
北里大学医学部客員教授　天野　完

初版　序文

　麻酔科関連学会や麻酔科専門医試験では産科麻酔分野が多く取り上げられるようになりました。産科関連学会でも産科麻酔の重要性が見直されているように思います。しかし，産科麻酔に関する書籍は一般的な事項をまとめた書籍がまだまだ多いのが現状です。一方で，大学病院や市中病院，産婦人科開業医の現場では日々特に産科緊急手術に際し，一般的知識はあるのにどうしてよいかわからず苦慮する場面も多いと聞きます。基本的な知識はあっても，いざ麻酔緊急となると術前評価や麻酔計画に十分時間をかけられず慌てて麻酔を始める必要性に迫られたり，患者把握ができないまま全身麻酔を始めなければならないストレスは相当なものです。また産科疾患に慣れた産婦人科医といえども，慣れない緊急手術の麻酔を自分たちだけで行わなければならないときのストレスも同様でしょう。しかし，緊急手術になりやすいそれぞれの疾患のポイントを知ることで，緊急産科手術の麻酔管理を含め周術期の安全性は高くなり，麻酔科医や麻酔を担当する産婦人科医のストレスも軽減できるのではと思います。

　そこで産科麻酔の一般論は他書に譲り，今回は麻酔総論に続き，産科救急疾患，経腟分娩予定だったが帝王切開術をせざるをえなくなった症例，産科手術中に急変した症例などの症例提示を行い，その産科的疾患解説，手術適応，術式，病態の違いによる緊急度の違いなどの知識を再度確認しながら，周術期に予想されるトラブルと対応の整理，術前評価のポイント，麻酔計画，周術期の麻酔上の注意点などを，麻酔科，産科，関連各科から解説する書籍を企画しました。

　各疾患の産科・麻酔管理は施設によって異なることが少なくないため，今回は北里大学病院周産母子成育医療センターで行われている産科・麻酔管理を中心に編纂を試みることとしました。

　各項の執筆者はそれぞれの専門分野の知識，技術，経験を持ち，プロフェッショナルな先生方です。当センターでは麻酔科，産科，放射線（IVR）科，外科，脳神経外科などが，診療科を越えてお互いの主張を尊重し合うことができる仲間であり，良質で安全な医療のために重要なチーム医療を展開できていると自負しております。本書の行間からそのようなチームプレーをも感じていただければ幸いです。1年足らずで企画から出版まで漕ぎ着けることができたのも素晴らしいチームプレーの賜物です。

　内容的には，麻酔科専門医試験を受ける麻酔科医に，また麻酔科上級医には経験の少ない疾患の知識のリフレッシュとして，お役にたてばと考えております。また日々の診療で麻酔法立案に悩んでおられる産婦人科医にも有用な情報を提供できるのではないかと思います。

　本書の出版にあたってはたくさんの方々に多大なご協力をいただきました。特に産科の先生方には多くの内容を担当していただきました。麻酔科医や麻酔担当医の視点からの執筆は容易ではなかったと思いますが，麻酔管理上の重要な情報を示していただきました。また編集にあたっては克誠堂出版の手塚雅子様に大変ご苦労をおかけしました。心からお礼を申し上げます。

2014 年 10 月吉日

北里大学病院周産母子・成育医療センター産科麻酔部門診療教授　奥富　俊之

北里大学病院周産母子・成育医療センター産科麻酔部門准教授　加藤　里絵

北里大学医学部客員教授　天野　完

Contents

● 主要略語一覧 ●

AFI	amniotic fluid index	羊水指数
CSEA	combined spinal epidural anesthesia/analgesia	脊髄くも膜下硬膜外併用麻酔/鎮痛
CST	contraction stress test	コントラクションテスト
CTG	cardiotocogram	胎児心拍数陣痛図
DAM	difficult airway management	困難気道管理
DIC	disseminated intravascular coagulation	播種性血管内凝固，汎発性血管内凝固
FFP	fresh frozen plasma	新鮮凍結血漿（本書では 400 mL 由来の製剤を 2 単位とする）
FHR	fetal heart rate	胎児心拍数
F_{IO_2}	fraction of inspiratory oxygen	吸入酸素濃度
FS_{PO_2}	fetal arterial oxygen saturation	胎児動脈血酸素飽和度
HDP	hypertensive disorders of pregnancy	妊娠高血圧症候群
HELLP	hemolysis, elevated liver enzyme, low platelet	
IUFD	intrauterine fetal death	子宮内胎児死亡
IUGR	intrauterine growth restriction	胎児発育不全
IVR	interventional radiology	
MAC	minimum alveolar concentration	最小肺胞濃度
NRFS	non-reassuring fetal status	胎児機能不全
NST	non-stress test	ノンストレステスト
Pa_{CO_2}	partial pressure of arterial carbon oxygen	動脈血二酸化炭素分圧
Pa_{O_2}	arterial oxygen tension	動脈血酸素分圧
PCA	patient controlled analgesia	患者管理鎮痛法，患者自己調節鎮痛（法）
P_{CO_2}	carbon dioxide partial pressure	二酸化炭素分圧
P_{O_2}	partial oxygen pressure	酸素分圧
RBC	red blood cells	赤血球液（本書では 400 mL 由来の製剤を 2 単位とする）
SP_{O_2}	arterial oxygen saturation	末梢動脈血酸素飽和度
TAE	transcatheter arterial embolization	経カテーテル的動脈塞栓術
UA	umbilical artery	臍帯動脈
UV	umbilical vein	臍帯静脈
C	cervical vertebra	頸椎
T	thoracic vertebrae	胸椎
L	lumbar vertebra	腰椎
S	sacral vertebra	仙椎

I章

総　論

1 胎児状況からみた緊急帝王切開術の適応と緊急度

帝王切開術は非緊急（予定）帝王切開術と緊急帝王切開術に大別される。緊急といってもある程度の時間的余裕がある場合から，母児救命のために一刻を争う超緊急事態まで緊急度には幅がある（表1）。帝王切開術を予定していても，あるいは通常の分娩時でも，緊急，超緊急帝王切開術が必要になる可能性があるので，緊急事態を想定して対応策をあらかじめ講ずる必要がある。母体適応により緊急帝王切開術が必要な場合も，胎児は機能不全（non-reassuring fetal status：NRFS）に陥ることが多いので，緊急度は胎児状況にも依存することになる（図1,2）。緊急時には関連各科との緊密な連携，正確な情報伝達が不可欠であり，麻酔科医は胎児評価の実際について理解する必要がある。

1 妊娠時の胎児評価法と対応

1) Biophysical profile score（BPS）

- 生理学的パラメータとして，①胎児心拍数陣痛図（cardiotocogram：CTG）モニタリングによる心拍数（nonstress test：NST），②超音波断層法により呼吸様運動，③胎動，④筋緊張，⑤羊水量（ミニ解説1）を評価し，それぞれ正常であれば2点，そうでなければ0点として胎児の状態を評価する。
- 8，10点であれば胎児は well-being の状態と考えられるが，4点以下ではアシドーシスに陥っている可能性が高く急速遂娩（帝王切開術）を考慮する。6点の場合は再検討のうえ，他の胎児評価法も参考にし，在胎週数を勘案して総合的に判断する。
- 羊水量を除く4つのパラメータの制御中枢の低酸素に対する感受性は異なり，32週ごろ

までに発達する胎児心拍数制御中枢の感受性がもっとも高い（図3）。したがって NST と羊水量のみの評価による modified BPS も有用であり，NST が reactive で羊水量が保たれていれば（AFI＞5 cm），他の生理学的パラメータの評価は省略できる。

2) NST/CST（contraction stress test）

- 胎動に伴って20分間に2回以上の一過性頻脈がみられる場合が reactive NST で，胎児心拍数制御中枢の酸素化は良好でありその時点で胎児は well-being の状態と判断できる。一過性頻脈の基準は持続15秒以上，振幅15 bpm 以上であるが32週未満では10秒以上，10 bpm 以上の基準で評価する[1]。
- 子宮内胎児発育不全（fetal growth restriction：FGR）の場合は reactive NST であっても胎児血 Po_2 が低値の症例もあり[1]（図4），ほかの胎児評価法を加味して胎児娩出時期を総合的に判断する必要がある。

表1 緊急度からみた帝王切開術の適応

	母体適応	胎児適応
非緊急（予定）	帝王切開術既往 子宮筋腫（核出術後） 子宮奇形 狭骨盤 軟産道強靭	胎位・胎勢異常 多胎 胎児病
	児頭骨盤不均衡	
緊急	妊娠高血圧腎症，子癇HELLP 症候群	胎児機能不全（NRFS）
	分娩異常（遷延，停止，回旋異常），子宮内感染，前置（低置）胎盤出血	
超緊急	心停止 呼吸循環不全，ショック	胎児機能不全（臍帯脱出，前置血管など）
	子宮破裂，常位胎盤早期剥離	

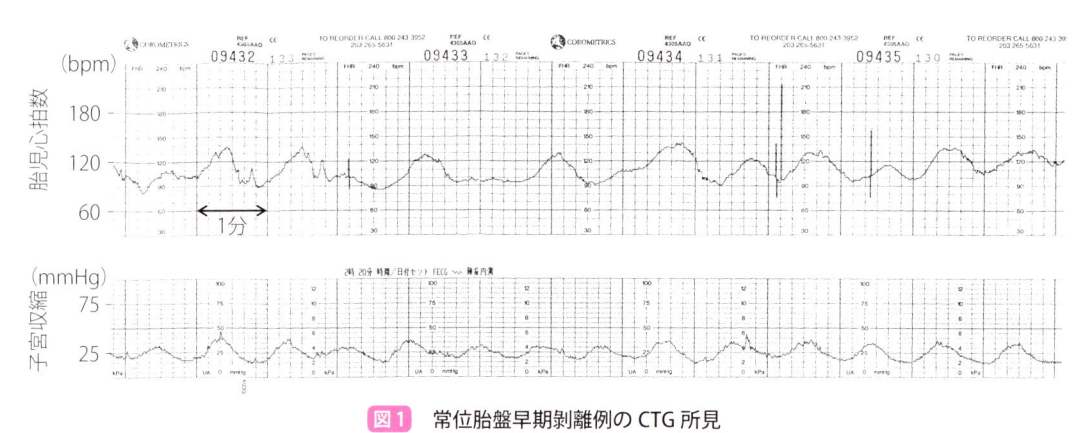

図1　常位胎盤早期剥離例の CTG 所見

妊娠 39 週，下腹痛で搬送された。さざ波様の頻回の子宮収縮に伴って一過性徐脈が連続し心拍数基線が判然としない（wandering baseline）。胎盤早期剥離の診断で緊急帝王切開術とした。
児は 3,490 g，男児，アプガースコア 1/5 分値 2/2，臍帯動脈血 pH6.79
50％の胎盤剥離で Couvelaire 徴候がみられた。

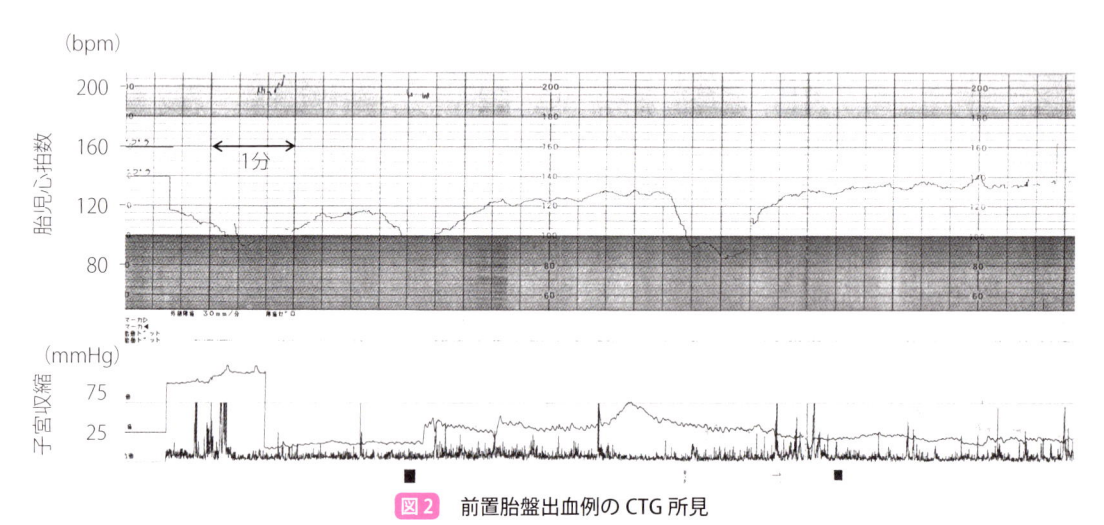

図2　前置胎盤出血例の CTG 所見

妊娠 38 週，前置胎盤からの出血のため母体搬送された。
母体は血圧 60/30 mmHg，ショックインデックス 1.5 と出血性ショックの状態であった。CTG 所見で基線細変動の減少，遅発一過性徐脈がみられ NRFS の状態であり出血性ショックの初期対応を行いつつ緊急帝王切開術とした。
児は 2,458 g，女児，アプガースコア 1/5 分値 6/7，臍帯動脈血 pH6.98

筋緊張：大脳皮質
胎動：大脳皮質〜神経核
呼吸様運動：第 4 脳室腹側
心拍数：視床下部後部，延髄

早い　　　　低い

中枢の発達の順序　　低酸素への感受性

遅い　　　　高い

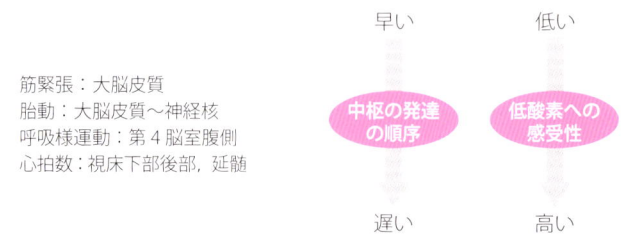

図3　バイオフィジカルパラメータの制御中枢の発達と低酸素に対する感受性

（Vintzileos AM, Campbell WA, Nochimson DJ, et al. The use and misuse of the fetal biophysical profile. Am J Obstet Gynecol 1987；156：527–33 より引用）

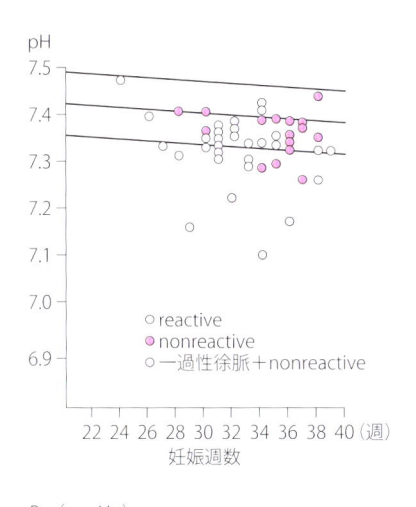

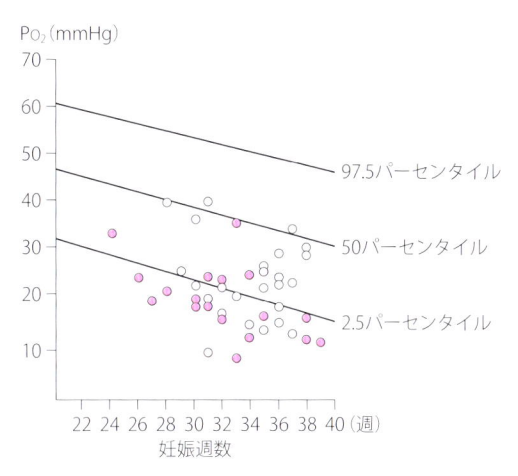

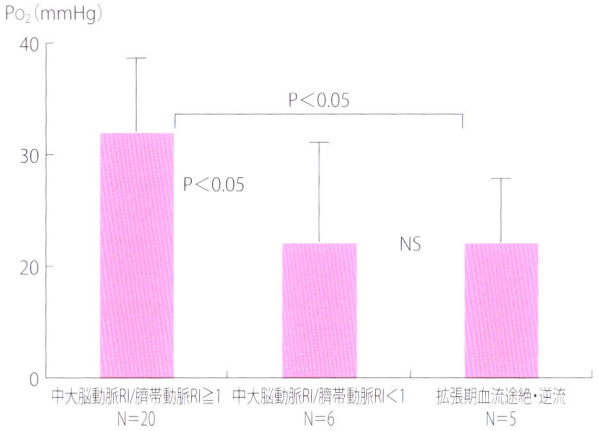

図4　FGR 症例の胎児血 pH，Po_2 と NST 所見，血流速度波形との関連

（天野　完. NST（Non Stress Test）の意義と実際. 産婦の実際 2003；52；431-6 より引用）

- Reactive の基準を満たさない場合が nonreactive NST で在胎週数，睡眠−覚醒など胎児 behavioral status，母体への投薬などを考慮する必要がある。Nonreactive NST が60分以上持続する場合は胎児低酸素症が強く疑われ，音響振動刺激（vibro−acoustic stimulation test：VAST），BPS や CST によるバックアップテストなどが必要になる。

- ハイリスク妊娠では胎児状況の悪化に伴い，reactive NST から一過性徐脈が出現し，その後一過性頻脈が消失し nonreactive NST となり，アシドーシスの進行に伴って心拍数基線細変動が消失する（図5）[2]。突発的な臍帯・胎盤異常，呼吸循環不全・痙攣・ショックなど母体状況の急激な変化がないかぎり，段階的な経過をとることが多い[2]。

- Nonreactive NST で心拍数基線細変動が減少

し，一過性徐脈がみられた段階では速やかに緊急帝王切開術を行っても臍帯動脈血 pH は 7.11±0.13 とアシドーシスの状態であり，対応が遅れれば児の周産期予後はきわめて不良となる[2]。

- 心拍数基線が正弦波様にゆれるサイナソイダルパターン[3]は血液型不適合妊娠，母児間輸血症候群など胎児貧血と関連するため緊急帝王切開術の適応である（図6）。分娩時にも臍帯圧迫や鎮痛に用いる薬剤に関連してみられることがあるが[3]，この場合は急速遂娩が必ずしも必要とはならない。

- 10分間に3回の子宮収縮を誘発し，低酸素負荷により遅発一過性徐脈の有無を評価するストレステストが CST で，基準を満たす自発子宮収縮（持続40〜60秒）がみられない場合は乳頭刺激（nipple stimulation test）によ

　　羊水腔への色素注入による定量的測定は侵襲的であり，臨床的には超音波断層法により羊水最大深度（羊水ポケット）か羊水指数（amniotic fluid index：AFI）で評価する。羊水ポケットは子宮腔内で認められる羊水腔の間隙（ポケット）の最大垂直距離を指標とする（single deepest pocket；水平方向に少なくとも1cmの羊水腔が確保できる部位で垂直方向に測定する。two diameter pocket technique；最大深度とそれと直交する水平距離を掛け合わせた数値を用いる）。2cm未満を羊水過少，8cm以上を羊水過多とする[*1]。AFIは子宮腔を縦横に4分割し，それぞれの象限で超音波プローブを床に垂直に向けて最大深度を測定しその総和で評価する。5cm未満を羊水過少，24cm以上を羊水過多とする[*2]。

[*1] Manning FA, Hill LM, Platt LD. Qualitative amniotic fluid volumes in normal pregnancy. Am J Obstet Gynecol 1981；139：254-8.

[*2] Phelan JP, Smith CV, Broussard P, et al. Amniotic fluid volumes assessment with the four-quadrant technique at 36-42 week's gestation. J Reprod Med 1987；32：540-2.

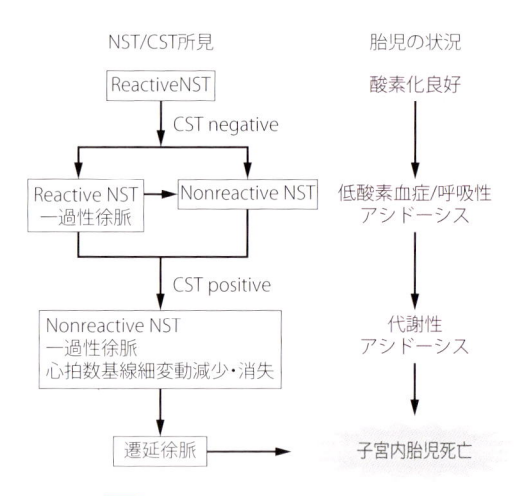

図5　NST/CST所見，胎児状況の推移

血管抵抗指数（resistance index：RI；pulsatility index：PI；S/D ratio）により胎児血行動態を評価するもので，臍帯動脈拡張期血流の途絶および逆流は胎児胎盤循環不全を示唆する所見である。臍帯動脈血流波形の異常は胎児心拍数所見の悪化に先立って出現することが多いが，妊娠早期では血流パターンの変化のみから胎児娩出を考慮すべきかの指針は必ずしも定まってはおらず，総合的判断が必要になる。

- 胎児が低酸素症に陥ると血流再分配により脳血流が増加（brain sparing effect）するため，中大脳動脈血管抵抗指数が低下する。

- 中大脳動脈最高血流速度（middle cerebral artery peak systolic velocity：MCA-PSV）から胎児ヘモグロビン濃度が推定できるので，経皮的臍帯穿刺（percutaneous umbilical blood sampling：PUBS, cordocentesis）による胎児採血の代替法として非侵襲的に胎児貧血の診断ができる（図6）。

- 下大静脈，静脈管でみられる収縮期の心房側からの逆流波の増大，臍帯静脈の波動（pulsation）は静脈うっ滞に起因してみられ心機能低下の指標となる。

り子宮収縮を誘発する。10分間に3回の子宮収縮に伴って遅発一過性徐脈がみられない場合がnegative CSTで胎盤呼吸予備能は保たれ，臍帯・胎盤異常など突発的なアクシデントがないかぎり1週間程度は胎児well-beingを保証しうる。子宮収縮に伴い遅発一過性徐脈がみられる場合がpositive CSTで低酸素症を疑う所見であり，心拍数基線細変動の減少・消失を伴う場合はすでにアシドーシスに陥っており緊急帝王切開術の適応である（図7）。

3）超音波ドプラ法による血流評価（ミニ解説②）

- 超音波ドプラ法による血流波形パターンから

ミニ解説② 血流波形による子宮胎盤循環の評価

　超音波パルスドプラ法（図A）による血流速度波形から子宮胎盤循環，胎児循環の評価が行われる。子宮動脈，臍帯動脈，中大脳動脈などにサンプリングボリュームを設定して計測し，送信超音波ビームと血流とのなす角度に影響されない指標（index）で評価する。指標としてはS/D ratio，RI，PIが用いられる（図B）。臍帯動脈の拡張末期血流は妊娠週数に伴い胎盤血管抵抗の減弱により増加するが（図C），拡張期血流の減少（抵抗指数の増加），途絶や逆流は胎盤血管床の循環抵抗の増加を意味する。臍帯動脈血管抵抗指数は胎児状況の指標となり拡張末期血流の途絶，逆流は胎児予後不良の徴候である。胎児低酸素症が進行すれば重要臓器（脳，心，副腎）への血流が増加し腎，消化管などへの血流が減少する血流再分配が生じるため中大脳動脈への血流増加により中大脳動脈RIは減少する（図D）。

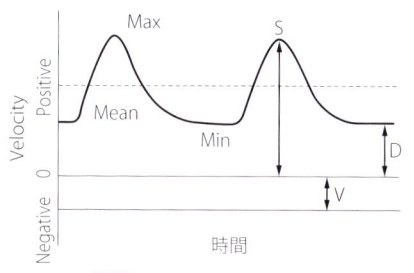

図B　血流評価の指標

Max＝Maximum peak velocity in systole（S）
Min＝Minimum peak velocity in diastole（D）
V＝Venous velocity（"constant"）
S/D：Systolic/Diastolic ratio
$\dfrac{(S/D)}{S}$：Resistance index
$\dfrac{(S/D)}{Mean}$：Pulsatility index

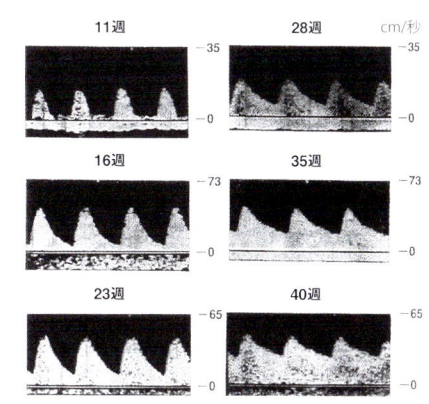

図C　妊娠週数に伴う，臍帯動脈血流波形の変化

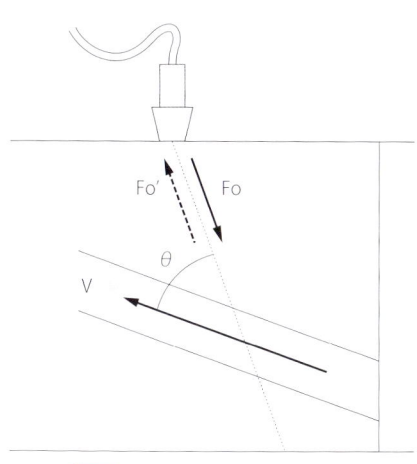

図A　ドプラ血流計測法の原理

移動速度Vを持つ反射体（赤血球）に対して，周波数Foの超音波ビーム（音速C）を照射すると，FoはFo'に周波数が変調する（ドプラ効果）。反射体がビームに対してθの角度をもって移動し，CがVより十分に大きい場合，ドプラ偏移周波数（Fd）は，
　Fd＝2Vcosθ・Fo/C
と近似される。上式をVについて展開すると，
　V＝C・Fd/2cosθ・Fo
となり，発信周波数Fo，ビーム角θ，偏移周波数Fdを測定することによって血流速度Vが算出できる。
（日本産婦人科医会，編．研修ノートNo.76　妊娠中・後期の超音波検査．2006．p.35-6より引用）

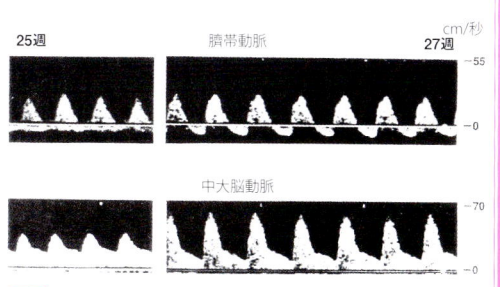

図D　臍帯動脈拡張血流の途絶，逆流と中大脳動脈血流

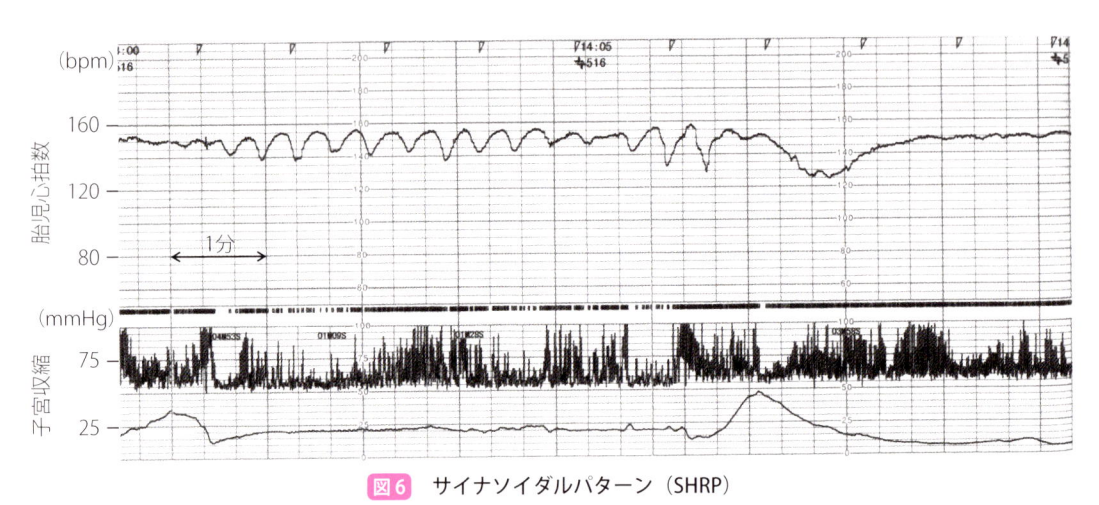

図6　サイナソイダルパターン（SHRP）

妊娠 40 週 6 日　抗 E 抗体 256 倍，MCA-PSV 110 cm/秒，胎児心胸郭比 50%のため母体搬送された。入院時にサイナソイダルパターンを認めたため緊急帝王切開術とした。
児は 2,360 g，男児，アプガースコア 1/5/10 分値 1/4/4，臍帯動脈血 pH7.20　Hb 2.9 g/dL　NICU 管理となり輸血，光線療法，高頻度振動換気（high frequency oscillation：HFO）による呼吸管理。脳低体温療法を必要とした。

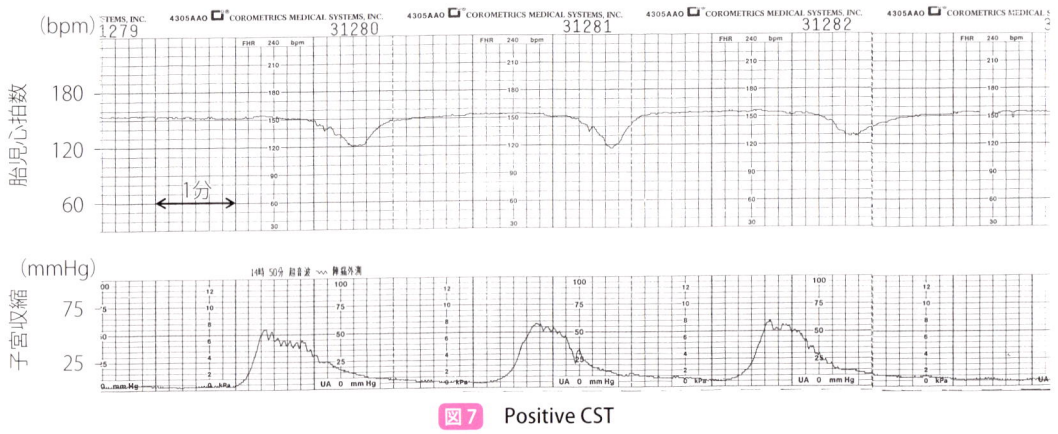

図7　Positive CST

心拍数基線 155 bpm，基線細変動は消失し 3 回の子宮収縮に一致して遅発一過性徐脈がみられる positive CST の所見。

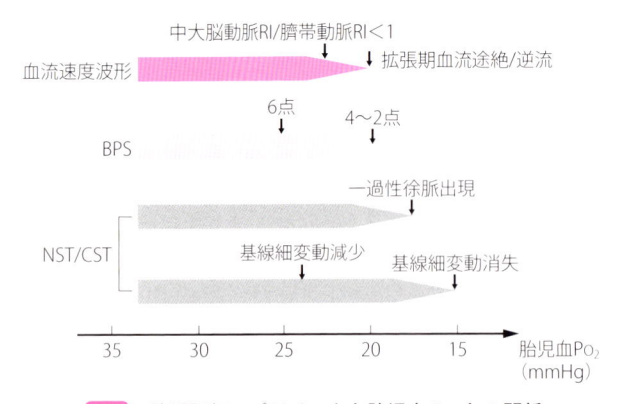

図8　胎児評価のパラメータと胎児血 P_{O_2} との関係

超音波ガイド下に臍帯静脈を穿刺。
（望月純子，天野　完．Preterm の"胎児ジストレス"診断と対応．周産期学シンポジウム，No.22．東京：メジカルビュー社；2004．p.101 より引用）

表2　北里大学病院 25,425 例中の分娩時胎児機能不全の原因

臍帯因子	46（25%）
下垂・脱出	20
強度巻絡	15
卵膜付着	9
過短	2
FGR	20（11%）
胎盤早期剝離	15（8%）
羊水過少	10（6%）
子宮内感染	7（4%）
その他・不明	83（46%）
	181（100%）

4）経皮的臍帯穿刺による胎児採血（ミニ解説3）

- 超音波ガイド下に臍帯静脈を穿刺して胎児血を採取し分析することで胎児血液疾患，染色体異常，胎児感染の診断が可能で，血液ガス分析により胎児低酸素症，アシドーシスの診断が確定できる。
- 24〜33週の染色体異常，形態異常を除くFGR 79例に胎児採血を行い，胎児評価のパラメータと胎児血 Po_2 との関連を検討すると Po_2 が 20 mmHg 以下で心拍数基線細変動の減少・消失，一過性徐脈の出現，BPS 4点以下，あるいは臍帯動脈拡張期血流の途絶や逆流を認めるようになる（図8）[4]。またNSTがreactiveであっても，血流再分配による脳血流増加がみられる例（中大脳動脈血管抵抗指数/臍帯動脈血管抵抗指数＜1）や臍帯動脈拡張期血流の途絶や逆流を認める例では Po_2 は有意に低値である（図2）[4]。
- 胎児採血は侵襲的な検査であり，BPS，NST/CST，血流速度波形分析により胎児評価は可能なことから判断に苦慮する場合や胎児輸血など胎児治療を考慮する場合以外に実施することは少ない。

② 分娩時の胎児評価と対応

1）CTG モニタリング（ミニ解説4）

（II章10．胎児心拍数低下, p.151を参照）

- 北里大学病院で15年間の総分娩25,424例中181例，0.7％が分娩時にNRFSによる緊急帝王切開術が必要になった。NRFSの原因は25％が臍帯因子，子宮内胎児発育不全が11％，羊水過少が6％で，42％の症例が臍帯循環障害に起因すると考えられた（表2）。これらの症例の多くは予測困難であり，すべての分娩例でCTGモニタリングによる連続的な胎児監視が望まれる。
- CTG所見の評価は肉眼的パターン認識による

ミニ解説3　経皮的臍帯穿刺による胎児採血

1960年代に胎盤からの胎児血採取が試みられ（placentocentesis），1979年に胎児鏡下に胎児採血が行われた[3]。その後1983年にDaffosらが超音波診断装置を用いたPUBSを報告して以来[4]，超音波ガイド下のPUBSが胎児診断に用いられるようになった。PUBSの適応は胎児染色体分析，血液ガス分析による胎児低酸素血症/アシドーシスの診断，胎児感染の診断，胎児血液疾患の診断，胎児遺伝性疾患の診断などであるが胎児診断に加え臍帯へのアクセスにより胎児輸血，薬剤投与など胎児治療が可能となる。PUBSは超音波ガイド下に胎盤付着部か羊水中に浮遊する臍帯をPTC針21〜23 Gで穿刺し（cordocentesis）臍帯静脈より胎児血を採取（PUBS）するが，肝内静脈穿刺や心腔内穿刺を考慮する場合もある。穿刺部からの出血は通常は1〜2分で止血する。まれに臍帯動脈の攣縮などに起因する胎児徐脈がみられるが5分ほどで回復することが多い。胎児の状態によっては徐脈が遷延し緊急帝王切開術が必要になる場合もある。PUBSは侵襲的な検査であり胎児評価には他の評価法が優先されるため適応症例は限られる。

[3] Rodec CH, Campbell S. Umbilical cord insertion as source of pure fetal blood for prenatal diagnosis. Lancet 1979；1：1244-5.

[4] Daffos F, Capella-Pavlovsky M, Forestier F. A new procedure for fetal blood sampling in utero：preliminary results of fifty-three cases. Am J Obstet Gynecol 1983；146：985-7.

ため，客観性に乏しいことが問題であるが，現在は胎児心拍数波形のレベル分類による評価が推奨されている（表3）[5]。すなわち心拍数基線，心拍数基線細変動，一過性徐脈の組み合わせからレベル1：正常波形，レベル2：亜正常波形，レベル3：軽度異常波形，レベル4：中等度異常波形，レベル5：高度異常波形に分類する。正常整脈（110〜160 bpm）

表3　胎児心拍数波形のレベル分類

心拍数基線細変動正常例

一過性徐脈　　　心拍数基線	なし	早発	変動		遅発		遷延	
			軽度	高度	軽度	高度	軽度	高度
正常脈	1	2	2	3	3	3	3	4
頻脈	2	2	3	3	3	4	3	4
徐脈	3	3	3	4	4	4	4	4
徐脈（＜80）	4	4			4	4	4	4

心拍数基線細変動減少例

一過性徐脈　　　心拍数基線	なし	早発	変動		遅発		遷延	
			軽度	高度	軽度	高度	軽度	高度
正常脈	2	3	3	4	3*	4	4	5
頻脈	3	3	4	4	4	5	4	5
徐脈	4	4	4	5	5	5	5	5
徐脈（＜80）	5	5			5	5	5	5

3* 正常脈＋軽度遅発一過性徐脈：健常胎児においても比較的頻繁に認められるので，「3」とする。ただし，背景に胎児発育不全や胎盤異常などがある場合は，「4」とする。

心拍数基線細変動消失例

一過性徐脈	なし	早発	変動		遅発		遷延	
			軽度	高度	軽度	高度	軽度	高度
心拍数基線にかかわらず	4	5	5	5	5	5	5	5

＊薬剤投与や胎児異常などの特別な誘因がある場合は個別に判断する。
＊心拍数基線が徐脈（高度を含む）の場合は一過性徐脈のない症例も「5」と判定する。

心拍数基線細変動増加例

一過性徐脈	なし	早発	変動		遅発		遷延	
			軽度	高度	軽度	高度	軽度	高度
心拍数基線にかかわらず	2	2	3	3	3	4	3	4

サイナソイダルパターン

一過性徐脈	なし	早発	変動		遅発		遷延	
			軽度	高度	軽度	高度	軽度	高度
心拍数基線にかかわらず	4	4	4	4	5	5	5	5

で一過性頻脈を認め，心拍数基線細変動が保たれ（6〜25 bpm），一過性頻脈を認めないレベル1の胎児はwell-beingの状態で安心できる所見（reassuring pattern）である。レベル5は心拍数基線細変動が減少・消失（<5 bpm）し，繰り返す変動一過性徐脈，遅発一過性徐脈，遷延一過性徐脈がみられる場合や徐脈で胎児well beingが障害されていると判断される安心できない所見（nonreassuring pattern）である。

● レベル5の場合には，分娩第2期で要約を満たせば吸引あるいは鉗子娩出術を選択するが（ミニ解説5），分娩第1期では緊急帝王切開術が必要になる（図9, 10）。10分以上持続する遷延徐脈は一刻を争う緊急事態であり，速やかな経腟分娩が可能でないかぎり超緊急

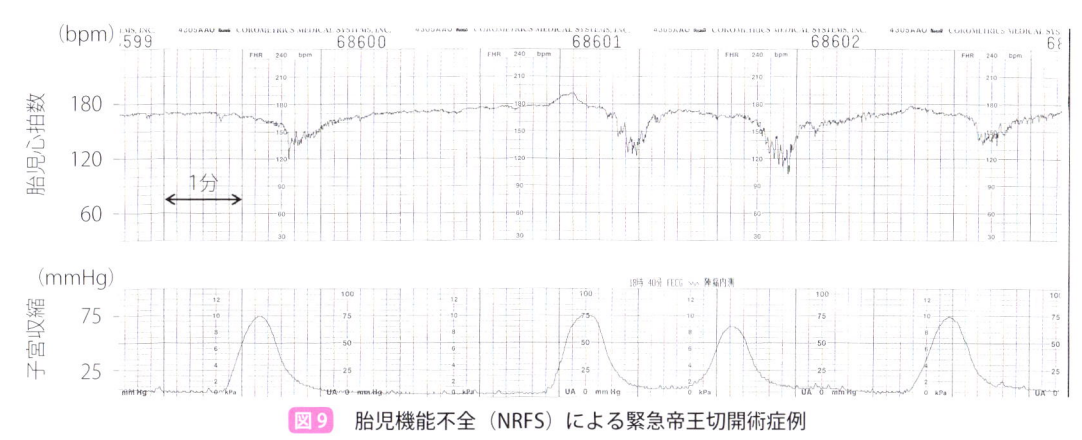

図9 胎児機能不全（NRFS）による緊急帝王切開術症例

　妊娠 40 週 6 日，心拍数基線は 170 bpm，基線細変動は減少し遅発一過性徐脈がみられ（レベル 5）緊急帝王切開術とした。
児は 3,206 g，男児，アプガースコア 1/5 分値 4/8，臍帯動脈血 pH7.12　P_{CO_2} 72.8 mmHg　BE −8.1 mmol/L

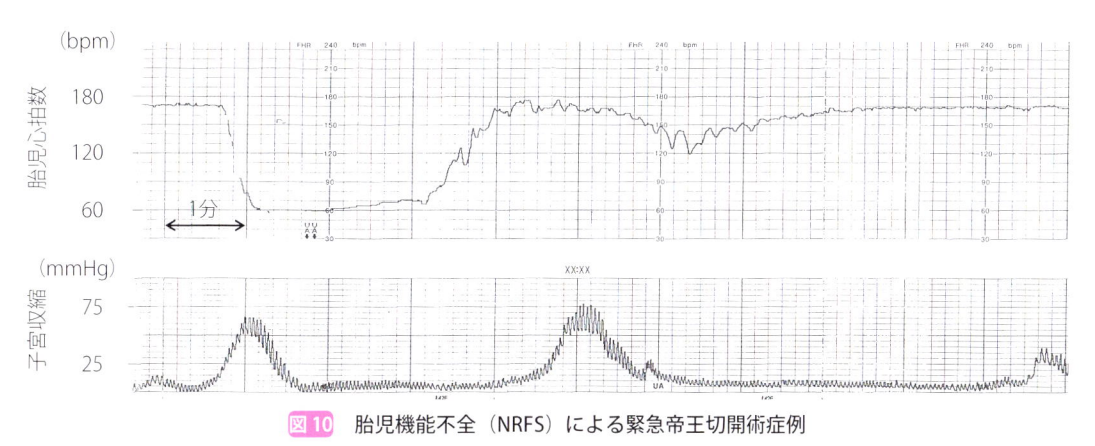

図10 胎児機能不全（NRFS）による緊急帝王切開術症例

　妊娠 40 週 6 日，AFI 4.2 cm のため分娩誘発，羊水混濁（＋），心拍数基線 170 bpm，基線細変動減少，遷延一過性徐脈，遅発一過性徐脈を認め（レベル 5）緊急帝王切開術となった。
児は 2,630 g，女児，アプガースコア 1/5 分値 6/8，臍帯動脈血 pH7.11，P_{CO_2} 58.9 mmHg　BE −12 mmol/L

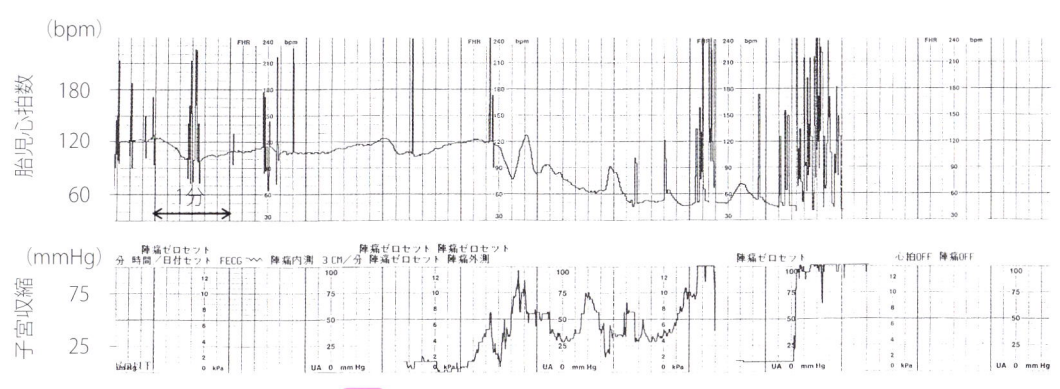

図11 超緊急帝王切開術が必要な遷延徐脈

　　1821年にde Kergaradeが胎児心拍を聴取し，心拍の数と強さが胎児の健康状態を知る手段となりうることを指摘した。その後子宮収縮後の徐脈は悪い徴候であることや，児頭圧迫後の徐脈，臍帯圧迫による徐脈が認識され，正常胎児の心拍数は120〜160 bpmの範囲内であると報告された（現在では110〜160 bpmが正常範囲とされている）。1903年にはTweedie and Wrenchが"fetal distress"の用語をはじめて用い，Seitzは徐脈を迷走神経活動の亢進による徐脈（児頭圧迫，臍帯圧迫）と低酸素症による神経活動の抑制による徐脈に分類している。1906年にCremerがはじめて胎児心電図を経腹的，経腟的に計測し，1957年にSouthernが胎児心電図の変化と低酸素症との関連を示唆した。その後，動物実験（chronic preparation）による胎児生理に関する研究が発展し，胎児心拍数変動パターンと低酸素症の関連が明らかにされた（Barcroftら，Dowesら）。1958年に米国のHonが胎児心電信号からcardiotocogram（CTG）として現在用いられている胎児心拍数陣痛図モニタリングシステムを開発した。ほぼ同時期にウルグアイのCaldeylo–BarciaやドイツのHammacherも同様に胎児監視装置による胎児評価法を開発している。臨床応用が可能になったのは1970年代からでわが国でも東京大学などで研究が行われ，1980年代になると分娩監視装置として一般臨床の場に登場し現在に至っている。

　　鉗子あるいは吸引遂娩術を行う理由が適応であり胎児機能不全により急速遂娩が必要な場合や児頭回旋異常，母体努責不良，心疾患合併などで分娩第2期の短縮が必要な場合などである。母児にとって安全に遂娩術を実施するにあたり遵守されるべき産科的必要条件が要約である。鉗子/吸引遂娩術では以下の要約が満たされる必要がある。

・子宮口が全開大である
・既破水である（未破水なら人工破膜をする）
・児頭骨盤不均衡がなく経腟分娩が可能である
・胎児は生存し胎外生活可能である
・胎児は適位に位置する
・膀胱，直腸が空虚である
・術者は児頭回旋を正しく理解し，手技に習熟している

2）バックアップテスト

- CTGモニタリングは偽陽性所見の頻度が高く（specificityが低い），変動一過性徐脈や遅発一過性徐脈，遷延一過性徐脈などの所見が持続しても必ずしも児の抑制とは関連しないことが問題である。Salingが提唱した先進児頭皮採血によるpH測定（fetal scalp blood sampling：FBS）が胎児評価のゴールドスタンダードとされたが，手技が侵襲的で頻回の測定が必要になることなどから現在はほとんど行われない（図12）。代替法として音響振動刺激を行うか用手的に児頭刺激を行う。刺激により一過性頻脈が出現すれば胎児血pHは7.20以上である可能性が高く，非侵襲的バックアップテストとして有用である（表4）。
- 胎児パルスオキシメータにより胎児動脈血酸素飽和度（$FSpo_2$）を連続的にモニタリングすれば，的確な胎児評価が可能になる（図

帝王切開術の適応である（図11）。
- レベル2の場合は胎児監視を持続・強化し，レベル3，4が持続する場合には原因検索のうえ保存的処置により所見の改善を図り，分娩進行度を評価して急速遂娩の準備をする。

コラム　　分娩時の胎児監視

　間欠的聴診法による胎児監視も容認されているが，産婦と1：1で分娩経過を通じて適切に実施することは困難であり，いかなる分娩も連続的なCTGモニタリングによる分娩管理が必要と考えている。北里大学病院では1978年に導入して以来，すべての分娩例で連続的なCTGモニタリングによる分娩管理を行ってきた。一般的には外測法によるモニタリングが行われるが，北里大学病院では子宮口が3cm以上開大し，先進部が固定・嵌入すれば積極的に人工破膜を行い内測法によるモニタリングを行っている。外測法では子宮内圧の評価は困難であるが，内測法では子宮収縮の定量的評価が可能になり，オープンエンドカテーテルからamnioinfusionも可能となるためである。これまでに30,000以上の分娩例に人工破膜，内測法モニタリングによる分娩管理を行ってきたがこれらの介入により臍帯脱出，子宮内感染，胎児機能不全などのリスクが増加することはなかった。

　CTGモニタリングは胎児低酸素症の間接的評価法であり，偽陽性所見の頻度が高い（specificityが低い）ことが問題である。Fetal pulse oximetry[*5)]や胎児心電信号波形分析[*6)]，near infrared spectroscopy（NIRS）による脳内血液量，酸素化率などの評価[*7)]，proton magnetic resonance spectroscopyによる脳内代謝の評価[*8)]などの新たな胎児監視法が模索されてきたが臨床応用されるまでにはなっていない。CTGモニタリングによる胎児監視が可能となって30年以上が経過し，新たな胎児監視法の開発によりより的確な胎児監視が可能となることを期待したい。

＊5）Dildy GA. The future of intrapartum fetal pulse oximetry. Curr Opin Obstet Gynecol 2001；13：133-6.

＊6）Westgate JA, Harris M, Curnow JS, et al. Plymouth randomized trial of cardiotocogram only versus ST waveform plus cardiotocogram for intrapartum monitoring in 2400 cases. Am J Obstet Gynecol 1993；169：1151-60.

＊7）Peebles DM, Edwards AD, Wyatt JS, et al. Changes in human fetal cerebral hemoglobin concentration and oxygen during labor measured by near-infrared spectroscopy. Am J Obstet Gynecol 1992；166：1369-73.

＊8）Heerschap A, van den Berg PP. Proton magnetic resonance spectroscopy of human fetal brain. Am J Obstet Gynecol 1994；170：1150-1.

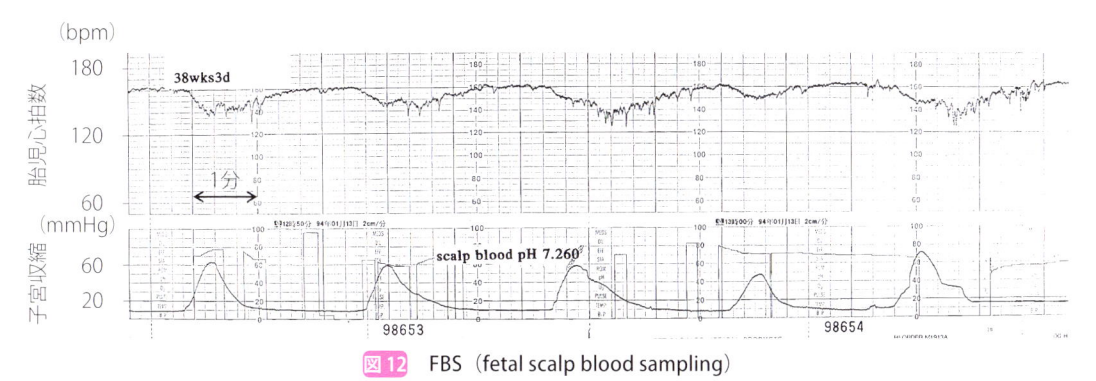

図12 FBS（fetal scalp blood sampling）

心拍数基線は160bpm，細変動の減少，遅発一過性徐脈が持続しているがFBSによる胎児血pHは7.26でこの時点では必ずしも緊急帝王切開術の必要はない。

13)[6)]。正常胎児のFSpo2は30〜70％の範囲内でほぼ一定に推移し，nonreassuring patternが持続してもFSpo2が30％以上を推移するかぎり待機的管理が可能となる[6)]。CTGモニタリングと併用することでFBSの実施例は減少し，NRFSによる帝王切開例が有意に減少する[7,8)]。しかしながら多施設での無作為比較研究ではNRFSによる帝王切開例が減少

表4　胎児刺激と胎児頭皮血 pH

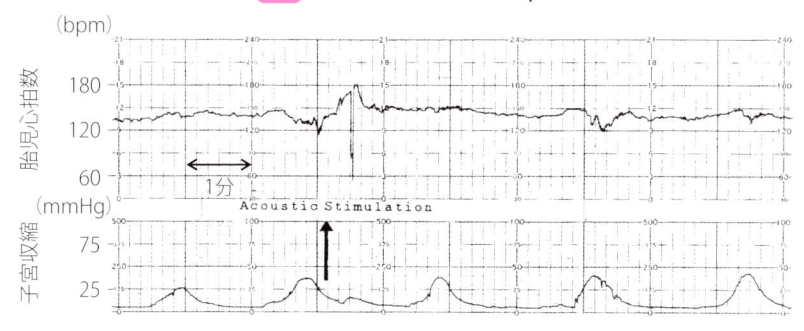

	一過性頻脈	胎児頭皮血 pH	
		<7.20	7.20≦
音響振動刺激	あり	0(0%)	116(100%)
	なし	6(8%)	66(92%)
児頭刺激	あり	1(2%)	50(98%)
	なし	9(39%)	30(61%)

(Edersheim TG, Hutson JM, Druzin ML, et al. Fetal heart rate
response to vibratory acoustic stimulation predicts fetal pH in
labor. Am J Obstet Gynecol 1987；157：1557-60.
Clark SL, Gimovsky ML, Miller FC. The scalp stimulation test：a
clinical alternative to fetal scalp blood sampling. Am J Obstet
Gynecol 1984；148：274-7 より引用)

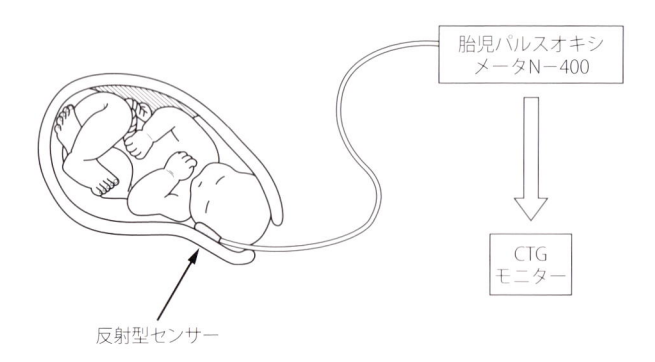

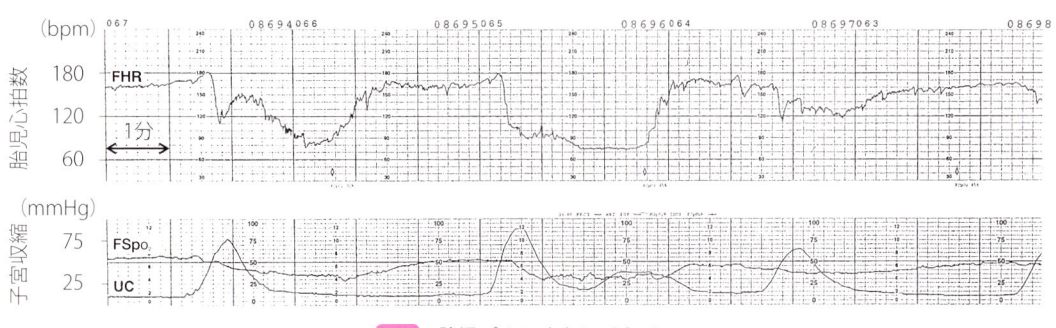

図13　胎児パルスオキシメトリー

反射型センサー(発光ダイオード 735/890 nm)を胎児側頭部，子宮壁間に留置し，胎児用にキャリブレーションしたパルスオキシ
メータにより連続的に胎児動脈血酸素飽和度($FSpo_2$)をモニタリングする。遷延一過性徐脈に一致して $FSpo_2$ の低下がみられる
が，子宮収縮間欠期には 50%前後と酸素化は保たれている。

するものの難産（dystocia）に（ミニ解説 6）起因する帝王切開例が増加し，全体の帝王切開率には FSpo₂ モニタリングの有無で差はみられなかった[9]。

- 胎児心電図 ST 波形分析と CTG モニタリング併用による胎児評価により，FBS の頻度は減少し，NRFS による帝王切開術の頻度，アシドーシスの頻度が有意に減少したことが報告[10,11]され，胎児心電図 ST 波形分析と胎児パルスオキシメータの同時モニタリングの有用性に関する検討も行われている[12]。
- CTG モニタリングは胎児低酸素症の間接的評価法であり，より的確に胎児評価が可能となる新たな胎児監視法の開発，臨床応用が望まれる。

3）胎児心拍数異常出現時の対応

Nonreassuring pattern が出現した場合にはまず，その原因を検索し子宮内胎児蘇生を試み[13,14]，所見の改善がみられない場合は分娩進行状況などを勘案し，急速遂娩も考慮し適切に対応する。

a. 体位変換

- 仰臥位では大動脈-下大静脈圧迫（aorto-caval compression）により母体低血圧，子宮胎盤血流の減少が惹起されるので，側臥位あるいはセミファーラー位，胸膝位などに体位変換する。低血圧の回避のみならず臍帯圧迫が解除される可能性もある。

b. 昇圧

- 区域鎮痛法（硬膜外鎮痛法，脊髄くも膜下硬膜外併用鎮痛法）による分娩管理などで体位変換により母体低血圧が改善しない場合は，輸液負荷に加え，エフェドリン 5〜10 mg かフェニレフリン 50〜100 μg の静脈内投与により速やかに血圧の改善を図る。

c. 酸素投与

- 吸入酸素濃度 27％（10〜15 L/分）で FSpo₂ は上昇するとの報告，40％では効果なく 100％

ミニ解説⑥　難産

「難産」という言葉から胎児娩出が困難で難渋した分娩とのイメージがわくが明確な定義はない。難産（dystocia）は安産（eutocia），正常分娩の反対語でギリシャ語に由来し，異常分娩（difficult labor, dysfunctional labor）を意味する。分娩の 3 要素である子宮収縮，産道，胎児のいずれかあるいは複数の異常により分娩進行が著しく正常経過から逸脱した分娩をいう。Friedman は頸管開大度曲線から遷延分娩を潜伏期遷延（prolonged latent phase），頸管開大，先進部下降の遅延（protraction disorder），停止（arrest disorder）に分類している。

で効果があるとする報告がみられる[15,16]。酸素投与により母体血酸素分圧の著しい上昇に比べて胎児血酸素分圧の上昇はわずかであるが酸素解離曲線は左方に位置するため FSpo₂ の上昇が期待できる。酸素毒性の問題もあり，漫然とした投与は避けるべきである。

d. 子宮収縮抑制

- 子宮収縮の抑制による子宮胎盤循環の保持がもっとも重要である。絨毛間血流は子宮内圧 30 mmHg で減少し，50 mmHg 以上ではほぼ途絶する。したがって子宮収縮薬投与中であれば速やかに中止し，積極的に子宮収縮を抑制する。
- 「産婦人科診療ガイドライン産科編 2017」[17]では母体頻脈を考慮して 5％ブドウ糖液 500 mL にリトドリン 50 mg（1 A）を混注し，300 mL/時間での投与を推奨しているが[17]，rapid tocolysis としてリトドリン 250〜1,000 μg か，ニトログリセリン 100〜200 μg の静脈内投与が有用である。ニトログリセリンは血圧低下が危惧される[18]のでリトドリンが使いやすい（図 14）。

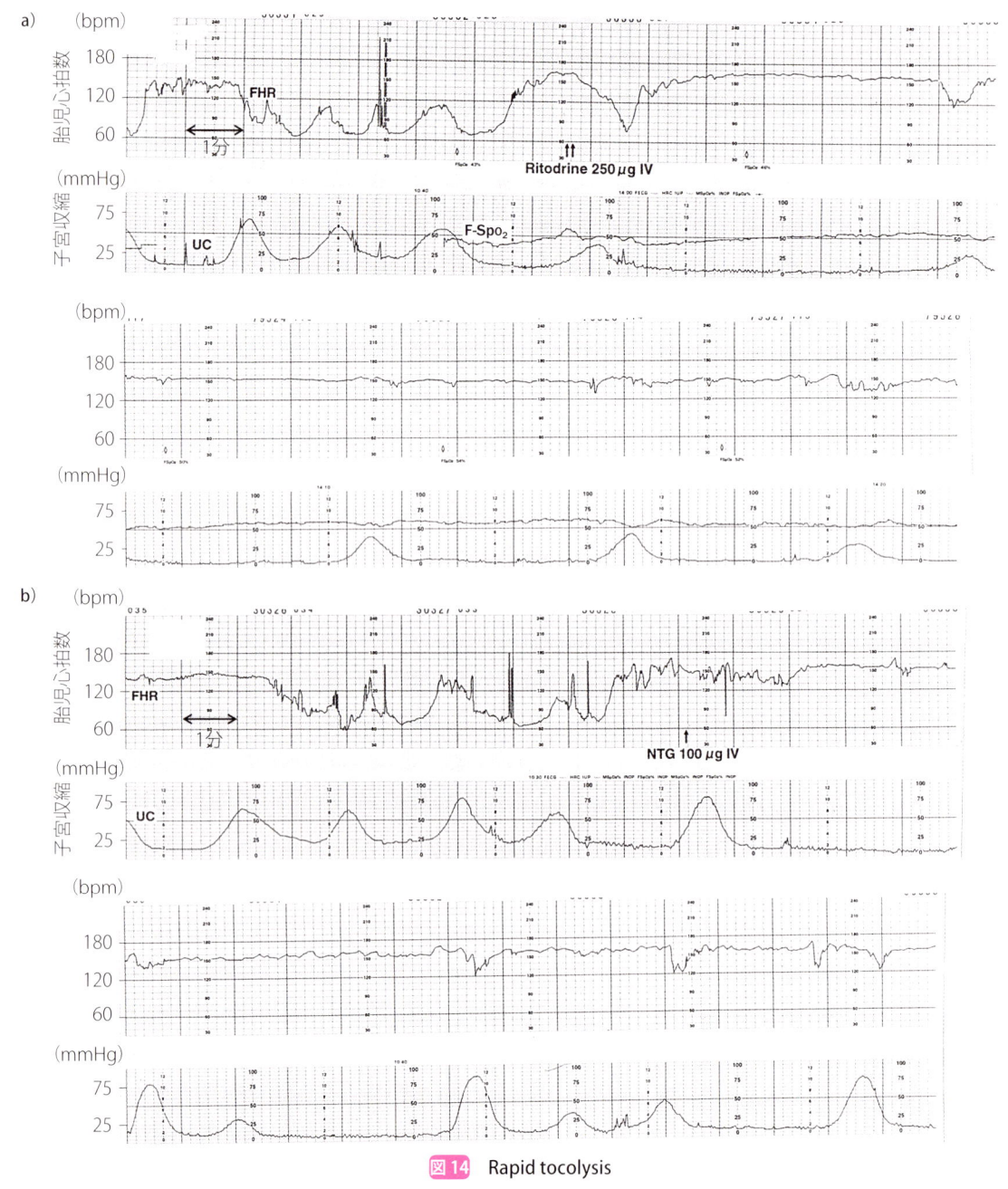

図14 Rapid tocolysis

頻回の子宮収縮に伴って遷延一過性徐脈がみられるが，リトドリン 250 µg（a）あるいはニトログリセリン 100 µg（b）の静注により所見の改善がみられる。

- オキシトシン受容体拮抗薬（atosiban）は効果かが速やかで母体副作用が軽微で有効との報告がある[19]。
- 区域鎮痛法の導入時などには，母体低血圧が回避されても一過性徐脈がみられることがある。急激な疼痛解除により，アドレナリンの β作用による子宮筋抑制効果が減弱することによる子宮筋過収縮，過緊張が原因と考えられている[20]。一過性の変化で多くの場合 rapid tocolysis を必要とせずに改善し，胎児適応で急速遂娩が必要になることは少ない。

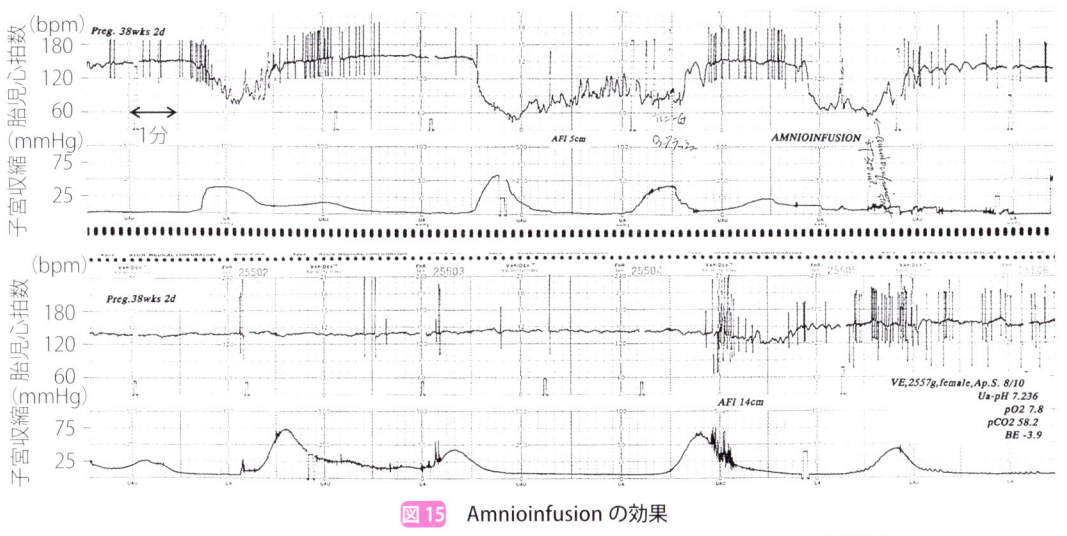

図15 Amnioinfusion の効果

生理食塩水 300 mL の amnioinfusion により遷延一過性徐脈は消失し経腟分娩となった（臍帯動脈血 pH7.24）。

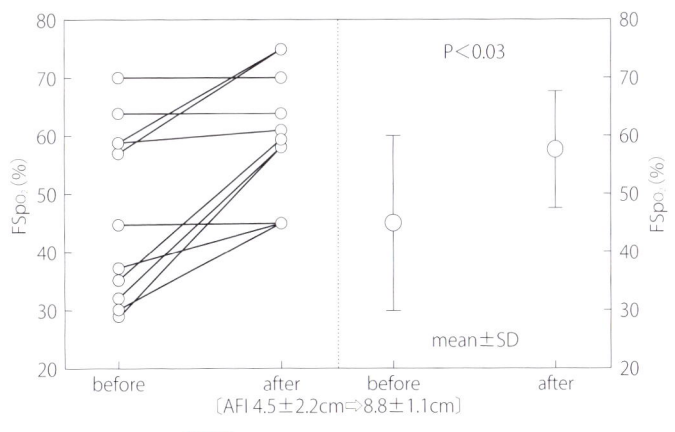

図16 Amnioinfusion 後の FSPO₂

FSPO₂ が 40% 以下の場合は amnioinfusion により改善がみられる。
（天野　完，黒須不二男，庄田　隆，ほか．amnioinfusion—適応と限界．周産期シンポジウム No.6．東京：メジカルビュー社；1994. p.79-88 より引用）

e. 人工代用羊水補充（amnioinfusion）

- 臍帯圧迫に起因すると考えられる nonreassuring pattern（変動一過性徐脈，遷延一過性徐脈）が持続し，上記の処置によっても所見の改善がなく，羊水量の減少（AFI＜5 cm）が確認できれば人工代用羊水補充を考慮する[21]。
- 37℃程度に加温した生理食塩水を子宮内圧測定用のオープンエンドカテーテルから緩徐に注入する（未破水であれば人工破膜を行う）。
- 250 mL の注入で AFI は 4～5 cm 増加し，2/3 の症例で所見の改善がみられ，FSpo₂ の上昇がみられる（図 15，16）。羊膜腔が確保できても所見の改善がみられない場合にはいたずらに羊水補充を続ける意味はなく，急速遂娩の時期を失することのないよう的確な判断が要求される。
- 北里大学病院で人工代用羊水補充を積極的に導入した時期（1993～1995 年，4,140 例）の分娩時 NRFS による緊急帝王切開術率は 0.39% であり，人工代用羊水補充以外の産科管理は同様に行った時期（1983～1985 年，4,355 例）の 0.89% に比べ有意に減少した。

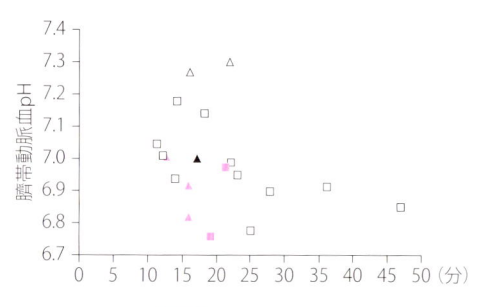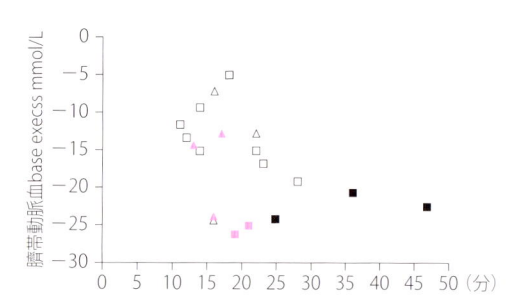

図17　心拍数低下から帝王切開術までの時間と臍帯動脈血 pH，BE，児の予後

■正期産予後不良　□正期産予後良好　■正期産 HDP/FGR
▲早期産予後不良　△早期産予後良好　▲早期産 HDP/FGR

HDP/FGR を除くと心拍数低下から帝王切開術までの時間と臍帯動脈血 pH，BE は相関し（P＝0.014，P＝0.004），正期産では
25 分以内に娩出すれば児の神経学的予後は良好である。

（Kamoshita E, Amano K, Kanai Y, et al. Effect of the interval between onset of sustained fetal bradycardia and cesarean delivery on
long—term neurologic prognosis. Int J Obstet Gynecol 2010；111；23-7 より引用）

また同一所児で NRFS により全身麻酔下に緊急帝王切開術となった症例で手術までに羊水補充を行った群の臍帯動脈血 pH は 7.19±0.13 と，行わなかった群の 7.08±0.19 に比べて有意に良好であり（P＜0.05），子宮内胎児蘇生法としての意義が窺われている[18]。

4）超緊急帝王切開術

● 胎児の遷延徐脈は超緊急帝王切開術の適応である。10 分以内に基線に回復すれば遷延一過性徐脈であるが，基線に回復するかの予測は困難なことが多い。Nonreassuring pattern が持続し基線細変動が消失した状況では，介入が遅れれば最終的には徐脈から胎児死亡に至ることになるので，適切な時期に緊急帝王切開術とすべきである。過強子宮収縮に起因する変化であれば rapid tocolysis によって回復する可能性があるが，子宮破裂，臍帯脱出，胎盤早期剝離などではただちに児を娩出する以外に後遺症なき生存の可能性は低い。15〜17 分以上持続する徐脈では子宮内胎児死亡を回避し得ても，神経後遺障害を残す可能性が高い。

● 北里大学病院では麻酔科，中央手術室などとの連携のうえに 24 時間いつでも超緊急帝王切開術に対応できるようにしており，5 分間

胎児心拍数低下が持続すれば手術室に連絡し，子宮内胎児蘇生を行いつつ手術室に搬送する。手術室で胎児心拍数の改善がなければただちに帝王切開術としており，帝王切開術決定から児娩出までの平均時間は 12 分である。

● 長期予後との関連に関して 100 bpm 以下の胎児徐脈が遷延した 19 例（臍帯脱出 5 例，胎盤早期剝離 4 例，子宮破裂 3 例，母体呼吸不全 1 例，その他 6 例）を対象に検討した[22]。心拍数低下から児娩出までの時間は平均 20.5±8.9 分，帝王切開術決定から児娩出までの時間は平均 11.4±3.9 分であった。新生児死亡が 3 例で，2 年後の神経学的予後は 16 例中 15 例で良好であった。徐脈出現から児娩出までの時間と臍帯動脈血 pH，BE は相関し，正期産では心拍数低下出現から 25 分以内に娩出すれば神経後遺障害を回避できると考えられた（図 17）。

3　死戦期帝王切開術（perimortem cesarean seciton）

● 妊婦が心停止となる頻度は 30,000 例に 1 例ときわめてまれではあるが，遭遇した際には速やかな心肺蘇生を行い母体救命のために死戦期帝王切開術（perimortem cesarean section）が考慮される[23]。

● 母体救命は断念せざるを得ないが，胎児救命の目的で実施する緊急帝王切開術が post-mortem cesarean section である。

● 妊娠20週以降は妊娠子宮による大動脈−下大静脈圧迫により静脈還流が妨げられ効果的な心肺蘇生が困難となるので，速やかに子宮を左方移動させるか，右殿部を挙上して心肺蘇生を開始し，4分以内に帝王切開術を行う[23]。効果的な心肺蘇生を行い，心停止後4〜5分以内に児を娩出すれば，児の生存のみならず後遺症なき生存が期待できる。

参考文献

1) 天野　完. NST（Non Stress Test）の意義と実際. 産婦の実際 2003；52；431–6.

2) 天野　完. 主として胎児心拍数図による胎児仮死の診断・管理の実際. 周産期学シンポジウム　No.6. 東京：メジカルビュー社；1988. p.125–32.

3) 天野　完. Sinusoidal heart rate pattern（SHRP）. 周産期医学 2007；37；5–8.

4) 望月純子, 天野　完. Preterm の"胎児ジストレス"診断と対応. 周産期学シンポジウム　No.22. 東京：メジカルビュー社；2004. p.101–7.

5) 日本産科婦人科学会, 日本産婦人科医会, 編. 産婦人科診療ガイドライン産科編 2017. p.283–9.

6) 天野　完, 平野聡子, 西島正博. 胎児動脈血酸素飽和度(SpO$_2$)モニタリングの意義. 日産婦誌 1996；48：96–102.

7) Kühnert M, Schmidt S. Intrapartum management of nonreassuring fetal heart rate patterns：A randomized controlled trial of fetal pulse oximetry. Am J Obstet Gynecol 2004；191：1989–95.

8) Amano K, Mochizuki J, Kanai Y, et al. Clinical usefulness of fetal pulse oximetry. Kitasato Med J 2009；39：68–73.

9) Garite TJ, Dildy GA, McNamara H, et al. A multicenter controlled trial of fetal pulse oximetry in the management of nonreassuring fetal heart rate patterns. Am J Obstet Gynecol 2000；183：1049–58.

10) Westgate J, Harris M, Curnow JS, et al. Randomized trial of cardiotocography alone or with ST waveform analysis for intrapartum monitoring. Lancet 1992；340：194–8.

11) Olofsson P. Current status of intrapartum fetal monitoring：cardiotocography versus cardiotocography＋ST analysis of the fetal ECG. Eur J Obstet Gynecol 2003；110：Supple1：S113–8.

12) Luttkus AK, Stupin SH, Callsen TA, et al. Feasibility of simultaneous application of fetal electrocardiography and fetal pulse oximetry. Acta Obstet Gynecol Scand 2003；82：443–8.

13) Garite TJ, Simpson KR. Intrauterine resuscitation during labor. Clin Obstet Gynecol 2011；54：28–39.

14) Simpson KR, James DC. Efficacy of intrauterine resuscitation techniques in improving fetal oxygen status during labor. Obstet Gynecol 2005；105：1362–8.

15) McNamara H, Johnson N, Lilford R. The effect on fetal arteriolar oxygen saturation resulting from giving oxygen to the mother measured by pulse oximetry. Br J Obstet Gynecol 1993；100：446–9.

16) Dildy GA, Clark SL, Loucks CA. Intrapartum fetal pulse oxymetry：the effects of maternal hyperoxia on fetal arterial oxygen saturation. Am J Obstet Gynecol 1994；171：1120–4.

17) 日本産科婦人科学会, 日本産婦人科医会. 産婦人科診療ガイドライン産科編 2017. p.270–3.

18) Pullen KM, Riley ET, Waller SA, et al. Randomized comparison of intravenous terbutaline vs nitroglycerin for acute intrapartum fetal resuscitation. Am J Obstet Gynecol 2007；197：414. e1–6.

19) Afschar P, Scholl W, Bader A, et al. A prospective randomized trial of atosiban versus hexoprenaline for acute tocolysis and intrauterine resuscitation. Int J Obstet Gynecol 2004；111：316–8.

20) Cascio M, Pygen B, Bernett C, et al. Labour analgesia with intrathecal fentanyl decreases maternal stress. Can J Anaesth 1997；44：605–9.

21) 天野　完, 黒須不二男, 庄田　隆, ほか. amnioinfusion−適応と限界. 周産期シンポジウム No.6. 東京：メジカルビュー社；1994. p.79–88.

22) Kamoshita E, Amano K, Kanai Y, et al. Effect of the interval between onset of sustained fetal bradycardia and cesarean delivery on long–term neurologic prognosis. Int J Obstet Gynecol 2010；111：23–7.

23) Raschke RA. Advanced cardiac life support of the pregnant patient. In：Foley MR, et al. editor Obstetric Intensive Care Manual 3rd ed. New York：McGrawHill；2011. p.199–208.

（天野　完）

2 麻酔術前評価

1 麻酔術前評価の重要性

- 産科領域では緊急手術の頻度が高く，緊急帝王切開術では胎児の救命のためにも分秒を争う局面もしばしばである。また帝王切開術いかんにかかわらず，妊娠関連の出血性ショックも多い。このように急激に母児が重篤な状態に陥る病態では，迅速に適切な治療を行う必要があることはいうまでもない。

- しかし手術開始を急ぐあまり，必要最小限の術前評価もせずに麻酔導入をすることがあってはならない。また，妊婦を扱う麻酔では，妊婦の特殊性を考慮した術前評価が不可欠である。そのため緊急帝王切開術やその他の緊急産科手術を受ける可能性のある妊婦は，あらかじめ麻酔科の術前診察を受けておくことが理想である。迅速な対応のために，すべての妊婦に対し麻酔科診察を行うことが理想かもしれないが，現実的ではない。

- 北里大学病院では，産科病棟に産科麻酔科医が常駐する体制をとっており，平日の毎朝，産科スタッフ，助産師/看護師，新生児科スタッフとともに，病棟の管理妊婦および当日の分娩妊婦の状態把握をしている。さらに最低週1回は，新生児科やその他の関連科も交えて合同カンファレンスを実施している。それらにより，緊急手術が必要になりそうな症例の把握がスムーズとなり，必要時には手術日（または分娩予定日）決定前にあらかじめ術前評価を行うことができている。

- 本項では，まず妊婦の生理学的特徴を簡単に整理し，それを踏まえ，緊急産科手術に際しての麻酔術前評価についてまとめる。

2 妊婦の生理学的特殊性

1）呼吸器系

- 妊娠第1三半期（妊娠14週未満）の早期より，鼻腔，口腔，咽頭や喉頭，気管の粘膜毛細血管の充血や粘膜の浮腫，組織の脆弱性が出現する。このため，気道粘膜は損傷されやすく，易出血性となり，換気困難・挿管困難のリスクが高くなる[1]。妊娠早期の非産科手術の際も，換気困難・挿管困難のリスクは，帝王切開術時と同様に高いことを認識し，注意深い気道評価が必要である。

- プロゲステロンによる呼吸中枢への作用による1回換気量と換気回数の増大および各組織での二酸化炭素産生の増加に対応するため，妊婦では分時換気量が増加している。特に1回換気量の増加が著しく，肺胞換気量は妊娠半ばまでに25〜30%増加する。この変化は妊娠早期から認められ，分娩まで持続する。分時換気量の増加は，妊娠中の酸素消費量増加分の代償を上回るため，血中二酸化炭素分圧は非妊時よりも低下する（表1）[1]。

- 増大した子宮が横隔膜を挙上するため，機能的残気量（functional residual capacity：FRC）は妊娠5カ月までに減少し始め，妊娠正期には非妊娠時の80%まで減少する。仰臥位を取ることでFRCはさらに減少して，非妊娠時の70%となる。このため，FRCがclosing volumeを下回り，安静時呼吸においても末梢気道が閉塞し，動脈血酸素分圧が低下することがあるため注意を要する。酸素消費量の増加とFRC減少により，妊婦は低換気や無呼吸の状態に置かれると低酸素血症になりやすい。

表1 妊婦の動脈血液ガス分析

	非妊婦	妊 婦		
		第1三半期	第2三半期	第3三半期
pH	7.40	7.41〜7.44	7.41〜7.44	7.41〜7.44
Pao_2(mmHg)	100	107	105	103
$Paco_2$(mmHg)	40	30〜32	30〜32	30〜32
HCO_3^-(mEq/L)	24	21	20	20

(Gaiser R. Physiologic changes of pregnancy. In：Chestnut DH, editor. Obstetric anesthesia. 4th ed. Philadelphia：Mosby Elsevier；2009. p.15-36 より引用)

2）心血管系

● 心拍出量の増加は妊娠5週までに始まり，妊娠第1三半期の終わりには35〜40％増加し，第2三半期（妊娠14〜28週未満）を通じて増加を続け，妊娠28週に50％増加に達すると，妊娠正期までその値を維持する。心拍出量の増加は，心拍数と1回拍出量がともに25％増加することによる。体血管抵抗は，胎盤絨毛間腔（低圧系）の発達とプロスタサイクリン，エストロゲン，プロゲステロンによる血管拡張作用により，妊娠正期では非妊娠時よりも20％低下する。

● 妊娠13〜16週には，仰臥位をとることで，増大した妊娠子宮が下大静脈を圧迫するようになる。このため，妊娠正期には，仰臥位では側臥位に比べて1回拍出量，心拍出量ともに減少しやすい。代償的な血管収縮や頻脈が生じて母体の上肢血圧が保たれたとしても，子宮胎盤血流は悪化する場合がある。さらに，全身麻酔，区域麻酔ともに，この代償機能を弱めてしまう。したがって，手術を必要とする妊娠20週以降の妊婦では，骨盤を傾けて子宮左方移動を行うことが重要である。

3）血液量と血液成分

● 血液量は非妊娠時よりも30〜45％増加する。血漿量の増加が妊娠6週に始まり，妊娠34週まで増加し続け，非妊娠時よりも50％増加する。赤血球量は，妊娠8週までに減少するが，妊娠16週までに非妊娠時まで回復し，その後非妊娠時よりも30％増加する。しかし，血漿量の増加が赤血球増加を上回るため，妊婦は希釈性の貧血となる。

● フィブリノゲン，第Ⅶ，Ⅷ，Ⅹ，Ⅻ因子とフィブリン分解産物が増加する。その結果，血栓性の合併症（深部静脈血栓症や脳静脈洞血栓症など）の発生頻度が増加するため，周術期には予防策を講ずることが必要である。

4）消化器系

● 妊娠子宮により胃が押し上げられ，下部食道が胸腔内に移動することと，血中プロゲステロン濃度上昇により，下部食道括約筋圧が低下する。下部食道括約筋圧は，妊娠第2三半期，第3三半期（妊娠28週以降）に漸減して，妊娠36週には非妊娠時の50％に低下し，分娩後1〜4週間で非妊娠時の値に戻る。したがって，妊娠第2三半期に入った妊婦は誤嚥のリスクが高い。誤嚥性肺炎のリスクを下げるため，手術が決定されたら，H_2ブロッカーやメトクロプラミドを投与し，妊娠第2三半期以降は迅速導入を行う。

5）腎・泌尿器系

● 妊娠中は心拍出量の増加により，腎血漿流量（renal plasma flow：RPF），糸球体濾過率（glomerular filtration rate：GFR）は，妊娠初期より増加し，妊娠中期には非妊娠時の50％増となる。これにより妊婦の腎機能は非妊婦よりも亢進しており，腎機能検査の解釈

に注意が必要である。妊婦で腎機能障害が疑われる値は，尿素窒素（BUN）＞15 mg/dL，血清クレアチニン（Cre）＞0.7 mg/dL，尿酸（UA）＞4.5 mg/dL 程度である。

● タンパク尿の有無を把握し，妊娠高血圧腎症を見逃さないことも重要である。

6) 神経系（麻酔薬に対する反応）

● 古くより，妊娠早期より揮発性麻酔薬の最小肺胞濃度（minimum alveolar concentration：MAC）が 30〜40％低下することが報告されている。しかし最近，脳波解析から，鎮静に要するセボフルランの濃度は，妊娠正期の女性と非妊娠女性とで変わらないことが報告されている[2]。

● プロポフォールに関しても妊娠早期に必要量が低下するという報告[3]としないという報告[4]があり，意見の一致が見られない。

● 妊婦では非脱分極性の作用発現までの時間が短く，作用時間が長い。

● 区域麻酔における局所麻酔薬の必要量は，妊婦の必要量は非妊婦より少ないといわれている。また，妊婦は硬膜外腔・脊髄くも膜下腔の容量が非妊婦より小さく[5]，妊娠子宮の下大静脈圧迫による側副血行路の発達が，硬膜外腔・脊髄くも膜下腔を狭くするため[6]，局所麻酔薬は非妊婦よりも広範囲に拡がりやすいと予想される。

③ 緊急産科手術に対する麻酔術前評価

● 緊急産科手術の麻酔といっても，一般的な麻酔前評価が基本である。患者情報（原疾患の病態・術式，説明内容）を把握し，気道系の評価（換気・挿管困難の予測，迅速導入や筋弛緩薬投与の是非の判断），重要臓器（中枢神経，心臓，肝臓，腎臓）の機能および予備力の評価，具体的な麻酔計画（呼吸・循環・代謝・体液管理）の立案，合併症の予測とその対策をたてる。緊急手術時の最低限の術前評価として "SAMPLE" に従って素早く患者情報を得る。

● Symptoms：母体の症状は？　胎児心拍は？
● Allergy：アレルギーは？
● Medication：投薬内容は？
● Past history：既往歴，合併症は？
● Last meal：最終飲食は？
● Event：何が起きている？　緊急度は？

● さらに妊婦では，上記の項目に Pregnancy を加え，妊娠週数，胎児の予測体重などを把握したうえで以下の項目について特に注意して問診・診察を行う。

1) 緊急帝王切開術における妊婦の特殊性

a. 気道評価

● 妊婦では換気困難・挿管困難の可能性が高いため気道の評価はきわめて重要である。また気道確保困難による低換気や無呼吸により低酸素血症が速やかに進行するため，ひとたび気道管理に難渋した場合の時間的余裕が少ない。

● 区域麻酔を計画している場合でも，術中の大量出血や区域麻酔の不成功などのトラブルにより全身麻酔に移行せざるをえない可能性があるため，区域麻酔を予定しているすべての妊婦に対しても術前気道評価は不可欠である。

● Difficult Airway Society（DAS）から発表された妊婦の困難気道ガイドライン[7,8]でも，術前気道評価の重要性が強調されている。妊婦の麻酔に関わるすべての麻酔科医にあっては本ガイドラインに一度目を通していただきたい。

● 気道評価でよく用いられる Mallampati 分類[9]は，妊婦では妊娠前よりも妊娠後，また陣痛前よりも陣痛後に悪化することが示されている。同一妊婦で分娩前後の気道評価を

行った Kodali らの研究でも，分娩前に比べ分娩直後でクラスが悪化することが知られており，その半数が Class ⅢまたはⅣであった[10]。分娩時の強いいきみによって上気道の浮腫が増悪するためと考えられる。したがって分娩停止など陣痛発来後の緊急帝王切開術の場合には，入室直前，または入室後の麻酔導入直前の Mallampati 分類も評価することが重要である。

- 妊娠高血圧腎症の患者や，上気道感染，何らかの理由で輸液負荷した妊婦では上気道の浮腫がより著明であり，注意を要する。

b. 消化器系の評価，誤嚥性肺炎の予防

- American Society of Anesthesiologists（ASA）と Society for Obstetric Anesthesia and Perinatology（SOAP）の合同声明として発表された産科麻酔診療ガイドライン[11]では，合併症のない未陣発妊婦の術前絶飲食期間は一般成人と同様でよいとされるが，妊婦では下部食道括約筋の収縮力が低下し，胃内圧は上昇傾向で，一般成人よりも誤嚥しやすい。そのため緊急手術時には，術前最終経口摂取時間，飲食の内容などの聴取を欠かさず行い，胃内容の貯留状況を確認する必要がある。
- ベッドサイドで超音波を用い胃内容物の把握や評価を行う方法も報告されている[12]。妊婦における腹部超音波での胃前庭部断面積の正常値や飲水量との相関などについても相次いで報告[13,14]がなされており，妊婦の誤嚥リスク評価として術前腹部超音波による評価が必須となるかもしれない。

c. 筋骨格系の評価，区域麻酔可能性についての評価

- 妊娠中は緊急手術でも区域麻酔が選択されることが多い。妊娠に伴う浮腫や，近年の生活様式の変化に伴う肥満妊婦の増加により，触診による棘間の同定が難しい妊婦が増えている。そのような症例において緊急手術の区域麻酔の穿刺で慌てないためには，緊急という時間的制約の中でも可能なかぎり，事前に背部の診察を行うべきであろう。穿刺困難あるいは穿刺に時間を要すると判断した場合には，全身麻酔を選択せざるをえない症例もある。
- 超音波補助下の硬膜外穿刺，脊髄くも膜下穿刺の方法も確立されてきた。迅速な区域麻酔導入のために有効な手段と考えられる[15]。

2）緊急帝王切開の適応に応じた術前評価

（Ⅰ章 1. 胎児状況からみた緊急帝王切開術の適応と緊急度，p. 3 を参照）

- 緊急帝王切開術の適応により緊急度や問題点を整理しておく。例えば，常位胎盤早期剥離や子宮内胎児死亡（intrauterine fetal death：IUFD）の問題点としては産科 DIC を惹起しやすいことが挙げられる。HELLP 症候群（Ⅱ章 3，p. 93 参照）や重症妊娠高血圧腎症（Ⅱ章 2，p. 73 参照）では血小板減少，肝機能，腎機能に注意を要する。手術の緊急度が高い手術の代表としては，子宮破裂や臍帯脱出や胎児遷延徐脈などが挙げられる。

3）緊急帝王切開の術前投与されている産科薬剤に対する注意

a. リトドリン

- 子宮胎盤血流の改善や早産の防止に，術前までリトドリンが投与されている場合がある。
- リトドリンはβ作動薬であり，エフェドリンの効果を増強する可能性があり注意を要する。
- リトドリンはカリウムの細胞内取り込みを促進する作用があるため，急な中断により血清カリウムの急激な上昇を招く恐れがある。中止90〜150分後にピークを迎えるとされ[16]，リトドリン中断後の全身麻酔にてスキサメトニウム投与により心室細動を来したとする報告もある[17]。

b. マグネシウム

- 早産予防または子癇の予防と治療に用いられ

る。早産予防で投与された場合には術前に投与中止されることが多いが，血中マグネシウム濃度は帝王切開終了時にも依然高値を示す。子癇に対して投与する場合には帝王切開術の術後まで継続投与するのが一般的であり高い血中濃度が維持される。

● マグネシウムの投与例では，中枢神経を抑制したり筋弛緩薬の作用を増強することに注意が必要である。また通常より多い投与量の子宮収縮薬を要したり，他の子宮収縮薬の併用が必要になるかもしれない。

参考文献

1) Gaiser R. Physiologic changes of pregnancy. In: Chestnut DH, editor. Obstetric anesthesia. 4th ed. Philadelphia: Mosby Elsevier; 2009. p.15-36.

2) Ueyama H, Hagihira S, Takashina M, et al. Pregnancy does not enhance volatile anesthetic sensitivity on the brain: an electroencephalographic analysis study. Anesthesiology 2010; 113: 577-84.

3) Higuchi H, Adachi Y, Arimura S, et al. Early pregnancy does not reduce the C50 of propofol for loss of consciousness. Anesth Analg 2001; 93: 1565-9.

4) Mongardon N, Servin F, Perrin M, et al. Predicted propofol effect-site concentration for induction and emergence of anesthesia during early pregnancy. Anesth Analg 2009; 109: 90-5

5) Onuki E, Higuchi H, Takagi S, et al. Gestation-related reduction in lumbar cerebrospinal fluid volume and dural sac surface area. Anesth Analg 2010; 110: 148-53.

6) Hirabayashi Y, Shimizu R, Fukuda H, et al. Anatomical configuration of the spinal column in the supine position. II. Comparison of pregnant and non-pregnant women. Br J Anaesth 1995; 75: 6-8.

7) Mushambi MC, Kinsella SM, Popat M, et al. Obstetric Anaesthetists' Association; Difficult Airway Society. Obstetric Anaesthetists' Association and Difficult Airway Society guidelines for the management of difficult and failed tracheal intubation in obstetrics. Anaesthesia 2015; 70: 1286-306.

8) Mushambi MC, Kinsella SM. Obstetric Anaesthetists' Association/Difficult Airway Society difficult and failed tracheal intubation guidelines--the way forward for the obstetric airway. Br J Aneasth 2015; 115: 815-8.

9) Mallampati SR, Gatt SP, Gugino LD, et al. A clinical sign to predict difficult tracheal intubation: A prospective study. Can Anaesth Soc J 1985; 32: 426-34.

10) Kodali BS, Chandrasekhar S, Bulich LN, et al. Airway changes during labor and delivery. Anesthesiology 2008; 108: 357-62.

11) Practice Guideline for Obstetrics Anesthesia: An Updated Report by the American Society of Anesthesiologists Task Force on Obstetric Anesthesia and the Society for Obstetric Anesthesia and Perinatology. Anesthesiology 2016; 124: 270-300.

12) 桜井康良, 内田倫子, 三村文昭, ほか. 胃エコーを用いた帝王切開術患者の胃内容の評価. 麻酔 2014; 63: 1097-102.

13) Arzola C, Perlas A, Siddiqui NT, et al. Bedside Gastric Ultrasonography in Term Pregnant Women Before Elective Cesarean Delivery: A Prospective Cohort Study. Anesth Analg 2015; 121: 752-8.

14) Arzola C, Perlas A, Siddiqui NT, et al. Gastric ultrasound in the third trimester of pregnancy: a randomised controlled trial to develop a predictive model of volume assessment. Anaesthesia 2018; 73: 295-303.

15) Carvalho JC. Ultrasound facilitated epidurals and spinals in obstetrics. Anesthesiology Clin 2008; 26: 145-58.

16) Kotani N, Kushikata T, Hashimoto H, et al. Rebound perioperative hyperkalemia in six patients after cessation of ritodrine for premature labor. Anesth Analg 2001; 93: 709-11.

17) Sato K, Nishiwaki K, Kuno N, et al. Unexpected hyperkalemia following succinylcholine administration in prolonged immobilized parturients treated with magnesium and ritodrine. Anesthesiology 2000; 93: 1539.

（日向　俊輔）

3 麻酔法

1 全身麻酔

1 緊急帝王切開術に対する全身麻酔とは

- 緊急帝王切開術でも予定帝王切開術と同様に，禁忌がなく時間的に可能であれば区域麻酔が選択される。全身麻酔を選択せざるをえないのは，区域麻酔を施行する時間がないほど緊急度が高い症例や，区域麻酔が禁忌となるような凝固障害を引き起こす症例，あるいは大量出血を来しているまたは予想される症例などである（表1）。緊急帝王切開術の中でも特に緊迫した状況であり，瞬時の判断が要求される。手術が申し込まれてから知識・手順の確認をする時間はないため，日ごろからの備えが大切である。

- 前項で述べられているように，妊婦は困難気道のリスクや誤嚥のリスクが高く，低酸素血症に陥りやすい。さらに新生児への麻酔薬の影響を考慮する必要があり，一般成人とはまったく異なる配慮が必要となる。特に，緊急性が高い状況で全身麻酔を行う場合には，時間的な制約があるために，優先順位をつけて的確に術前評価・準備を行うことが大切となる。そして，麻酔導入から児娩出までの時間を極力短くすることが要求される。そのためには準備を急ぐことも重要であるが，母児の安全を担保するためには，麻酔導入は術野の準備が整ってからでないと始めてはならない。緊急帝王切開術における全身麻酔の具体的な方法については，その緊急度によって異なる。

- 本項では，妊婦の特徴に配慮した緊急度の高い全身麻酔の方法について，その背景となる基本的留意事項とともに解説する。

2 緊急度の高い全身麻酔とは

- 緊急度がきわめて高い症例は，常位胎盤早期剝離（剝離面積の大きい急激発症例）や子宮破裂，臍帯脱出など，胎児への酸素供給が突如途絶える病態であることが多い。またそうでなくとも，胎児心拍モニターで高度の徐脈を来すような事態もある。こうした症例は予期せず突然発症することが多く，迅速に対応できなければ子宮内胎児死亡，もしくは重度の新生児仮死につながる可能性が高い（コラム1，2）。

- 一刻を争うわけではないが緊急帝王切開術が必要で，かつ区域麻酔が適応とならない症例としては，血小板数が減少している妊娠高血圧腎症やHELLP症候群，一部の常位胎盤早期剝離，前置胎盤の出血例などが挙げられる。こうした症例では凝固障害を発症していたり，すでに出血性ショックに陥っていることがある。

表1　全身麻酔による緊急帝王切開術が必要となる疾患・病態

胎児救命を目的とした超緊急手術	緊急度
常位胎盤早期剝離	超緊急～緊急
臍帯脱出	超緊急
子宮破裂	超緊急
胎児機能不全（原因が明らかではないもの）	超緊急
凝固異常，大量出血が予想される緊急手術	
妊娠高血圧症候群および関連疾患（HELLP症候群，急性妊娠脂肪肝）	緊急
常位胎盤早期剝離（DICを来しているもの）	緊急
前置胎盤の大量出血	緊急

超緊急：1分1秒を争う，緊急：30分程度の猶予あり

コラム①　分娩室に麻酔科医が常駐するメリット

　　分娩を扱う多くの施設では，分娩中は母体に胎児心拍モニターを装着し，持続的に胎児心拍を観察している。緊急帝王切開術となるような高度徐脈を来す前に，児の状態悪化の前兆（遅発一過性徐脈，変動一過性徐脈，心拍数基線細変動の減少/消失など）を認めている場合もある。北里大学病院では分娩室に麻酔科医が常駐しているため，そうした前兆をとらえ，緊急帝王切開術にむけた準備をある程度整えることが可能である。

コラム②　胎児心拍数陣痛図（CTG）

　　電子カルテを導入している病院では，CTG を電子カルテ端末で閲覧できることが多い。緊急性の高い帝王切開術の情報が入ったら，ぜひ手術室内の電子カルテ端末で CTG を開いていただきたい。リアルタイムで胎児の状態が提示される。胎児心拍が遷延徐脈となれば手術室になだれ込んでくる可能性が高いし，胎児心拍の記録が途絶えたときが，手術室に向けて出棟した瞬間である。

③ 緊急度の高い全身麻酔の実際

　　一刻を争う緊急手術を，北里大学病院では「飛び込み」と称する。意味するところは，きわめて緊急性の高い帝王切開術のことであり，他院では「グレード A」「カテゴリー 1」「超緊急」という場合も多い。手術室にいる麻酔科医にとっては文字どおり飛び込んでくる帝王切開術を，いかに安全に最短で麻酔導入し，手術開始につなげるかは麻酔科医をはじめ手術室スタッ

メモ①　連絡方法の統一

　　北里大学病院では，産科医師が「これから帝王切開術で飛び込みます」と手術室に連絡を入れると，手術室内に一斉放送が流れる。その内容は「超緊急の帝王切開術が，どこの部屋に入るか」というものである。これにより，手術室内すべてのスタッフが状況を把握でき，手の空いたスタッフが全員で速やかに準備を行う。さらに北里大学病院では緊急性が高い帝王切開術が予測される症例に対しては，産科麻酔科医があらかじめ術前診察を行い，中央手術室の麻酔科医との情報共有を図っている。

フにとって難しい課題である。そのために以下のような工夫を行っている。

1) 連絡方法の統一（メモ①）

● 緊急度に関する用語を決め（北里大学病院では「飛び込み」），産科，麻酔科，手術室スタッフ，新生児科で共通の認識を持てるようにする。緊急度が高い状況で，産科医が複数箇所へ連絡することは難しいため，連絡先をなるべく少なくし，連絡方法を統一する必要がある。

2) 物品の準備

● 短時間で麻酔の準備を行うことができるように，各施設の状況に合わせて，帝王切開術の全身麻酔で必要とされる物品を，あらかじめセットを組んで常備しておくことが望ましい（メモ②）。また全身麻酔が適応となる帝王切開術では，術前から胎児の状態が悪い場合が多いため，新生児蘇生のための機器/器具の準備，新生児科医の立ち合いなどの体制を整えておくことも大切である。

メモ②　帝王切開術用　物品/薬剤セット

　超緊急帝王切開術では準備時間を短縮する工夫が大切である。可能な限り手術室（個室），麻酔器周囲の準備を行っておく，帝王切開術で使用する物品や薬剤のセットを室内に配備する，などである。一例を以下に示す。

1. 手術室/麻酔器の準備
・緊急帝王切開術用の部屋を決め，当直麻酔科医，看護師間で共有
・麻酔呼吸回路，吸引などの準備
・インファントウォーマの準備
・電子麻酔記録：緊急立ち上げ方法の周知

2. 帝王切開術用【麻酔物品】セット
・気管チューブ（内径 6.5 mm 前後）：妊婦では上気道の浮腫が進んでいる
・スタイレット
・ヘッドバンド：酸素化を有効に行える
・困難気道への対策：
　　声門上器具, ブジー, ビデオ喉頭鏡など
　　DAM カート
　　吸引チューブ（14 Fr 以上）：吐物も吸引できるよう，太めを準備

3. 帝王切開術用【薬品】セット
・全身麻酔用薬剤：
　　吸入麻酔薬
　　チオペンタール
　　プロポフォール
　　ロクロニウム
　　スキサメトニウム
　　麻薬（フェンタニル 5A，レミフェンタニル 2A，モルヒネ 1A など）
　　最低限の全身麻酔導入薬をシリンジに吸って準備している施設もある。
・子宮収縮薬：
　　オキシトシン
　　メチルエルゴメトリン
・子宮弛緩薬：ニトログリセリン
・昇圧薬：エフェドリン，フェニレフリン
・脊髄くも膜下麻酔用薬剤：
　　0.5%高比重ブピバカイン
　　1%リドカイン
・硬膜外麻酔用薬剤：
　　2%リドカイン
　　メイロン®
　　ボスミン®

3）入室時

● 事前に術前診察をしていない状態で妊婦が手術室に来た場合は，到着と同時に素早く合併症（喘息，アレルギーなど）の有無，既往歴を聴取し，最終飲食時間を確認する。導入前までには最低限の気道の評価として，Mallampati 分類などを素早く評価する。

● 陣痛がある場合は，陣痛発来時間以降は消化管の蠕動運動が停止しているとみなす。準備が間に合えば，メトクロプラミド，H$_2$ブロッカーを静脈投与する。間に合わなければ全身麻酔導入後に投与する。いずれの薬剤も作用発現に 15～30 分程度の時間を要するが，抜管時の誤嚥予防のためである。H$_2$ブロッカーの代わりにプロトンポンプ阻害薬（proton pump inhibitor：PPI）を前投薬として投与する施設もあるかもしれない。帝王切開術において，H$_2$ブロッカーを投与した場合と投与しなかった場合を比べると，全身麻酔導入後に胃内容の pH が 2.5 未満となるオッズ比は 0.19，PPI を投与すると同オッズ比は 0.26 であった[1]。この結果から，H$_2$ブロッカーのほうが PPI よりも挿管時の胃内 pH 抑制効果が大きいと考えられる。

● 緊急帝王切開術では術後の子宮内感染や創部感染のリスクが高いため，抗菌薬もなるべく早くに投与する（I 章 3-2），p. 40 参照）。

4）麻酔導入

● 体位は仰臥位による低血圧を避けるため子宮

メモ③　子宮左方移動の方法

　　北里大学病院では子宮左方移動の手段として，バスタオルをロール状にして右腰下に入れている。あらかじめ手術台にロール状のバスタオルをセットしておくと，患者のベッド移動と同時に子宮左方移動体位が取れ，時間の節約となる。子宮左方移動の手段としてはほかに，用手的に子宮を左方へ寄せる，手術台を左へ傾斜させるなどの方法がある。

コラム③　胎児機能不全の裏には母体急変あり！

　　胎児機能不全による超緊急帝王切開術という触れ込みで入ってきた症例で，実は母体の出血性ショックや心不全による循環不全だったという症例を経験している。産科医や助産師は概して胎児の状態ばかりに気を取られ，母体の状態把握が疎かになりがちである。超緊急帝王切開術では，周囲のテンポに飲まれることなく母体の状態を把握しよう。母体を守る最後の砦は麻酔科医である。

コラム④　帝王切開術の迅速導入法

　　迅速導入の手順に関してはいまだ議論の余地があり，各施設によって大きく異なると思われる。北里大学病院では手術台は頭高位や頭低位にせず水平とし，前酸素化を行ったのちプロポフォールを静脈投与，鎮静を得た直後に輪状圧迫を施行しつつスキサメトニウムを投与する。一般成人手術ではスキサメトニウム投与前に，筋攣縮による胃内圧上昇や術後筋肉痛を避けるために少量の非脱分極性筋弛緩薬を投与する（precurarization）場合があるが，妊婦では行わないことが多い。これは，妊婦では術後筋肉痛が起こりにくいこと[*1]，たとえ少量の筋弛緩薬であっても意識下で投与すると呼吸苦や実際に呼吸困難を引き起こす場合があるためである。また全身麻酔を必要とするような超緊急帝王切開術では，precurarizaion を行う時間の猶予もない。マスク換気は行わず，顔面に筋攣縮を確認，もしくはスキサメトニウム投与から1分経過したところで挿管する。

※1) Datta S, Crocker JS, Alper MH. Muscle pain following administration of suxamethonium to pregnant and non-pregnant patients undergoing laparoscopic tubal ligation. Br J Anaesth 1977；49：625-8.

左方移動とし，麻酔導入を行う。術野の準備と並行して，前酸素化を行う（フェイスマスクを顔に密着させ，10〜15 L/分の100%酸素下で深呼吸を4〜8回）。フルストマックを前提としているため，輪状軟骨圧迫を用いた迅速導入にて気管挿管を行う（前酸素化についてはⅡ章 9. 困難気道と肥満，p. 147 を参照）。

- 麻酔導入薬はプロポフォール 2 mg/kg またはチオペンタール 4〜5 mg/kg を用いる。プロポフォールはチオペンタールと違って薬剤の溶解を必要とせず，最短で準備ができるが，チオペンタールと比較すると血圧低下を招きやすい。一方，妊娠高血圧症候群（hypertensive disorders of pregnancy：HDP）などで麻酔導入時に血圧を上昇させたくない場合には，プロポフォールのほうが好都合かもしれない。
- 導入に伴う血圧上昇から頭蓋内出血が危惧される HDP 症例などでは，オピオイドの併用が有用で，フェンタニル 1 μg/kg を単回投与とするとよい。
- 筋弛緩薬はスキサメトニウム 1〜1.5 mg/kg またはロクロニウム 0.9〜1.2 mg/kg を用いる。スキサメトニウムのほうが挿管に適した筋弛緩状態をより早く得られるため，緊急度

が高い場合はそちらを選択する。

- 妊婦，特に HDP などでは気道浮腫が強いため愛護的な挿管が要求される。
- 挿管チューブが確実に気管内に挿入されたことを確認したのち，手術を開始する。
- 粘膜の浮腫性変化に伴う易出血性のため，胃管は経口的に挿入する。また，陣痛発来後の症例では胃内に食物残渣が残っている可能性が高いため，極力太い胃管（18 Fr）が望ましい。

5）麻酔維持（児娩出まで）

- 児娩出までの麻酔維持は吸入麻酔薬にて行う。吸入麻酔薬は薬剤準備に時間を要しないため，緊急度の高い帝王切開術には便利である。
- 吸入麻酔薬は，50％亜酸化窒素併用で呼気中セボフルラン濃度 1.2〜1.3％，100％酸素の場合は呼気中セボフルラン濃度 1.5％となるように調節する。
- 終末呼気二酸化炭素分圧は妊婦の生理的な値である 28〜30 mmHg 前後（$PaCO_2$として 30〜32 mmHg）を目標にする。実際には挿管から児娩出まで非常に短時間であるため，細かい調節は難しい。

6）麻酔維持（児娩出後）

- 児娩出後の子宮収縮薬投与時は，その副作用に注意する。すなわち，オキシトシン投与による低血圧，頻脈，心筋虚血である。一方，メチルエルゴメトリンでは高血圧，冠動脈攣縮に注意が必要で，HDP では第一選択薬としては禁忌である。
- 児娩出後は，通常の下腹部開腹手術の全身麻酔の維持と同様であるが，吸入麻酔薬に関しては子宮筋弛緩作用を考えて高濃度の投与は控え，児娩出までの目標値程度とする。子宮収縮が悪い場合は速やかに静脈麻酔に変更する。
- 全身麻酔による帝王切開術では術中覚醒の頻

度は0.26％で，一般外科手術の0.1〜0.2％と比較してやや高いことが知られている[2]。

7）抜管

- 抜管前に胃内容を十分吸引する。
- 誤嚥，換気困難などは抜管時にも起きるため十分な覚醒と筋弛緩からの回復を確認したうえで抜管する。

コラム⑤　超緊急帝王切開術のシミュレーション開催のススメ

　超緊急帝王切開術では母体・胎児の安全が最優先事項で，そのうえで最短時間内の児娩出を目指す。日ごろからの備えが大切であり母体安全にかかわる英国の機関からはシミュレーション実施が推奨されている[2]。北里大学病院でも多職種参加型の超緊急帝王切開術シミュレーションを実施しているが，導入時に大きな障壁となったのは他職種の業務に対する無理解だった。どの職種も自分がもっとも重要な仕事をしており，もっとも忙しいと考えていて，他職種との協力関係が希薄だったのである。そこで，シミュレーション時に職種ごとの行動を動画で撮影し，時間軸をそろえて同時に再生できるよう編集を行った。この動画を関連部署で視聴したところ，他職種の業務に関する理解が進み，業務の配分を円滑に行うことができた[3]。シミュレーションの意義は手順確認や時間短縮など訓練にあるように思えるが，チーム意識や安全文化の醸成という側面も大きい。

＊2）Cantwell R, Clutton-Brock T, Cooper G, et al. Saving Mothers' Lives：Reviewing maternal deaths to make motherhood safer：2006-2008. The Eighth Report of the Confidential Enquiries into Maternal Deaths in the United Kingdom. BJOG 2011：118 (Suppl 1)：1-203.

＊3）鈴木將嗣，細川幸希，藤田那恵，ほか．超緊急帝王切開術シミュレーションの振り返りにおける4画面動画再生の有用性の検討．分娩と麻 2018：100：8-14.

ミニ解説 **新生児神経学的適応能力スコア（neurologic and adaptive capacity score：NACS）とは？**

　麻酔薬が新生児（正期産）へ及ぼす影響をはかるため，1982年にAmiel-Tisonによって提唱されたもの。5区分（adaptive capacity, passive tone, active tone, primary reflex, general neurologic status）20項目について0～2点で採点し，40点満点とする。麻酔の影響との相関関係がよいとされ，産科麻酔分野で多用されているものの，近年その相関性には疑問も呈されている。

4　各種麻酔薬の母体・胎児に及ぼす影響

- 母体へ投与された鎮静薬，鎮痛薬は，程度の差こそあるものの胎盤を通過して胎児の血中へ移行する。胎盤の通過性には薬剤の脂溶性，イオン化率，タンパク結合率，分子量などが関係する。
- 脂溶性の高い薬剤は胎盤を通過しやすく，イオン化したものやタンパク結合した薬剤，分子量の大きい薬剤（ヘパリン，インスリンなど）は胎盤を通過しにくい。

1）鎮静薬

a. チオペンタール

- 帝王切開術の全身麻酔における導入薬として長い歴史を持つ。
- 脂溶性であり，タンパク結合率は85％と高く，胎盤では速やかに移行する〔umbilical vein（UV）/maternal vein（MV）比＝1.08〕[3]。
- 通常の麻酔導入量4 mg/kgでは出生後の新生児への影響は認められない[4]。一方，チオペンタール4 mg/kg未満では術中覚醒のリスクが高まる[2]。したがって，導入量として

は4～5 mg/kgを用いる。

b. プロポフォール

- プロポフォールは非イオンで分子量が小さいため，胎盤を速やかに通過する（UV/MV比＝約0.7）[5]。
- 基本的な薬物動態は非妊娠時と同じだが，クリアランスは妊娠中のほうが大きい。
- 帝王切開術の麻酔で導入量2.8 mg/kgを使用した場合，チオペンタール5 mg/kgと比較して新生児のアプガースコアが低くなった[6]。一方，プロポフォール2 mg/kgで導入後6 mg/kg/時以下で維持した症例ではアプガースコア，新生児の神経学的適応能力スコアへの影響はなく[7]，9 mg/kg/時では新生児の神経学的適応能力スコアが低くなった[8]。
- 妊婦における標的濃度調節持続注入（target controlled infusion：TCI）による予測血中濃度と実際の血中濃度の相関についてほとんど検討されていないため，TCIを用いてプロポフォールを投与する場合は，bispectral index（BIS）などにより投与量を調整することが望ましい。
- 以上を踏まえ，プロポフォールを帝王切開術で導入薬として用いる際は，投与量を2 mg/kg程度とし，導入後から児娩出までは禁忌のないかぎり吸入麻酔薬で麻酔維持をする。導入後から児娩出までプロポフォールで維持する場合は，児への影響を最小限とするためには，6 mg/kg/時以下とする。TCIによる投与では，プロポフォール投与量が児への影響がないとされる投与量を大きく上回るため，出生時の児の鎮静，呼吸抑制，その後の神経学的適応能力スコアが低くなる可能性がある点に注意が必要である。
- プロポフォールは，使用量によってはチオペンタールと比較すると血圧低下を招きやすい[7]。
- 高用量では子宮筋の弛緩作用を有するが，通常の臨床使用量では子宮弛緩作用をほとんど

認めず[9]，プロポフォールの使用により術中出血量は増加しない[10]。

- チオペンタールに代わる帝王切開術の導入薬として，安全に使用できる導入薬である。

c. ケタミン

- ケタミンは胎盤で速やかに移行するものの，帝王切開術導入時の 1 mg/kg 以下の使用であれば新生児への影響は少ない。それ以上の高用量では低アプガースコア，新生児の呼吸抑制などがみられる[11]。
- 交感神経刺激作用を持ち，麻酔導入量 1 mg/kg で投与直後から血圧が上昇し，挿管時も血圧上昇を来すので高血圧症例では好ましくない。通常の帝王切開術では適応となることはないが，出血性ショックなどでは有用である。
- 用量依存性に子宮筋収縮作用を有するが，通常の麻酔導入量の単回投与 1 mg/kg であれば臨床的には問題とならないことが多い[12]。

2）オピオイド

- 児娩出前にオピオイドを使用する際，胎盤通過性とそれによる新生児の呼吸抑制が問題となる。

a. レミフェンタニル

- レミフェンタニルは胎盤を速やかに通過し umbilical vein/maternal artery（UV/MA）比は 0.88 であるが，umbilical artery/umbilical vein（UA/UV）比は 0.29 と低く，児での代謝や再分布が速やかに起こっていることが示唆される[13]。
- 帝王切開術におけるレミフェンタニルに関しての 5 論文，186 症例を含むレビューでは，レミフェンタニル投与により母体血圧，心拍数の増加を抑制することができた[14]。しかし，執刀 15 分前からレミフェンタニルを 0.1 μg/kg/分で投与すると，アプガースコア 1 分値 7 点未満の症例が 17 人中 3 人に上った[13]。また，重症 HDP 症例で導入時にレミフェンタニル 0.5 μg/kg を 30 秒かけて単回投与す

ると，挿管時の血圧上昇を抑制することができたが，71％の新生児で何らかの蘇生措置を要した[15]。

- レミフェンタニルは気管挿管時や執刀時の母体の血行動態安定には有用であるものの，血圧上昇の避けたい病態（HDP，Marfan 症候群など）においてのみ使用すべきで，その場合，新生児の呼吸管理を適正に行える準備を十分に整える必要がある。

b. フェンタニル

- 胎盤通過性を有する。分娩中の鎮痛としてフェンタニルを経静脈的患者自己調節鎮痛（IV-PCA）により投与したところ，313±172 分間に 852±552 μg が投与され，UV/MV 比は 0.3〜1.86 であった[16]。帝王切開術の導入時にフェンタニル 1 μg/kg を単回静注しても，投与から 10 分以内に娩出した場合，臍帯静脈の血中濃度は鎮痛レベルに達することはなく，新生児のアプガースコアや神経学的所見に影響を認めなかった[17,18]。1 μg/kg 程度のフェンタニルであれば，児娩出前までに投与可能と考えられる。

3）筋弛緩薬

- 筋弛緩薬は胎盤をほとんど通過せず，臨床使用量では新生児への影響は大きな問題とならない。

a. スキサメトニウム

- 迅速導入の際に使用され，胎盤通過性は非常に低い。通常の麻酔導入量 1〜1.5 mg/kg であれば新生児への影響を認めない。
- スキサメトニウムは血中のコリンエステラーゼにより代謝される。妊婦ではこのコリンエステラーゼ活性が低いことが知られているが[19]，妊娠中は分布容積も増加しているためスキサメトニウムの作用増強は認められない。

b. ロクロニウム

- 非脱分極性の筋弛緩薬で，迅速導入においてスキサメトニウムにかわる筋弛緩薬として用

いられる。胎盤通過性は低く，投与による新生児のアプガースコアへの影響は認められない[20]。

- 帝王切開術において，チオペンタール6 mg/kgとロクロニウム0.6 mg/kgで麻酔導入すると，90％の患者で気管挿管に適した筋弛緩作用を約80秒で得ることができたとの報告がある[20]が，チオペンタールが通常より高用量で用いられている点に注意が必要である。一般的には正常成人の迅速導入ではロクロニウム0.9～1.2 mg/kgが必要とされる[21]。したがって通常量の鎮静薬を使用した場合，確実な筋弛緩を得るためには，妊婦においても正常成人と同程度の投与量が必要となる可能性がある。
- 妊娠に伴って非脱分極性筋弛緩薬の作用発現までの時間は短縮する[22,23]。
- 妊娠に伴って非脱分極性筋弛緩薬の作用時間は延長する。出産後4日以内の産褥患者では非妊娠群と比較して，ロクロニウムの筋弛緩作用が約25％遷延していた[24]。また，切迫早産の治療薬として用いられるマグネシウムは非脱分極性筋弛緩薬の作用を遷延させるため注意を要する[25]。
- ロクロニウムはスキサメトニウムに代わる導入時の筋弛緩薬として使用可能であるが，妊婦では挿管困難のリスクが高いため使用には慎重を期すべきで，導入量のロクロニウムを拮抗できる十分量のスガマデクスを準備したうえで使用すべきと考える。

4）筋弛緩拮抗薬

- 妊婦では非脱分極性筋弛緩の作用が延長しているにもかかわらず，帝王切開術では導入時の筋弛緩薬用量が多く，また手術が短時間で終了することが多いため，筋弛緩薬の作用遷延のリスクが高い。したがって，筋弛緩モニターにより筋弛緩薬からの回復の程度を評価したうえで，筋弛緩拮抗薬の投与量を決定す

ることが望ましい。
- 帝王切開術でスガマデクスを使用した場合，筋弛緩薬からの回復に要する時間は非妊娠時と同等である[26]。

5）吸入麻酔薬

- 静脈麻酔による全身麻酔を行うと，鎮痛薬による児の呼吸抑制が懸念されること，また吸入麻酔薬の子宮筋弛緩作用により児への負担が軽減できることから，どちらかというと，児娩出前までは吸入麻酔のほうが選択しやすい。
- 緊急度が高い場合でも準備に手間がかからない点も吸入麻酔薬の利点である。
- 妊婦では吸入麻酔薬の最小肺胞濃度（minimum alveolar concentration：MAC）が低下しているとされ，かつては導入から児娩出までは亜酸化窒素のみという時代もあった。しかし，帝王切開術の全身麻酔における術中覚醒の発生頻度が一般手術より高率であることから，帝王切開術であっても低濃度の吸入麻酔薬で麻酔を維持するのは避けるべきである。

a. セボフルラン

- 脳波の解析からは，鎮静に要するセボフルランの濃度は妊婦でも正常成人と同様と考えられる[26]。
- 50％亜酸化窒素を併用する場合，BIS 60未満を達成するためには呼気終末セボフルラン濃度として1.2～1.3％が必要であり[27]，亜酸化窒素を併用しない場合は1.5％以上が必要である[28]。

b. デスフルラン

- デスフルランは，生体への取り込みが早いという特性を持ち，執刀時に十分な呼気濃度を得ることができる点で有利となるが，帝王切開術における適正濃度を検討した報告は少ない。50％亜酸化窒素を併用して呼気終末デスフルラン濃度を4.5％で維持すると，80％の患者でBIS 60未満となったという報告があ

c. 吸入麻酔薬と子宮収縮抑制作用

● 帝王切開術で吸入麻酔薬を用いる場合，吸入麻酔薬が持つ子宮筋に対する収縮抑制作用が問題とされる。ヒト妊娠子宮筋の収縮（振幅）を 50％抑制する濃度は，セボフルランとデスフルランで同程度であった[30]。一般的に帝王切開術の全身麻酔では 1 MAC 程度であれば，子宮収縮抑制作用は臨床的に問題とならないといわれているが，児娩出後に子宮収縮が悪い場合は速やかに静脈麻酔薬へ変更することが望ましい。

● 吸入麻酔薬による子宮筋弛緩を意図的に行う場合もある。早産症例などで胎児が小さい場合には子宮筋層が厚くて硬く，また子宮切開が刺激となって子宮収縮が惹起されるため，脆弱な児を娩出するのが困難になりやすい。そのような場合，吸入麻酔薬を高濃度で用いて子宮を弛緩させることで，追加の子宮切開をすることなく速やかに娩出を行うことが可能となる。ただしニトログリセリンを用いた子宮収縮と異なり，移行した吸入麻酔薬による児の循環抑制に注意する必要がある[31]。

参考文献・・・・・・・・・・・・・・・・・・・・・・・・・・・・

1) Paranjothy S, Griffiths JD, Broughton HK, et al. Interventions at caesarean section for reducing the risk of aspiration pneumonitis. The Cochrane database of systematic reviews 2010：CD004943.

2) Robins K, Lyons G. Intraoperative awareness during general anesthesia for cesarean delivery. Anesth Analg 2009；109：886-90.

3) Morgan DJ, Blackman GL, Paull JD, et al. Pharmacokinetics and plasma binding of thiopental. II：Studies at cesarean section. Anesthesiology 1981；54：474-80.

4) Kosaka Y, Takahashi T, Mark LC. Intravenous thiobarbiturate anesthesia for cesarean section. Anesthesiology 1969；31：489-506.

5) Dailland P, Cockshott ID, Lirzin JD, et al. Intravenous propofol during cesarean section：placental trans-fer, concentrations in breast milk, and neonatal effects. A preliminary study. Anesthesiology 1989；71：827-34.

6) Celleno D, Capogna G, Tomassetti M, et al. Neurobehavioural effects of propofol on the neonate following elective caesarean section. Br J Anaesth 1989；62：649-54.

7) Yau G, Gin T, Ewart MC, et al. Propofol for induction and maintenance of anaesthesia at caesarean section. A comparison with thiopentone／enflurane. Anaesthesia 1991；46：20-3.

8) Gregory MA, Gin T, Yau G, et al. Propofol infusion anaesthesia for caesarean section. Can J Anaesth 1990；37：514-20.

9) Shin YK, Kim YD, Collea JV. The effect of propofol on isolated human pregnant uterine muscle. Anesthesiology 1998；89：105-9.

10) Abboud TK, Zhu J, Richardson M, et al. Intravenous propofol vs thiamylal-isoflurane for caesarean section, comparative maternal and neonatal effects. Acta Anaesthesiol Scand 1995；39：205-9.

11) Tsen LC. Anesthesia for cesarean delivery. In：Chestnut D, ed. Chestnut's obstetric anesthesia：princilles and practice. 4th ed. Philadelphia：Mosby Elsevier；2009. p.547.

12) Oats JN, Vasey DP, Waldron BA. Effects of ketamine on the pregnant uterus. Br J Anaesth 1979；51：1163-6.

13) Kan RE, Hughes SC, Rosen MA, et al. Intravenous remifentanil：placental transfer, maternal and neonatal effects. Anesthesiology 1998；88：1467-74.

14) Heesen M, Klohr S, Hofmann T, et al. Maternal and foetal effects of remifentanil for general anaesthesia in parturients undergoing caesarean section：a systematic review and meta-analysis. Acta Anaesthesiol Scand 2013；57：29-36.

15) Park BY, Jeong CW, Jang EA, et al. Dose-related attenuation of cardiovascular responses to tracheal intubation by intravenous remifentanil bolus in severe pre-eclamptic patients undergoing Caesarean delivery. Br J Anaesth 2011；106：82-7.

16) Morley-Forster PK, Reid DW, Vandeberghe H. A comparison of patient-controlled analgesia fentanyl and alfentanil for labour analgesia. Can J Anaesth 2000；47：113-9.

17) Maghsoudloo M, Eftekhar N, Ashraf MA, et al. Does

intravenous fentanyl affect Apgar scores and umbilical vessel blood gas parameters in cesarean section under general anesthesia? Acta Med Iran 2011；49：517–22.

18）Frolich MA, Burchfield DJ, Euliano TY, et al. A single dose of fentanyl and midazolam prior to Cesarean section have no adverse neonatal effects. Can J Anaesth 2006；53：79–85.

19）Dawes M. Chowienczyk PJ. Drugs in pregnancy. Pharmacokinetics in pregnancy. Best Pract Res Clin Obstet Gynaecol 2001；15：819–26.

20）Abouleish E, Abboud T, Lechevalier T, et al. Rocuronium（Org 9426）for caesarean section. Br J Anaesth 1994；73：336–41.

21）Magorian T, Flannery KB, Miller RD. Comparison of rocuronium, succinylcholine, and vecuronium for rapid–sequence induction of anesthesia in adult patients. Anesthesiology 1993；79：913–8.

22）Baraka A, Jabbour S, Tabboush Z, et al. Onset of vecuronium neuromuscular block is more rapid in patients undergoing caesarean section. Can J Anaesth 1992；39：135–8.

23）桜井康義，内田倫子，愛波淳子，ほか．ロクロニウムの効果発現時間に妊娠が及ぼす影響—帝王切開順娩症例と同年代女性症例との比較—．麻酔 2014；63：324–7.

24）Puhringer FK, Sparr HJ, Mitterschiffthaler G, et al. Extended duration of action of rocuronium in post-partum patients. Anesth Analg 1997；84：352–4.

25）Gaiser RR, Seem EH. Use of rocuronium in a preg-

nant patient with an open eye injury, receiving magnesium medication, for preterm labour. Br J Anaesth 1996；77：669–71.

26）Puhringer FK, Kristen P, Rex C. Sugammadex reversal of rocuronium–induced neuromuscular block in Caesarean section patients：a series of seven cases. Br J Anaesth 2010；105：657–60.

27）Chin KJ, Yeo SW. A BIS–guided study of sevoflurane requirements for adequate depth of anaesthesia in Caesarean section. Anaesthesia 2004；59：1064–8.

28）Ueyama H, Hagihira S, Takashina M, et al. Pregnancy does not enhance volatile anesthetic sensitivity on the brain：an electroencephalographic analysis study. Anesthesiology 2010；113：577–84.

29）Ittichaikulthol W, Sriswasdi S, Prachanpanich N, et al. Bispectral index in assessment of 3% and 4.5% desflurane in 50% N2O for caesarean section. J Med Assoc Thai 2007；90：1546–50.

30）Yoo KY, Lee JC, Yoon MH, et al. The effects of volatile anesthetics on spontaneous contractility of isolated human pregnant uterine muscle：a comparison among sevoflurane, desflurane, isoflurane, and halothane. Anesth Analg 2006；103：443–7, table of contents.

31）Okutomi T, Whittington RA, Stein DJ, et al. Comparison of the effects of sevoflurane and isoflurane anesthesia on the maternal–fetus unit in sheep. J Anesth 2009；23：392–8.

（細川　幸希）

2 脊髄くも膜下麻酔，脊髄くも膜下硬膜外併用麻酔

　全身麻酔は区域麻酔よりも麻酔導入時間が短いという利点を持つため，きわめて緊急性の高い帝王切開術ではよい適応となる。術中に大量出血が予測される，あるいはすでに大量出血している場合には，全身麻酔を選択することも多い。その他，一般的な区域麻酔禁忌症例（表1）に対しては全身麻酔の選択となる。しかし全身麻酔での死亡率は区域麻酔と比較して1.7倍（95％CI：0.6-4.6）あり[1]，全身麻酔薬は胎児に移行しやすい。全身麻酔では児が生まれたときに母体が覚醒していないことも考慮すると，緊急帝王切開術であっても安易に全身麻酔を選択すべきではなく，区域麻酔を考慮すべきである。経験を積んだ麻酔科医が手早く行えば，脊髄くも膜下麻酔でも全身麻酔とあまり変わらない時間で麻酔を導入できると考えている（コラム）。表2に全身麻酔と比較した区域麻酔の特徴をまとめた。

　本項では現在主に用いられている区域麻酔法である，脊髄くも膜下麻酔および脊髄くも膜下硬膜外併用麻酔（combined spinal epidural anesthesia：CSEA）について述べる。

① 区域麻酔を行うにあたっての一般的事項

1）妊娠中の硬膜外腔，脊髄くも膜下腔の変化

● 妊婦では脊髄くも膜下麻酔や硬膜外麻酔において，一定のレベルの麻酔域を得るために必要な局所麻酔薬の量は，非妊時と比較して約20〜30％減少する。
　この原因として
①妊娠子宮によって下大静脈が圧迫された結果，側副路としての硬膜外腔の静脈叢が拡張することで硬膜外腔が狭くなり，水平断面積当たりの脊髄くも膜下腔脳脊髄液量が減少する[2]。
②プロゲステロンまたはその代謝産物が，妊婦の末梢神経の局所麻酔薬に対する感受性を亢進させる。
③肥大した子宮により脊椎列の彎曲が変化し，仰臥位における胸椎の最下点が頭側に偏位している，また脂肪沈着などにより骨盤の幅が広くなり，側臥位をとると頭低位になりやすく，これらのことから脊髄くも膜下腔に投与された高比重液は頭側に広がりやすい。

などが挙げられる。

● 増大した妊娠子宮により，区域麻酔穿刺の際の屈曲位がとりにくくなることで穿刺の難易度があがる。
● 硬膜外腔の静脈叢の拡張のため，区域麻酔穿刺時の血管損傷の頻度や，硬膜外カテーテル

表1　脊髄くも膜下麻酔，CSEA の禁忌

①凝固異常
②重度の母体出血
③患者の拒否
④穿刺部領域の感染または敗血症

表2　帝王切開に対する区域麻酔の利点・欠点（全身麻酔との比較）

利点	①誤嚥の危険性が少ない（気道確保の必要もない） ②児への薬剤の曝露が最小限 ③妊婦が覚醒している（出産の喜びを体験できる） ④母体高血圧が避けられる
欠点	①低血圧の頻度が高い ②分娩中の悪心・嘔吐の頻度が高い ③硬膜穿刺後頭痛の可能性 ④導入に時間かかる

の血管内迷入が起こりやすい。

2) 仰臥位低血圧症候群

- 仰臥位では妊娠子宮により腹部大動静脈は圧迫されるが，特に下大静脈圧迫による静脈還流量の低下が原因で，低血圧症状を引き起こしやすい。

- すべての妊婦が仰臥位低血圧症候群を起こすわけではないが，妊婦を不用意に仰臥位にすることは避けるべきである。北里大学病院では手術室入室時には仰臥位にせずに右側臥位としている。仰臥位低血圧症候群の予防だけでなく，区域麻酔の穿刺を速やかに開始できる利点もある。

② 手術室に入室する前の準備

1) 誤嚥予防

- 全身麻酔と比較して区域麻酔では誤嚥の危険性は低いが予防策を講じる。区域麻酔下での帝王切開中，麻酔効果が不十分になった場合の全身麻酔導入や，術中の悪心・嘔吐に備えてのことである。

- 緊急手術であっても状況が許せば，術前の絶飲食時間（陣痛発来のない妊婦では清澄水 2 時間，固形物 6〜8 時間）を確保する。

- 胃内の pH を上昇させ胃酸量を減らす目的で，前投薬として，ファモチジン（ガスター®）20 mg またはラニチジン（ザンタック®）50 mg の静注を行う。時間の余裕があれば，ラニチジン 150 mg またはロキサチジン（アルタット®）75 mg の内服でもよい。

- 胃蠕動と食道括約筋張力の増強作用，および化学受容体引き金帯における抗ドーパミン作用による中枢性制吐作用を期待して，メトクロプラミド 10 mg を入室前もしくは入室時に静脈内投与する。

2) 静脈ライン確保

- 麻酔開始前に，上肢に滴下の良好な静脈路（18 G またはそれより太いもの）を確保する。脊髄くも膜下麻酔では麻酔開始前あるいは開始と同時に急速輸液負荷を行うことが多いためである。

3）麻酔器と吸引装置の準備

● 麻酔器の配管をし，呼吸回路を接続し，始業点検を行っておく。区域麻酔を予定していても全身麻酔が必要となる場合，人工呼吸を要する。

4）薬　剤（メモ① 参照）

③ 脊髄くも膜下麻酔を用いた区域麻酔

● 近年，静脈血栓症予防のため術後抗凝固療法を施行する施設が増加している。その場合，術後に硬膜外鎮痛を使用しにくいため，脊髄くも膜下麻酔（single shot spinal）を選択することが多い。北里大学病院では帝王切開術全例で術後抗凝固療法を行っているため，帝王切開術の麻酔法は脊髄くも膜下麻酔を第一選択としている。

1）穿刺の体位

● 脊髄くも膜下穿刺は右側臥位で行うことが通常である。脊髄くも膜下麻酔導入後は子宮左方移動の姿勢をとる必要があるからである。子宮左方移動は右殿部にタオルなどを挟む，あるいは手術台を左下に傾けることで行われるが，脊髄くも膜下穿刺を右側臥位で行い，その後子宮左方移動の体位をとることで，脊髄くも膜下腔に入れた高比重の局所麻酔薬の分布は，理論的には左右均等になりやすい。

● Law らは高比重ブピバカインを用いて両側臥位で穿刺した後の麻酔域を比較したところ，15 分待てば左右の麻酔域は変わらず，麻酔作用発現時間はむしろ左側臥位のほうが早かった[3]。その他，輸液量，昇圧薬の使用は変わらず，副作用にても同様であったと報告している。この結果から，実際の臨床では必ずしも右側臥位に固執する必要も少ないのかもしれない。

メモ①　北里大学病院の脊髄くも膜下麻酔で準備する薬剤

麻酔薬
- ・高比重ブピバカイン
- ・フェンタニル
- ・モルヒネ 1 mg/mL 溶液
　〔1 A（10 mg）＋生食 9 mL→10 mL〕

昇圧薬
- ・フェニレフリン 50 μg/mL 溶液
　〔1 A（1 mg）＋生食 19 mL→20 mL〕
- ・エフェドリン 5 mg/mL 溶液
　〔1 A（40 mg）＋生食 7 mL→8 mL〕

その他
- ・ファモチジン 20 mg（術前投与しなかった場合）
- ・メトクロプラミド 10 mg

子宮収縮薬
- ・オキシトシン 1 U/mL 溶液
　〔1 A（5 U）＋生食 4 mL→5 mL〕
- ・オキシトシン 5 U/500 mL 溶液

輸液
- ・膠質液（ヘスパンダー®，サリンヘス®，ボルベン®）
- ・晶質液（乳酸リンゲル液，酢酸リンゲル液など）
- ・保温されているものを準備する。

2）穿刺部位

● 北里大学病院では $L_{3/4}$ を第一選択とし，それが困難な場合には $L_{4/5}$ から穿刺している。成人の脊髄円錐の位置は L_1 の椎体下部であることが最多であるが，L_2 より尾側であることが21％であると報告されている[4]。また従来から行われてきた腸骨稜上縁を左右に結んだ線（Tuffier's line または Jacoby's line）から棘間の高さを推定する方法は不正確で，北里大学病院で無痛分娩患者を対象とした研究では，触診で $L_{3/4}$ と判断したもののうち 12.7％ はエコー上 $L_{2/3}$ であった[5]。

● 超音波装置を使用することで正確な椎間の位

置や硬膜外腔までの距離を確認することができ，安全性を高めるための有用なツールとなる可能性がある[6]。

3）穿刺針

- 硬膜穿刺後頭痛（postdural puncture headache：PDPH）の発症頻度は，穿刺針が太いほど高く，鋭針（クインケ針など）では鈍針（ペンシルポイント針）より高い[7]。若い女性はPDPHを発症しやすく，出産直後より児の世話が始まるため，なるべくPDPH発症をしにくい針を選択すべきである。
- 北里大学病院では27Gのペンシルポイント針を第一選択としているが，緊急性の高い場合には，髄液逆流の速い25Gを用いている。
- 鋭針を選択する場合は硬膜線維に対して針のベーベルを垂直に刺入するとPDPHのリスクが上がるため，平行に刺入するべきである[8]。
- ペンシルポイント針に付属しているガイド針には，穿刺を容易にする目的以外に，皮膚の表在菌や組織を脊髄くも膜下腔に押し込むことへの予防効果が期待されるため，ガイド針は必ず使用すべきと考えている。
- ペンシルポイント針のベーベルの向きを頭側に向けた方が局所麻酔薬の量が少なくてすむという報告もある[9]。

4）薬剤の種類と用量

a. 局所麻酔薬

- 脊髄くも膜下麻酔に使用する薬剤は，一般的には神経毒性が少ない局所麻酔薬であるブピバカインが選択される。
- 等比重液に比べて高比重液のほうが，麻酔高の調節が容易で，目標麻酔高であるT_4レベルの感覚神経を遮断するまでの時間が早いため，選択されることが多い[10]。
- ブピバカインの必要量は，手術時間や主義，添加するオピオイドによって変わってくる。
- 妊娠正期の帝王切開術において，フェンタニ

ル添加時の高比重ブピバカインのED 95は11.2〜12.6 mgと報告されている[11,12]。
- 緊急性の高い手術でフェンタニルを添加する時間がないときには，ブピバカインを増量する。
- 局所麻酔薬の量を減量すれば，低血圧や悪心・嘔吐の発生頻度は減少するといった報告が多いが，補助鎮痛の必要量が増加し，全身麻酔への移行のリスクが増加する危険性がある[13]。
- 年齢，身長，体重，体格係数（body mass index：BMI），脊柱管の長さは麻酔範囲に影響しないという報告があるが，極端な低身長や高身長（150 cm未満や180 cm以上）では，用量の調整が必要かもしれない。

b. オピオイド

- フェンタニル：知覚神経の麻酔を増強させ，内臓の侵害刺激の求心路も遮断されると考えられる。局所麻酔薬とは異なったメカニズムで脊髄くも膜下麻酔に寄与することで，局所麻酔薬の必要量を減量し，術中の悪心・嘔吐を減らし，術後数時間の鎮痛効果を得ることができる。脂溶性オピオイドであるため脊髄くも膜下腔に投与されるとすぐに効果を発現する。10〜25 μgの併用が一般的に使用されている。
- モルヒネ：水溶性オピオイドであるため効果発現が遅く，術中の効果は期待できないが，100〜150 μgを脊髄くも膜下腔に投与することで術後12〜24時間の鎮痛効果を発揮する。しかし副作用への対策が必要である（I章4. 術後鎮痛，p.52参照）。

5）低血圧への対応

- 帝王切開の脊髄くも膜下麻酔の管理における重要なポイントの一つは，麻酔導入から児娩出までの子宮血流維持である。子宮には自動調節能がなく，子宮血流は母体血圧に依存しているため，母体低血圧は避けなければなら

ない。

- 多くの研究では，帝王切開時の低血圧を，収縮期血圧 100 mmHg 以下もしくは基準血圧を 20％下回った状態と定義している[14]。
- 2 分間の低血圧であれば，胎児に悪影響を及ぼさないとの報告があるため[15]，一般的に，脊髄くも膜下麻酔導入後，児娩出までは 1 分ごとに血圧を測定することが推奨されている。

a. 子宮左方移動

- 脊髄くも膜下麻酔や硬膜外麻酔の効果発現によってもたらされる血管拡張と腹壁の緊張低下によって，仰臥位低血圧症候群の症状が助長されやすいため，児娩出まで子宮左方移動を行う。
- 子宮左方移動には，手術台を左に傾ける，右殿部にタオルなどを挟んで左半側臥位とするなどの方法がある。傾斜の程度については一定の見解はない。

b. 輸　液

- 帝王切開術の脊髄くも膜下麻酔における低血圧予防策として，輸液負荷のタイミング（pre-load と co-load）と輸液の種類（晶質液と膠質液）に関して多くの研究が行われてきた。pre-load は脊髄くも膜下麻酔の導入前に輸液負荷を行うことであり，これに対して co-load は麻酔開始と同時に急速輸液を行うことを指す。これまでの研究をまとめると，膠質液であれば pre-load でも co-load でも効果が認められるが，晶質液の場合は血管内に貯留する時間が短いため，pre-load よりも co-load の方が効果が高いという報告が多い[16]。また晶質液の輸液負荷で効果を得るためには 15〜20 mL/kg といった高用量を短時間に輸液する必要がありそうである[17]。北里大学病院では手術室への入室と同時に膠質液の pre-load を開始している（18 G 静脈路より自然滴下）。
- 輸液だけでは低血圧を予防するのは不十分であるため，適切な昇圧薬を併用する必要があ

ることが多い。

- 急速輸液では，母体高血糖を引き起こさないような輸液の選択が必要である。母体ブドウ糖は胎児に移行し，胎児は高血糖となる。そして胎児はインスリンを分泌し，新生児の低血糖が生じることが指摘されている[18]。輸液量や速度にもよるが，1％程度の糖液であれば急速輸液によって母体高血糖を引き起こす危険性は少ない。それより高濃度のブドウ糖を含む輸液の急速投与は避けるべきであろう。

c. 昇圧薬

- フェニレフリンが第一選択薬である。母体徐脈の際にはエフェドリンが第一選択となる[19,20]。
- エフェドリンで昇圧した症例のほうがフェニレフリンよりも UApH が低い。エフェドリンが胎児に移行し，胎児の代謝を亢進させるためと考えられる[21]。ただし正常児の UApH 低下は臨床的に問題にならない程度である[22]。
- 緊急帝王切開術や児の状態が悪い帝王切開術[23]，妊娠高血圧腎症[24]においては，エフェドリンとフェニレフリンで UApH に差は認められず[25]，どちらの昇圧薬が適切かは明らかでない。
- 脊髄くも膜下麻酔開始後，低血圧になる前から予防的に昇圧薬投与を開始することが推奨

表3	子宮収縮薬の副作用
名称	**副作用**
オキシトシン	低血圧，頻脈，心電図 ST 低下，水中毒，悪心・嘔吐，頭痛，フラッシング
メチルエルゴメトリン	高血圧，頭痛，悪心・嘔吐，冠動脈攣縮，心電図 ST 上昇

されている[20]。少なくとも，血圧が低下し始めたら低血圧になる前に昇圧薬を投与し，重度の低血圧を予防したい。

● 北里大学病院では，脊髄くも膜下麻酔開始時からフェニレフリン1 mg/時の持続投与を行っている（HDP症例を除く）。血圧が上昇すれば持続投与量を減量し，低血圧があればフェニレフリン50 µg を投与する。血圧が低下傾向で心拍数が70回/分を下回るときには，エフェドリン5 mg を投与している。

● まだエビデンスは不十分であるが，ノルアドレナリンがフェニレフリンの反応性徐脈という欠点を補う薬剤として注目されている[26]。

6）抗菌薬の投与時期

● 胎児に抗菌薬が移行することにより新生児の敗血症の発見が遅れることや新生児の多剤耐性菌感染を懸念して，以前は臍帯結紮後に抗菌薬を投与することが推奨されていた。しかし，術前投与により子宮内膜炎や創部感染など感染合併症が大幅に減少することが示され[27]，米国産科婦人科学会は2010年より帝王切開の手術開始1時間以内に抗菌薬を投与することを推奨している[28]。

● ただし臍帯結紮前投与による新生児への影響に関しては十分なデータはない[29]。

7）母体への酸素投与

● 40%酸素を母体に投与しても臍帯静脈血酸素分圧は上昇しない。60%では臍帯静脈血酸素分圧が増加することが報告されている[30,31]。

● 術中と術後に高濃度酸素を投与しても低濃度酸素投与に比べて手術部位感染の減少効果や，悪心・嘔吐の軽減効果はない[32]。

● 以上を踏まえてルーチンでの母体への酸素投与を行う施設は減ってきており，北里大学病院でも行っていない。しかし胎児遷延徐脈など胎児への酸素供給を増加させたい緊急帝王切開術では，高濃度酸素投与を行っている。

8）児娩出後の管理

● 児娩出後は子宮胎盤血流の維持に注意を払う必要はなくなるが，妊娠による生理学的な変化は出産直後に消失するわけではないため，引き続き妊娠の生理的変化を踏まえた麻酔管理が必要である。

● 子宮収縮が十分に得られないと出血量が増えるため，子宮収縮薬の投与を開始する。

● 出血量に応じた輸液，輸血管理が求められる。分娩時あるいは分娩後の生命を脅かすような出血は妊産婦の300人に約1人起こる合併症であり[33]，「産科危機的出血への対応指針2017」[34]を常に意識した管理が必要である。

● 胎児適応による緊急度の高い帝王切開術では，母体に関する術前評価は最低限にとどめられることが少なくない。その場合には児娩出後に未確認の情報（例えば術前血液検査結果）を確認し，その後の麻酔管理に反映させる必要がある。

4　子宮収縮薬
（Ⅱ章 14．弛緩出血，p. 194 参照）

● オキシトシンは子宮収縮薬の第一選択薬である。第二選択薬はメチルエルゴメトリンである。

● 子宮収縮薬は副作用の多い薬剤である（表3）。

表4 帝王切開時の子宮収縮薬の投与量

第一選択薬：オキシトシン	
選択的帝王切開術の場合	分娩中に帝王切開術に移行した場合
1単位をボーラス投与後	3単位を30秒かけて投与後
2.5〜7.5単位/時の持続投与開始	7.5〜15単位/時の持続投与開始

・ボーラス投与2分後に子宮収縮を評価し，追加が必要であれば3単位を30秒以上かけて投与
・子宮収縮不良が持続する場合は，第二選択薬を投与

第二選択薬：メチルエルゴメトリン
・0.2 mgを筋注またはゆっくり静注
・2時間ごとに追加してもよい

(Heesen M, Carvalho B, Carvalho JCA, et al. International consensus statement on the use of uterotonic agents during caesarean section. Anaesthesia 2019 ; 74 ; 1305–19 より引用)

- オキシトシンは循環血液量の減少した状態や，心機能予備能の少ない症例では注意を要する。ボーラス投与後は避ける[35]。
- 副作用が多いため，子宮収縮薬は必要量だけ投与すべきである。その考えをもとに作成されたコンセンサス・ステートメントが表4[36]である。
- オキシトシンとメチルエルゴメトリンを用いて十分な子宮収縮が得られないときの子宮収縮薬の選択についてはII章14. 弛緩出血, p. 194を参照。

5 帝王切開術中の鎮静

- 妊産婦の要望などにより術中に鎮静を要する場合がある。胎児への薬物移行の点からは児娩出までは鎮静薬の使用は控えることが望ましいが，医学的適応の場合には，児娩出前からの鎮静を考慮する。
- プロポフォールやミダゾラムを用いることが多い。
- 誤嚥の問題などから，鎮静深度は自発呼吸が維持される程度，すなわち軽度から中等度に留めるべきである。
- 脊髄くも下腔に投与された局所麻酔薬は鎮静効果があることが知られ[37]，その機序として

は脊髄求心路の抑制が考えられている。脊髄くも膜下フェンタニルには局所麻酔薬による鎮静作用を増強する作用が認められる[38]。
- 北里大学病院ではフェンタニルとモルヒネを添加したブピバカイン12 mgを脊髄くも膜下腔に投与し，鎮静薬を投与しないことが通常であるが，児娩出後には自然に就眠している産婦が多い。
- 今後，母乳への移行も少なく術後鎮痛効果も期待できるため他の鎮静薬の代用としてデクスメデトミジンの使用も増えてくるかもしれない[39]。

6 術後合併症

1）呼吸抑制

- 脊髄くも膜下腔にモルヒネを投与した場合は，投与後4〜8時間後に酸素飽和度の低下がもっとも生じやすいことを念頭に置き[40]，遅発性呼吸抑制に対する術後モニターを行う。術後24時間の呼吸数や酸素飽和度をモニターする必要がある[41]（I章4. 帝王切開術後鎮痛, p. 52参照）。特に睡眠時無呼吸症候群や肥満患者では注意が必要である。

2）硬膜穿刺後頭痛（PDPH）（メモ③）

- 国際頭痛分類第3版 beta 版（ICHD-3β）に
おける診断基準は、①低髄圧性頭痛の診断基
準を満たす、②硬膜穿刺施行後5日以内に発
現した頭痛、③他の一次性・二次性頭痛と診
断されない、である[42]。除外診断という点が
重要で、鑑別すべき頭痛としては偏頭痛、群
発頭痛などの一次性頭痛、硬膜下出血、静脈
洞血栓症などの二次性頭痛が挙げられる[43]。

- 通常、後部硬直や悪心・嘔吐を伴い、2週間
以内に自然軽快もしくは硬膜外自己血パッチ
により軽快する[42]。脳神経の牽引症状（外転
神経：複視、聴神経：眩暈、聴覚障害、耳鳴
り、など）を呈することもある[43]。

- 若い女性はPDPHを発症しやすい。また妊婦
においては育児がすぐに開始され、早期離床
が一般的であるため、PDPHは重大な意味を
持つ。

a. 予　防[44]

- 臥床はPDPHを予防しない。帝王切開術後は
深部静脈血栓症のリスクが高まっており、不
要な長期臥床は好ましくない。

- くも膜下/硬膜外オピオイド投与、硬膜穿刺
部からのくも膜下カテーテル留置などの有効
性が報告されているが、いずれも小規模な研
究であり結論は出ていない。

- 予防的硬膜外自己血パッチはPDPH発生頻度
を減少させないため、積極的施行の是非につ
いては議論の分かれるところである。硬膜穿
刺が困難だった症例で硬膜外カテーテルが留
置されていれば、カテーテルからの予防的自
己血投与を検討する[45]。

b. 治　療[44]

- ひとたびPDPHを発症したならば、迅速な対
応が肝要である。

- 精神的サポート。

- 通常の鎮痛薬：アセトアミノフェン、NSAID
など分娩後に使用する鎮痛薬を用いる。

- その他の薬物治療：カフェインとテオフィリ
ンの有効性が示されている。カフェインにつ
いては、1回300 mg、1日最大3回までと
し、24時間を超えて投与しない。

- 水分負荷：PDPHの治療として明らかな利点
は証明されていない。

- 硬膜外自己血パッチ（ミニ解説）:
  - 現時点で提供できる PDPH の治療法として，もっとも有効性が高い。硬膜外針による硬膜穿刺症例において，初回の硬膜外自己血パッチによって 5〜8 割の症例で症状が消失，もしくは軽減する。硬膜外自己血パッチが無効または効果不十分な場合，他の頭痛を除外診断したのちに硬膜外自己血パッチの再施行を考慮する[46]。
  - 施行時期・投与血液量に関して議論はあるが，北里大学病院では硬膜穿刺後に 2 日以上日常生活に支障のある頭痛が継続した場合に，15〜20 mL の自己血を用いて行うことが多い。感染や神経学的合併症，硬膜外腔の癒着などの合併症があるため十分な同意を得た後に施行し，清潔操作を徹底すべきである。

3）局所麻酔薬による神経障害

- 術後神経障害の原因はいくつかあるが，局所麻酔薬による神経毒性についても知っておく。

a. 一過性神経症状（transient neurologic symptoms：TNS）

- 脊髄くも膜下麻酔後の，一定の知覚または運動神経欠損症状を伴わない短期間の腰部，殿部，大腿の疼痛のことである。
- リドカインを用いたときの発症例が多く，術中の体位は砕石位の症例で多い。典型的には初日から発現し，NSAIDs などで対処可能で，一週間程度で軽快することが多い。

b. 馬尾症候群（cauda equina syndrome：CES）

- 膀胱直腸障害が主症状。重度で不可逆的なことが多い。

4）硬膜外血腫

- 20〜25 万例に 1 例以下の頻度で非常にまれであるが，下肢の運動障害が生じた際には鑑別診断の 1 つとして考え，画像的に除外する

必要がある。

- 硬膜外血種による神経障害は，半日程度で固定し不可逆的になることが知られる。硬膜外血種を疑ったときには速やかな診断し，診断が確定したら速やかに除圧術を行わなければならない。
- 抗血栓予防薬：下肢静脈血栓症の発生予防のために術後低分子ヘパリンを使用する機会が増加している。予防量の低分子ヘパリンが投与されている場合には 12 時間以上の間隔をあけてから穿刺し，穿刺後もしくはカテーテルが挿入されている場合には抜去後 2 時間あけてから投与を行う[47]。

表5	脊髄くも膜下麻酔と CSEA の比較	
脊髄くも膜下麻酔の利点	①手技が簡便で時間がかからない ②術後に抗凝固療法を施行しやすい ③PDPH の重症化が少ない
CSEA の利点	①穿刺部位によっては術後鎮痛に使用できる ②長時間手術に対応が可能 ③脊髄くも膜下に投与する局所麻酔薬を減量できる可能性がある。その場合低血圧を生じにくい ④緩徐に麻酔範囲を広げることができる。

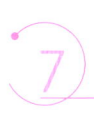 7 脊髄くも膜下硬膜外併用麻酔（CSEA）

- わが国の麻酔科医が予定帝王切開術においてもっとも多く選択する麻酔法は CSEA と推測され[48]，比較的時間のある緊急帝王切開術にも多く選択されていると考えられる。
- CSEA と脊髄くも膜下麻酔との比較を表 5 に挙げる。わが国で CSEA が選択される最大の理由は，良好な術後鎮痛を得ることであろう。硬膜鎮痛による十分な術後鎮痛効果を得るためには，2 カ所穿刺法で行い，硬膜外カテーテルを下部胸椎間から挿入する必要がある（I 章 4．帝王切開術後鎮痛，p. 52 参照）。
- 高度肥満があったり帝王切開術後子宮摘出術（cesarean hysterectomy）を施行する場合な

ど，手術時間が長時間に及ぶ可能性がある場合には術中の麻酔目的に硬膜外カテーテルを留置しておくと全身麻酔への移行を避けることができる。

- CSEA では，手術麻酔に十分な麻酔薬を脊髄くも膜腔に投与し硬膜外カテーテルは術後鎮痛のみに使用する方法から，脊髄くも膜下麻酔に投与する局所麻酔薬の量を最少限とし手術麻酔効果が不足した場合に硬膜外カテーテルより追加薬剤を注入する方法まであり，脊髄くも膜下腔や硬膜外腔に投与する薬剤の用量はさまざまである。局所麻酔薬の少量投与に関しては 4 mg 程度からの報告がある[13,49]。

- 脊髄くも膜下に投与する局所麻酔薬の量を減量する方法は，低血圧の発生を減らすことができる可能性があり[13]，急激な循環動態の変化を避けたい循環器合併症を持つ妊婦などでは有用かもしれない。

参考文献

1) Hawkins JL, Chang J, Palmer SK, et al. Anesthesia-Related Maternal Mortality in the United States：1979-2002. Obstet Gynecol 2011；117：69-74.

2) Onuki E, Higuchi H, Takagi S, et al. Gestation-related reduction in lumbar cerebrospinal fluid volume and dural sac surface area. Anesth Analg 2010；110：148-53.

3) Law AC, Lam KK, Irwin MG. The effect of right versus left lateral decubitus positions on induction of spinal anesthesia for cesarean delivery. Anesth Analg 2003；97：1795-9.

4) Saifuddin A, Burnett SJ, White J. The Variation of Position of the Conus Medullaris in an Adult Population：A Magnetic Resonance Imaging Study. Spine 1998；23：1452-6.

5) Hosokawa Y, Okutomi T, Hyuga S, et al. The concordance rate of L3/4 intervertebral lumbar level estimated by palpation and ultrasonography in Japanese parturients. J Matern Fetal Neonatal Med 2019；6：1-5.

6) Balki M. Locating the epidural space in obstetric patients-ultrasound a useful tool：continuing pro-

fessional development. Can J Anaesth 2010；57：1111-26.

7) Turnbull DK, Shepherd DB. Post-dural puncture headache：pathogenesis, prevention and treatment. Br J Anaesth 2003；91：718-29.

8) Richman JM, Joe EM, Cohen SR, et al. Bevel direction and postdural puncture headache：a meta-analysis. Neurologist 2006；12：224-8.

9) Stroumpoulis K, Stamatakis E, Koutroumanis P, et al. Pencil-point needle bevel direction influences ED50 of isobaric ropivacaine with fentanyl in spinal anesthesia for cesarean delivery：a prospective, double-blind sequential allocation study. Int J Obstet Anesth 2015；24：225-9.

10) Sia AT, Tan KH, Sng BL, et al. Use of hyperbaric versus isobaric bupivacaine for spinal anaesthesia for caesarean section. Cochrane Database Syst Rev 2013；5：CD005143.

11) Ginosar Y, Mirikatani E, Drover DR, et al. ED50 and ED95 of intrathecal hyperbaric bupivacaine coadministered with opioids for cesarean delivery. Anesthesiology 2004；100：676-82.

12) Onishi E, Murakami M, Hashimoto K, et al. Optimal intrathecal hyperbaric bupivacaine dose with opioids for cesarean delivery：a prospective double-blinded randomized trial. Int J Obstet Anesth 2017；31：68-73.

13) Arzola C, Wieczorek PM. Efficacy of low-dose bupivacaine in spinal anaesthesia for Caesarean delivery：systematic review and meta-analysis. Br J Anaesth 2011；107：308-18.

14) Emmett RS, Cyna AM, Andrew M, et al. Techniques for prevention hypotension during spinal anaesthesia for caesarean section. Cochrane Database Syst Rev. 2006；(4)：CD002251.

15) Corke BC, Datta S, Ostheimer GW, et al. Spinal anaesthesia for Caesarean section. The influence of hypotension on neonatal outcome. Anaesthesia 1982；37：658-62.

16) Oh AY, Hwang JW, Song IA, et al. Influence of the timing of administration of crystalloid on maternal hypotension during spinal anesthesia for cesarean delivery：preload versus coload, BMC Anesthesiol 2014；14：36.

17) Mercier FJ. Cesarean delivery fluid management. Curr Opin Anaesthesiol 2012；25：286-91.

18) Phillipson EH, Kalhan SC, Riha MM, et al. Effects of maternal glucose infusion on fetal acid-base status in human pregnancy. Am J Obstet Gynecol 1987；157：866-73.

19) American Society of Anesthesiologists Task Force on Obstetric Anesthesia. Practice guidelines for obstetric anesthesia：an updated report by the American Society of Anesthesiologists Task Force on Obstetric Anesthesia. Anesthesiology 2016；124：270-300.

20) Kinsella SM, Carvalho B, Dyer RA, et al. International consensus statement on the management of hypotension with vasopressors during caesarean section under spinal anaesthesia. Anaesthesia. 2018；73：71-92.

21) Ngan Kee WD, Khaw KS, Tan PE, et al. Placental transfer and fetal metabolic effects of phenylephrine and ephedrine during spinal anesthesia for cesarean delivery. Anesthesiology 2009；111：506-12.

22) Lee A, Ngan Kee WD, Gin T. A quantitative, systematic review of randomized controlled trials of ephedrine versus phenylephrine for the management of hypotension during spinal anesthesia for cesarean delivery. Anesth Analg 2002；94：920-6.

23) Ngan Kee WD, Khaw KS, Lau TK, et al. Randomised double-blinded comparison of phenylephrine vs ephedrine for maintaining blood pressure during spinal anaesthesia for non-elective Caesarean section*. Anaesthesia 2008；63：1319-26.

24) Higgins N, Fitzgerald PC, van Dyk D, et al. The effect of prophylactic phenylephrine and ephedrine infusions on umbilical artery blood pH in women with preeclampsia undergoing cesarean delivery with spinal anesthesia：a randomized, double-blind trial. Anesth Analg. 2018；126：1999-2006.

25) Higgins N, Fitzgerald PC, van Dyk D, et al. The Effect of Prophylactic Phenylephrine and Ephedrine Infusions on Umbilical Artery Blood pH in Women With Preeclampsia Undergoing Cesarean Delivery With Spinal Anesthesia：A Randomized, Double-Blind Trial. Anesth Analg 2018；126：1999-2006.

26) Sharkey AM, Siddiqui N, Downey K, et al. Comparison of Intermittent Intravenous Boluses of Phenylephrine and Norepinephrine to Prevent and Treat Spinal-Induced Hypotension in Cesarean Deliveries：Randomized Controlled Trial. Anesth Analg 2018；Aug 14. doi：10. 1213/ANE. 0000000000003704.

27) Sullivan SA, Smith T, Chang E, et al. Administration of cefazolin prior to skin incision is superior to cefazolin at cord clamping in preventing post-ceasarean infectious morbidity：a randomized, controlled tial. Am J Obstet Gynecol 2007；196：455. e1-5.

28) American College of Obstetricians and Gynecologists. ACOG Practice Bulletin No. 199：Use of prophylactic antibiotics in labor and delivery. Obstet Gynecol 2018；132：e103-e119.

29) Baaqeel H, Baaqeel R. Timing of administration of prophylactic antibiotics for caesarean section：a systematic review and meta-analysis. BJOG 2013；120：661-9.

30) Khaw KS, Ngan Kee WD, Lee A, et al. Supplementary oxygen for elective Caesarean section under spinal anaesthesia：useful in prolonged uterine incision-to-delivery interval? Br J Anaesth 2004；92：518-22.

31) Khaw KS, Wang CC, Ngan Kee WD, et al. Supplementary oxygen for emergency Caesarean section under regional anaesthesia. Br J Anaesth 2009；102：90-6.

32) Duggal N, Poddatoori V, Noroozkhani S, et al. Perioperative oxygen supplementation and surgical site infection after cesarean delivery：a randomized trial. Obstet Gynecol 2013；122：79-84.

33) 久保隆彦. 産婦人科領域における新たな止血法・輸血法, 9. 産科危機的出血の対応法. 産と婦 2010；77：691-7.

34) 日本産科婦人科学会, 日本産婦人科医会, 日本周産期・新生児医学会, ほか. 産科危機的出血への対応指針 2017. https://anesth.or.jp/files/pdf/guideline_Sanka_kiki-p.pdf（2019. 6. 21 アクセス）

35) Thomas TA, Cooper GM. Maternal deaths from anaesthesia. An extract from Why mothers die 1997-1999, the Confidential Enquiries into Maternal Deaths in the United Kingdom. Br J Anaesth 2002；89：499-508.

36) Heesen M, Carvalho B, Carvalho JCA, et al. International consensus statement on the use of uterotonic agents during caesarean section. Anaesthesia 2019；74：1305-19.

37) Pollock JE, Neal JM, Liu SS, et al. Sedation during

spinal anesthesia. Anesthesiology 2000；93：728-34.

38）串田温子，村田浩平，木本倫代，ほか．帝王切開における脊髄くも膜下麻酔においてフェンタニルの投与経路がBIS値に与える影響．麻酔 2006；55：1393-7.

39）Yoshimura M, Kunisawa T, Suno M, et al. Intravenous dexmedetomidine for cesarean delivery and its concentration in colostrum. Int J Obstet Anesth 2017；32：28-32.

40）Ladha KS, Kato R, Tsen LC, et al. A prospective study of post-cesarean delivery hypoxia after spinal anesthesia with intrathecal morphine 150 µg. Int J Obstet Anesth 2017；32：48-53.

41）Horlocker TT, Burton AW, Connis RT, et al. Practice guidelines for the prevention, detection, and management of respiratory depression associated with neuraxial opioid administration. Anesthesiology 2009；110：218-30.

42）日本頭痛学会．7.2.1 硬膜穿刺後頭痛．国際頭痛分類第3版beta版 http://www.jhsnet.org/pdf/ICHD3_up/007_02057_2_9.pdf（2019.7.21 アクセス）

43）Peralta F, Macarthur A. Postpartum Headache. In：Chestnut DH, Wong CA, Tsen LC, et al, editor. Chestnut's Obstetric Anesthesia 6th ed. Philadelphia：Elsevier；2019. 724-51.

44）Russell R, Laxton C, Lucas DN, et al. Treatment of obstetric post-dural puncture headache. Part 1: conservative and pharmacological management. Int J Obstet Anesth 2019；38：93-103.

45）Gaiser RR. Postdural Puncture Headache：An Evidence-Based Approach. Anesthesiol Clin 2017；35：157-67.

46）Russell R, Laxton C, Lucas DN, et al. Treatment of obstetric post-dural puncture headache. Part 2：epidural blood patch. Int J Obstet Anesth 2019；38：104-18.

47）Horlocker TT, Wedel DJ, Rowlingson JC, et al. Regional Anesthesia in the patient receiving antithrombolytic therapy：American Society of Regional Anesthesia and Pain Medicine Evidence-Based Guidelines（Thired Edition）. Reg Anesth Pain Med 2010；35：64-101.

48）田中秀典，川股知之，日向俊輔，ほか．帝王切開術麻酔の現状に関する全国アンケート調査の結果報告．日臨麻会誌 2013；33：411-20.

49）Teoh WH, Thomas E, Tan HM. Ultra-low dose combined spinal-epidural anesthesia with intrathecal bupivacaine 3.75 mg for cesarean delivery：a randomized controlled trial. Int J Obstet Anesth 2006；15：273-8.

（津留　世里，細川　幸希，加藤　里絵）

3 無痛分娩から帝王切開術へ

日ごろ，無痛分娩の症例を担当し，管理している麻酔科医はそれほど多くないかもしれない。したがって，「無痛分娩から帝王切開術へ」と聞いてどのようなことをすればいいのかイメージできない麻酔科医も多いかもしれない。あるいは産婦人科医から連絡があり，「われわれで硬膜外無痛分娩をやっている妊婦さんに緊急で（あるいは急がないけれど臨時で）帝王切開が必要なので麻酔をお願いします」といわれることもあるかもしれない。そんなときどうすればいいのであろうか。

病棟に出向き，とりあえず一般的な麻酔前診察の後に，現在の神経遮断域を確認する。仮に T_5 までの冷覚低下域があったとしよう。無痛分娩で必要とされる T_{10} より随分頭側であったが，せっかく T_5 まで冷覚低下域があるなら，何も追加投薬しなくても帝王切開術ができるであろうか。もしそんなことをすればとんでもないことになる。なぜなら麻酔深度が不十分であることに気づいていないからである。無痛分娩という"鎮痛"と手術の"麻酔"とでは，必要とされる神経遮断の程度が違うからである。そのような意味で，無痛分娩を麻酔分娩というのは厳密には正しくない。ではどうしたらいいのかのヒントを本項で述べる。

1 麻酔前評価

● 硬膜外カテーテルが留置されていようともまずは一般的な麻酔前評価が必要である。年齢，身長，体重，妊娠週数，児の推定体重，妊娠経過，妊娠合併症の有無，既往歴，そして区域麻酔で行われる帝王切開術であっても特に妊婦では常に気道の評価を行う。超緊急

であっても手術室入口から手術室入室までに，あるいはベッド移動の間にそれを行う（I章2. 麻酔術前評価，p. 22 参照）。

2 適　応

● 無痛分娩から帝王切開術が行われる一般的適応は以下のとおり（重複あり）である。
　・分娩停止
　・胎児機能不全
　・常位胎盤早期剥離
　・子宮破裂

3 病態の違いによる緊急度

● おおまかに，分娩停止では緊急度は低いため，硬膜外カテーテルを用いた麻酔の確立に時間をかけることが可能である。また万が一，留置してある硬膜外カテーテルが上手く使えなくても，脊髄くも膜下麻酔で新たに行うことが可能である。もちろん新たに硬膜外カテーテルを留置し直す時間的余裕はあるが，硬膜外針による硬膜穿刺のリスクを再度負うことになるし，最初に留置した硬膜外カテーテルの効果が思わしくないときは，直前に相当量の局所麻酔薬が投与されていることも多く，さらに新たに新しいカテーテルより局所麻酔薬を投与することは局所麻酔薬中毒の危険性が高いのであまり勧められない。

● 一方，胎児機能不全では病態により待てる時間に制限があり，留置してある硬膜外カテーテルを用いるにしてものんびり時間をかけている余裕がない。それは常位胎盤早期剥離でも同様で，剥離状況によって一刻一秒を争う

場合と，数分から数十分待てる場合がある。

- 子宮破裂例では多くが一刻一秒を争う。そのような場合には，仮によく効く硬膜外カテーテルが留置されていたとしても，麻酔法の選択は全身麻酔となる。したがって緊急性について産婦人科医からうまく情報を聞きだす必要がある（詳しくは，本書の II 章 症例提示の各項を参照）。

4 留置されている硬膜外カテーテルを用いるかどうかの判断

- 緊急帝王切開術が決定したら，まず留置してある硬膜外カテーテルが帝王切開術用に薬剤投与ルートとして有効に使用できるかどうかを確認しないといけない。そのためには分娩経過でどのようなタイミングで，どのような薬剤を使用して，どれくらいの鎮痛効果が発現して推移しているかを調べる必要がある。「陣痛はよくコントロールされていました」という他の医師の判断を真に受けて，帝王切開術の担当麻酔科医がきちんと自分で鎮痛効果を評価しないで手術の麻酔に望んで痛い目に合うのは自分である。無痛分娩の鎮痛は適当にごまかすことができても，効きのあやふやな硬膜外カテーテルを用いて帝王切開術の麻酔をごまかすことはできない。
- 分娩中に陣痛が緩和されていても数十分ごとに硬膜外腔への薬剤の追加投与が必要であるような場合には，効きのあやふやな硬膜外カテーテルを用いて神経遮断域を帝王切開術に必要な神経遮断域である T_4 まで上昇させることは困難なことが多い。
- 鎮痛効果の左右差の有無も確認が必要である。左右差が多少見られる程度であれば，カテーテルを 1 cm 程度引き抜いてもなお硬膜外腔に 3 cm 以上留置されている場合は，5 mL 程度の局所麻酔薬を追加して効果の程度を観察することも一つの左右差解消の手だて

である[1]。そのためには，硬膜外腔穿刺したときの皮膚から硬膜外腔までの長さの記載が重要となる。記載がないとどこまで引き抜けば，なお硬膜外腔に 3 cm 留置されているか分からない。

- いずれにしても留置してある硬膜外カテーテルが有効と判断された場合に，初めて帝王切開術用に薬剤の追加投与を行う。

5 硬膜外カテーテル有用性の文献的考察

- 英国麻酔科学会のガイドラインでは，帝王切開に対して区域鎮痛用の硬膜外カテーテルが不成功に終わり，全身麻酔となる率は非緊急では 1％以下，緊急時でも 5％以下にすべきとしている[2]。
- しかし現実的には分娩鎮痛用の硬膜外カテーテルを用いて帝王切開術に対して硬膜外麻酔を行うことの失敗率は 2〜20％とばらつきが大きい[1,3,4]。もちろん，何をもって失敗とするかは文献によりさまざまである。すなわち術中の疼痛の有無，鎮痛薬の追加投与の必要度，全身麻酔の必要率などが失敗の定義とされているため，調べられた定義によって失敗率も異なる。
- 失敗率が高くなる妊婦の背景因子としては，若年，肥満，帝王切開術前の疼痛尺度が高い例などが報告されており，このような例では硬膜外カテーテルを帝王切開術用に用いることが難しいと報告されている[1,4]。麻酔科医の経験年数，産科麻酔の専従医かどうか，手術時間，手術手技，妊婦の基礎背景，手術の緊急性も硬膜外カテーテルの有効性に影響を与える。
- 一般的には無痛分娩を脊髄くも膜下硬膜外併用鎮痛で開始したほうが硬膜外鎮痛で開始したときより，帝王切開術に切り替えたときの失敗率が少ないという報告もある[3]。その一つの理由として，脊髄くも膜下硬膜外併用鎮

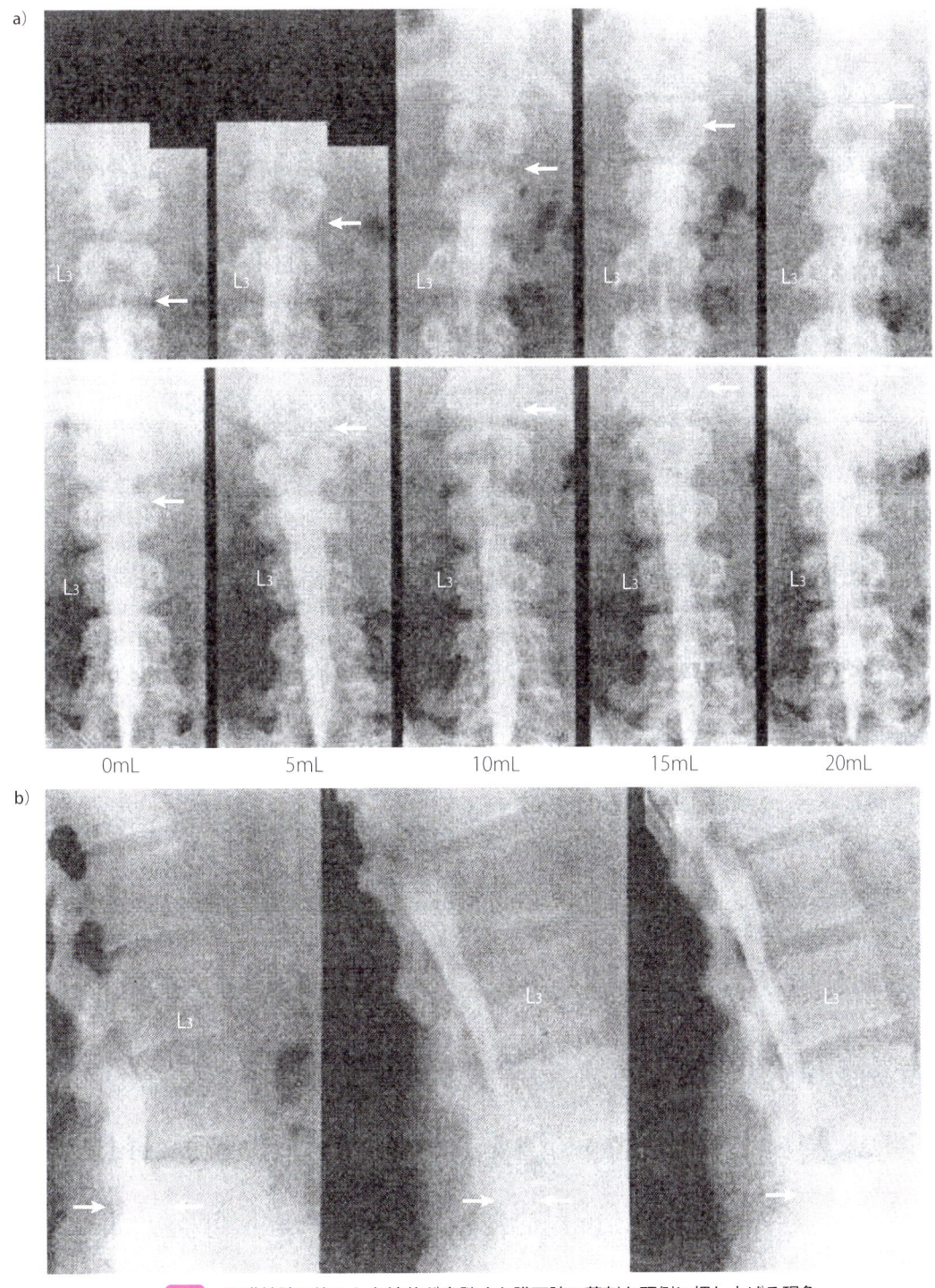

図1 硬膜外腔に注入した液体が脊髄くも膜下腔の薬剤を頭側に押し上げる現象

a)L$_{4,5}$より脊髄くも膜下腔に注入した造影剤が，L$_{3,4}$より5mLずつ硬膜外腔に注入した生食によって頭側に押し上げられる様子（前後像，白矢印は頭側端）。2段の写真は2人のボランティアのもの。

b)側面像では硬膜嚢が10mL，20mLの硬膜外生食注入で前後に圧排さているのが分かる。

（Takiguchi T, Okano T, Egawa H, et al. The effect of epidural saline injection on analgesic level during combined spinal and epidural anesthesia assessed clinically and myelographically. Anesth Analg 1997；85：1097-100より引用）

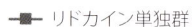

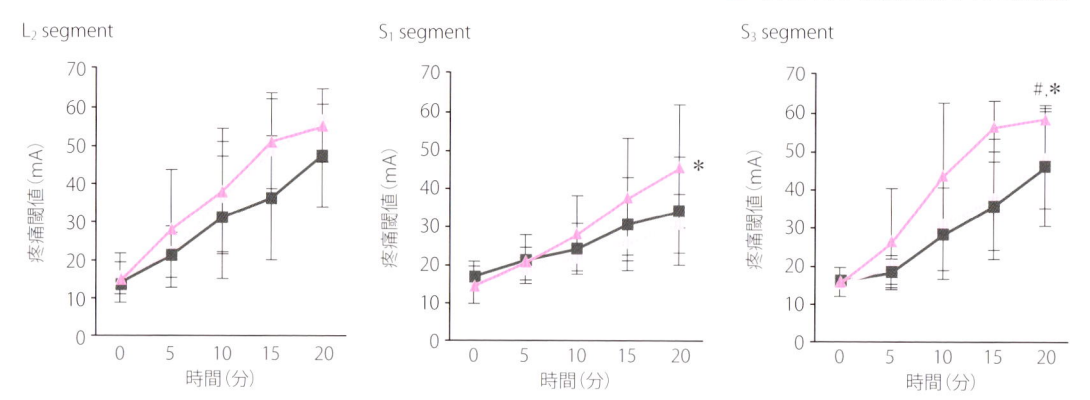

図2 2%リドカイン単独，20万倍アドレナリンを添加，さらに炭酸水素ナトリウムを加えた局所麻酔溶液を硬膜外腔に用いたときのL$_2$，S$_1$，S$_3$における疼痛閾値

*アドレナリン添加群と有意差あり（P＜0.05），#リドカイン単独群と有意差あり（P＜0.01）。
(Arakawa M, Aoyama Y, Ohe Y. Block of the sacral segments in lumbar epidural anaesthesia. Br J Anaesth 2003；90：173-8 より引用)

痛の場合のほうが，最初に正中にある脊髄くも膜下腔をきちんと穿刺しているので，その後に留置した硬膜外カテーテルが正しい位置に留置されている可能性が高いと推測されている。

6 硬膜外カテーテルが使用できないときの対応

- 硬膜外カテーテルが使用できないときの対応としては，①硬膜外カテーテルの再挿入，②新たに脊髄くも膜下麻酔を行う，③脊髄くも膜下硬膜外併用麻酔，持続脊髄くも膜下麻酔を行う，などが挙げられる。
- 新たに脊髄くも膜下麻酔を行うことは硬膜外麻酔に固執するより成功率は高いが，これが必ずしも最良の方法ではない。なぜならば，硬膜外腔には帝王切開術用に注入された大量の局所麻酔薬が残存している可能性があるからで，それにより黄靭帯と硬膜の距離が非麻酔時（麻酔前）より広がっている。その状態で脊髄くも膜下穿刺し，黄靭帯を抜けた感覚を硬膜穿刺感と誤認しても，脊髄くも膜下針

の内筒を抜いたとき液体の逆流が外筒に見られることがある。しかしそこに局所麻酔薬を注入しても当然効果発現は見られない。また仮に正しく硬膜穿刺したとしても，脊髄くも膜下腔は穿刺前に注入した局所麻酔薬により圧排されて狭小化しており，脊髄くも膜下腔に注入された薬剤が予想以上に広がりすぎる可能性もある（図1)[5]。
- 妊婦では非妊婦と比較してただでさえ脊髄くも膜下腔が狭いので[6]，麻酔域の広がりやすさは非妊婦以上のこともありうる。
- 一度麻酔確立に失敗した後の適切な硬膜穿刺と適切な局所麻酔薬量の決定は意外に難しい。

7 硬膜外カテーテルを帝王切開術用に用いるための薬剤

- 緊急性が低い場合には現在用いられている局所麻酔薬の中でも神経毒性や心毒性の低いとされている0.75〜1.0%ロピバカインや0.75%レボブピバカインを用いることもできる。しかしながら4〜5 mLずつの分割投与を原則とすると，作用発現が遅いために毎回

の効果発現を待っての麻酔域チェックを繰り返すことになり，帝王切開術に必要な麻酔域確立に30分から1時間程度はかかることを覚悟する必要がある。

●それに対して緊急性の高い場合には2%リドカインを用いることのほうが一般的である（クロロプロカインが市販されている諸国ではそれを用いる場合もあるが[7]，わが国では認可されていない）。2%リドカイン16〜20 mLに炭酸水素ナトリウム1 mLやフェンタニル100 μgを混和すると作用発現が早く，約5〜10分後までには手術が可能となり，また鎮痛効果の高い麻酔を確立することができる[8]。これら以外にアドレナリンを加えることがあるが，その添加理由としては鎮痛効果の増強（特に仙髄領域）の意味合いが強い（図2）[9,10]。

参考文献・・・・・・・・・・・・・・・・・・・・・・・・・・・

1) Campbell DC, Tran T. Conversion of epidural labour analgesia to epidural anesthesia for intrapartum Cesarean delivery. Can J Anaesth 2009；56：19–26.

2) Colvin JR, Peden CJ. Cesarean section anaesthesia：Technique and failure rate. In：Royal College of Anaesthetists raising the standard：a compendium of audit recipes. 3rd ed, 2012. http://www.rcoa.ac.uk/system/files/CSQ–ARB–2012.pdf（2019. 7. 16アクセス）

3) Lee S, Lew E, Lim Y, et al. Failure of augmentation of labor epidural analgesia for intrapartum cesarean delivery：a retrospective review. Anesth Analg 2009；108：252–4.

4) Orbach–Zinger S, Friedman L, Avramovich A, et al. Risk factors for failure to extend labor epidural analgesia to epidural anesthesia for Cesarean section. Acta Anaesthesiol Scand 2006；50：793–7.

5) Takiguchi T, Okano T, Egawa H, et al. The effect of epidural saline injection on analgesic level during combined spinal and epidural anesthesia assessed clinically and myelographically. Anesth Analg 1997；85：1097–100.

6) Takiguchi T, Yamaguchi S, Tezuka M, et al. Compression of the subarachnoid space by the engorged epidural venous plexus in pregnant women. Anesthesiology 2006；105：848–51.

7) Gaiser RR, Cheek TG, Adams HK, et al. Epidural lidocaine for cesarean delivery of the distressed fetus. Int J Obstet Anesth 1998；7：27–31.

8) Hillyard SG, Bate TE, Corcoran TB, et al. Extending epidural analgesia for emergency Caesarean section：a meta–analysis. Br J Anaesth 2011；107：668–78.

9) Arakawa M, Aoyama Y, Ohe Y. Block of the sacral segments in lumbar epidural anaesthesia. Br J Anaesth 2003；90：173–8.

10) Arakawa M, Aoyama Y, Ohe Y. Epidural bolus injection with alkalinized lidocaine improves blockade of the first sacral segment—a brief report. Can J Anaesth 2002；49：566–70.

（奥富　俊之）

4 帝王切開術後鎮痛

緊急帝王切開術では，術後に十分な鎮痛が行われているとは言い難い。その理由として，術後鎮痛まで視野に入れて麻酔方法を選択する時間的余裕がなく術後鎮痛の手段が限られること，乳汁移行への懸念からオピオイドの全身投与を控えていることなどが考えられる。本項では，帝王切開術後疼痛の特徴，緊急帝王切開術で実施可能な鎮痛方法，各薬剤の母乳への移行とそれに配慮した投与方法について述べる。

1 帝王切開術後痛の特徴

1) 「後陣痛」の存在

- 帝王切開術後は切開創部の体性痛のほかに，子宮収縮に伴う内臓痛，いわゆる「後陣痛」の占める割合が大きい。「後陣痛」は分娩後に起こる周期的な下腹部痛で，分娩当日から翌日にかけてピークとなり2～3日間持続する。
- 一般的に内臓痛対策として，硬膜外鎮痛やオピオイド（全身投与もしくは区域鎮痛への添加）を用いるが，「後陣痛」に対しては不十分であることが多い。子宮収縮にはプロスタグランジン（prostaglandin：PG）が関与するため，シクロオキシゲナーゼ（cyclooxygenase：COX）を阻害することにより PG 産生を抑制する非ステロイド性抗炎症薬（non-steroidal anti-inflammatory drugs：NSAIDs）の併用が有効とされる[1,2]。

2) 早期離床の必要性

- 帝王切開術では，術直後から授乳など新生児の世話を行うため，早期離床が必要となる。創部痛は安静時痛，体動時痛ともに術後6～8時間をピークとした24時間と歩行開始時

の疼痛レベルが特に高いとされる[3]。適切な鎮痛は母乳確立につながるという報告もあり[4]，この時期の鎮痛が重要となる。
- 帝王切開術後は肺血栓塞栓症のリスクが経腟分娩の22倍にのぼる[5]ことからも，早期離床が求められる。

3) 慢性痛への移行

- 一般手術と同様，帝王切開術後にもある一定の頻度で急性痛が慢性痛へ移行する。術後一年が経過した時点で慢性痛を抱える症例は，約9～17％と報告されている[6,7]。
- 激しい術後急性痛は慢性痛発症のリスクファクターの一つであり，十分な術後鎮痛は慢性痛予防の観点からも重要である。

4) 術式によって異なる術後痛

- 帝王切開術の術式によっても，術後急性痛の程度が異なることが知られ，児娩出後の子宮筋層縫合を腹腔外と腹腔内で行った症例を前向きに比較した報告では，腹腔外で縫合を行ったほうが術後の痛みが強かった[8]。
- 閉腹の際に壁側腹膜を縫合するか否かに関する検討も行われており，腹膜を縫合した群で術後痛が強かった[9]。
- 下腹部縦切開と横切開における術後痛に関しては，疼痛の程度には有意差が見られなかったものの，横切開では神経絞扼による慢性痛を引き起こす可能性が示唆されている。

2 個々の術後鎮痛法

- 帝王切開術の緊急度や無痛分娩の有無などによって選択可能な手術麻酔法は異なり，それ

それに応じた術後鎮痛が必要となる。緊急度の高い順に，選択可能な鎮痛法を以下に述べる。

1) 経静脈的患者自己調節鎮痛（intravenous patient controlled analgesia：IV-PCA）

- 超緊急の帝王切開術では，区域麻酔を施行する時間がないため，オピオイドの全身投与による鎮痛，特に IV-PCA が第一選択となる。
- 欧米では IV-PCA としてモルヒネが一般的に用いられる。フェンタニルと比較して作用時間が長く，ボーラス投与による鎮痛効果を長く見込めるためである。一方わが国では，麻酔科医が使い慣れているためかフェンタニルによる IV-PCA も一般的である。フェンタニルは作用時間が短いため，IV-PCA として用いる際はベースとなる持続注入が必要である。IV-PCA の投与例を表 1 に示す。
- オピオイドの全身投与では，区域鎮痛へ添加する場合と比較して使用量が多くなるため，母乳を介する新生児の呼吸抑制・鎮静などが危惧される。しかし後述のように，臨床使用量であれば新生児への影響はほとんど見られない。

2) 脊髄くも膜下モルヒネ

- 緊急帝王切開術の麻酔として脊髄くも膜下麻酔を施行する場合，局所麻酔薬とともにモルヒネ 100〜150 μg をくも膜下投与することで術後の鎮痛が可能となる。
- モルヒネはイオン化率が高く水溶性であるため，脊髄への吸収が遅く脳脊髄液中に長く留まる。最大効果発現は 45〜60 分後で，術後約 12〜20 時間の鎮痛が期待できる。
- 副作用として皮膚搔痒感がもっとも多く，続いて悪心・嘔吐，尿閉がみられる。
- 頻度は低いが重篤な合併症として，遅発性の呼吸抑制に注意が必要である。日本人妊婦において帝王切開術でモルヒネ 150 μg をくも

表1 IV-PCA の投与例

	持続注入	ボーラス投与	ロックアウト時間
モルヒネ	0〜0.5 mg/時	1 mg	10 分
フェンタニル	20〜30 μg/時	20〜30 μg	10 分

コラム①　最大限に痛い術式

　北里大学病院では，緊急性の高い手術は原則として下腹部縦切開，子宮筋層の縫合は腹腔外で行い，壁側腹膜も縫合する。患者にとっては，「最大限に痛い術式」であるかもしれない。

ミニ解説　脊髄くも膜下モルヒネの至適投与量

　脊髄くも膜下モルヒネの至適投与量に関しては，75 μg 以上では天井効果がある[1]，100 μg と 250 μg では鎮痛効果に有意差認めない[2]，100 μg 以上では用量依存性に悪心・搔痒など副作用が増加する[3]などといった報告があり，100 μg が至適量という論調のものが多い。しかしいずれの研究においても，モルヒネによる IV-PCA や NSAIDs の定時投与など，他の鎮痛方法を積極的に併用していることに注意が必要である。脊髄くも膜下モルヒネ 100 μg 単独では，十分な鎮痛を得られない。

[1] Palmer CM, Emerson S, Volgoropolous D, et al. Dose-response relationship of intrathecal morphine for postcesarean analgesia. Anesthesiology 1999；90：437-44.

[2] Yang T, Breen TW, Archer D, et al. Comparison of 0.25 mg and 0.1 mg intrathecal morphine for analgesia after Cesarean section. Can J Anaesth 1999；46：856-60.

[3] Dahl JB, Jeppesen IS, Jorgensen H, et al. Intraoperative and postoperative analgesic efficacy and adverse effects of intrathecal opioids in patients undergoing cesarean section with spinal anesthesia：a qualitative and quantitative systematic review of randomized controlled trials. Anesthesiology 1999；91：1919-27.

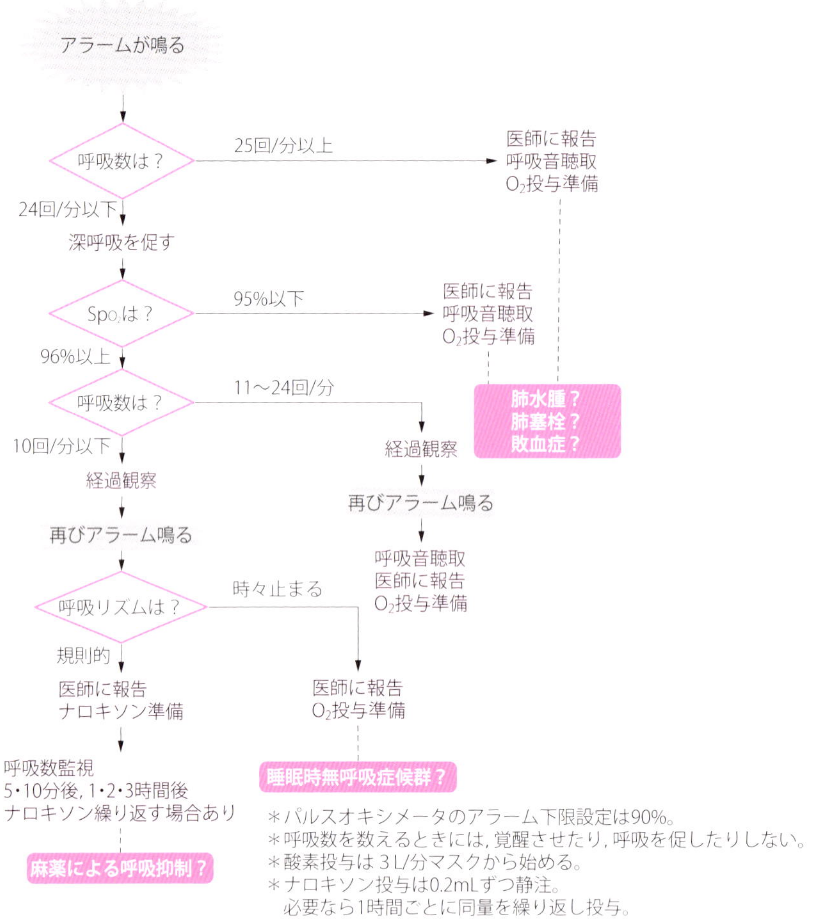

アラームが鳴る

呼吸数は？ ── 25回/分以上 ──→ 医師に報告
　　　　　　　　　　　　　　　呼吸音聴取
　　　　　　　　　　　　　　　O_2投与準備

24回/分以下

深呼吸を促す

Spo_2は？ ── 95%以下 ──→ 医師に報告
　　　　　　　　　　　　　呼吸音聴取
　　　　　　　　　　　　　O_2投与準備

96%以上

呼吸数は？ ── 11〜24回/分 ──→ 経過観察

肺水腫？
肺塞栓？
敗血症？

10回/分以下

経過観察　　　　　　再びアラーム鳴る

再びアラーム鳴る　　呼吸音聴取
　　　　　　　　　　医師に報告
　　　　　　　　　　O_2投与準備

呼吸リズムは？ ── 時々止まる ──→ 医師に報告
　　　　　　　　　　　　　　　　O_2投与準備

規則的

医師に報告
ナロキソン準備

呼吸数監視
5・10分後，1・2・3時間後
ナロキソン繰り返す場合あり

麻薬による呼吸抑制？

睡眠時無呼吸症候群？

＊パルスオキシメータのアラーム下限設定は90%。
＊呼吸数を数えるときには，覚醒させたり，呼吸を促したりしない。
＊酸素投与は 3L/分マスクから始める。
＊ナロキソン投与は0.2mLずつ静注。
　必要なら1時間ごとに同量を繰り返し投与。

図1　北里大学病院における帝王切開術後 Spo_2 低下時（＜90%）の対応

膜下投与した場合，呼吸数 10 回/分未満となった症例は 1,915 例中 5 例（0.26%）で，そのうち 1 例でナロキソン投与が必要であった[10]。

● 同様にモルヒネ 150 μg をくも膜下投与した予定帝王切開 721 例では，軽度の呼吸抑制（Spo_2＜90% が 30 秒間持続）を 169 例（23%）に，重度の呼吸抑制（Spo_2＜85% が 30 秒間持続）を 26 例（4%）に認め，Spo_2 低下のエピソードはくも膜下モルヒネを投与から 4〜8 時間後に集中していた[11]。

● 帝王切開術後鎮痛として脊髄くも膜下へモルヒネを使用する際，投与量や患者のリスクに応じた呼吸モニタリングの強化が求められる[12]。帝王切開の術後鎮痛として一般的な量（0.05〜0.15 mg）を低リスク患者へ投与する場合，投与後 12 時間まで 2 時間ごとの呼吸回数と意識状態のモニタリングを実施し，これより高用量のモルヒネ使用や高リスクの患者では投与後 24 時間まで呼吸数と連続モニタリング（パルスオキシメータなど）が求められる。ここでいう患者のリスクとは，肥満，睡眠時無呼吸症候群，高血圧，マグネシウム製剤使用，全身麻酔，術中のオピオイド使用，術中の Spo_2 低下などである。

● 呼吸数の低下を認めればナロキソン投与を考慮する。ナロキソンの作用持続時間は 90 分程度であり，モルヒネの作用時間より短いことに注意する。

● 北里大学病院では，**図1**に示すようなフロー

表2　持続/PCA による硬膜外鎮痛の投与例

	持続投与	PCA		
		持続注入	ボーラス投与	ロックアウト時間
0.15％ロビバカイン※ ＋フェンタニル 4 µg/mL または 0.125％レボブピバカイン※ ＋フェンタニル 4 µg/mL	6 mL/時	5 mL/時	2 mL	15 分

※褥婦では局所麻酔薬の感度が高い。離床の妨げとなる下肢の運動遮断を避けるため，ベースとなる局所麻酔薬は 0.15％ロビバカインまたは 0.125％レボブピバカインと低濃度である。

表3　末梢神経ブロックなど局所麻酔薬の投与例（左右 2 カ所あるものは合計）

	単回投与				持続投与			
	TAP ブロック	腹直筋鞘 ブロック	腰方形筋ブロック	浸潤麻酔	TAP ブロック	腹直筋鞘 ブロック	腰方形筋 ブロック	浸潤麻酔
ロビバカイン	0.375%　40 mL	0.25%　40–60 mL		0.75%　20 mL	0.2%　6 mL/時			
レボブピバカイン	0.3%　40 mL	0.2%　40–60 mL		0.5%　20 mL	0.25%　4 mL/時			

チャートにのっとり，帝王切開術後の低酸素血症に対処している。

3）持続または PCA による硬膜外鎮痛

- 緊急度が比較的低い緊急帝王切開術で脊髄くも膜下硬膜外併用麻酔（combined spinal epidural anesthesia：CSEA）を行い，下部胸椎に硬膜外カテーテルが留置されている場合，術後鎮痛として持続もしくは自己調節鎮痛（patient controlled analgesia：PCA）による硬膜外鎮痛が選択可能である。
- 褥婦では局所麻酔薬への感受性が高まっており[13]，運動神経遮断を来しやすい点に注意が必要となる。下肢の運動神経遮断は，早期離床の妨げとなるため回避すべきである。そのため，カテーテルは下部胸椎椎間から留置し，低濃度の局所麻酔薬を使用する（腰部に硬膜外カテーテルが留置されている場合は，局所麻酔薬は投与せずモルヒネのみを投与すべきである。硬膜外モルヒネについては p. 57 参照）。
- 後陣痛に対応するため，また局所麻酔薬使用量を低減するためにオピオイドの添加が有効

> **メモ　ナロキソンによる拮抗**
>
> ナロキソン投与を行う場合，呼吸抑制の拮抗とともに疼痛が出現しないよう，少量ずつ投与する。具体的には，ナロキソン（0.2 mg/mL）を呼吸回数を見ながら 0.2 mL ずつ静脈投与する。ナロキソンの作用時間は 30～60 分程度であるため，必要に応じて同量を 1 時間ごとに投与する。

である[14]。持続/PCA による硬膜外鎮痛の投与例を表 2 に示す。

4）末梢神経ブロックなど

- 近年，超音波ガイド下の末梢神経ブロックが術中・術後鎮痛の手段として一般的となる中で，帝王切開術後の鎮痛手段としても活用されつつある。全身麻酔後だけでなく，区域麻酔後の鎮痛方法としても有用である。末梢神経ブロックに用いる局所麻酔薬の投与量の例を表 3 に示す。

コラム②　**NSAIDs・アセトアミノフェンは麻酔科医が処方を！**

　NSAIDs・アセトアミノフェンの処方は産婦人科医に任せがちであるが，適切な投与方法（定時投与と十分な投与量）によっては，鎮痛の基礎として用いることで質の高い術後鎮痛を期待できる優れた薬剤である。麻酔科医が術後鎮痛にも積極的に関わり，NSAIDs・アセトアミノフェンのより効果的な投与方法を啓蒙することが重要である。

a. 腹横筋膜面ブロック(transversus abdominis plane block：TAP ブロック)

● 帝王切開術後鎮痛としてくも膜下モルヒネと比較すると，安静時，体動時ともに TAP ブロックの鎮痛効果はくも膜下モルヒネに劣っていた[15]。したがって，TAP ブロックはくも膜下モルヒネを使用できない症例においてその有用性が発揮される。

● 手術の麻酔として硬膜外麻酔を用いた症例では，局所麻酔薬中毒を発症するリスクが通常よりも高いと考えられるため，TAP ブロックに用いる局所麻酔薬の投与量を控えるなど慎重を期すべきである。

b. 腰方形筋ブロック

● 帝王切開術後鎮痛では，生食群の比較による腰方形筋ブロックの有効性[16]や，TAP ブロックと比較して鎮痛効果が高いこと[17]などが示されている。今後，TAP ブロックに代わる術後鎮痛法となる可能性が高い。

c. 腹直筋鞘ブロック

● 腹直筋鞘ブロックは，腹直筋後面と腹直筋鞘後葉の間に局所麻酔薬を注入して脊髄神経前枝を遮断する方法で，下腹部縦切開の体性痛に有用である。特に cesarean hysterectomy などで創部が臍上に及ぶ下腹部縦切開において，TAP ブロック単独では臍より頭側の鎮痛が難しいため，腹直筋鞘ブロックの有効性が高い。

d. 浸潤麻酔

● 創部への局所麻酔薬の浸潤も有用で，メタ解析の結果から術後 24 時間のオピオイドの使用量を減少させることが示されている[18]。

● 持続浸潤麻酔では，腹膜と腹横筋膜面の間にカテーテルを留置すると鎮痛効果が得やすいようである[19]。

● ジクロフェナクのみの持続浸潤で，局所麻酔薬よりも高い鎮痛効果が得られるとの報告[20]もあり，局所の抗炎症作用が鎮痛に関与している可能性が示唆される。

5) NSAIDs・アセトアミノフェン

● 手術の麻酔方法によらず簡便に使用できるため，術後鎮痛に広く用いられる。NSAIDs またはアセトアミノフェン単独では有効な術後鎮痛を得ることは難しいものの，オピオイドと併用することでオピオイドの使用量を低減し，皮膚掻痒感，悪心・嘔吐など副作用を軽減することができる。その威力を発揮するためには，疼痛時の頓用ではなく定時投与がすすめられる[21]（表 4[22]）。

a. NSAIDs

● ジクロフェナクは強力な鎮痛作用と抗炎症作用を有し，50〜100 mg 8 時間ごとの定時投与（挿肛）によりオピオイド使用量を約 40％減量できる[23,24]。フルルビプロフェン（ロピオン®）の帝王切開術後鎮痛に関する詳細なデータはないものの，静脈投与可能な NSAIDs として術後鎮痛に有用である。

● NSAIDs の中でも，COX-2 選択的阻害薬であるセレコキシブ（セレコックス®）は，胃腸・腎障害が懸念される症例で有用である可能性がある。セレコキシブの術後痛に関する総説では，セレコキシブ 200 mg はアセトアミノフェン 1,000 mg と同等の鎮痛効果を有し，副作用についてはプラセボ群とかわらなかっ

表4　術後鎮痛強度を 50％以上緩和するのに必要とする各鎮痛薬の NNT と定時投与例

鎮痛薬		NNT（95％信頼区間）	投与例	
			1回用量	投与間隔
NSAIDs				
ジクロフェナク	50 mg	2.7（2.4–3.0）	50 mg	8 時間ごと
イブプロフェン	400 mg	2.5（2.4–2.6）	200 mg	8 時間ごと
フルルビプロフェン	50 mg	2.7（2.3–3.3）	50 mg	8 時間ごと
セレコキシブ	400 mg	2.5（2.2–2.9）	400 mg	単回投与[*1]
アセトアミノフェン[*2]	500 mg	3.8（2.7–4.8）	500 mg	6 時間ごと
	1,000 mg	3.6（3.4–4.0）	1,000 mg	6 時間ごと

[*1] セレコキシブを定時投与する場合は，初回投与のみ 400 mg とし，その後は 200 mg とする。
[*2] アセトアミノフェンは，高用量で用いることで NSAIDs に匹敵する鎮痛効果が得られる。
NNT：number needed to treat
（鈴木　孝．痛みの治療薬―臨床例に基づいた処方の実際―．アセトアミノフェンの使い方．ペインクリニック 2013；34：214-20 より改変引用）

表5　NSAID・アセトアミノフェン定時投与

術後 0 日	フルルビプロフェン	50 mg	DIV	8 時間ごと（抗生物質投与に合わせて）
	アセトアミノフェン	1,000 mg	DIV	8 時間ごと（フルルビプロフェン投与より4時間後）
	ペンタゾシン	15 mg	DIV	疼痛時頓用
術後 1〜2 日	歩行開始まで			
	フルルビプロフェン	50 mg	DIV	8 時間ごと（抗生物質投与に合わせて）
	アセトアミノフェン	1,000 mg	DIV	8 時間ごと（フルルビプロフェン投与より4時間後）
	ペンタゾシン	15 mg	DIV	疼痛時頓用
	歩行開始後			
	ロキソプロフェン	60 mg	PO	1 日 3 回毎食後
	アセトアミノフェン	600 mg	PO	1 日 3 回毎食後
	アセトアミノフェン	600 mg	PO	疼痛時頓用　2 回まで
術後 3 日以降	ロキソプロフェン	60 mg	PO	疼痛時頓用

DIV：drip infusion of vein；点滴静脈注射，PO：per os；経口投与

たとある。術後急性痛には 400 mg の単回投与がすすめられている[25]。

b. アセトアミノフェン

- アセトアミノフェン 1,000 mg の 6 時間ごとの静脈投与は，イブプロフェン 400 mg 6 時間ごとの内服投与と同等であった[26]。また，ジクロフェナクとアセトアミノフェンの併用は，アセトアミノフェン単独よりもモルヒネの必要量を 38％減少させることができた[27]。
- わが国でも高用量のアセトアミノフェン静注薬が登場し，術後鎮痛に利用されている。

c. 北里大学病院における新術後鎮痛法

- 北里大学病院では，multimodal analgesia の一環として NSAIDs，アセトアミノフェンの定時投与を導入している（表5）。「患者さんが痛がらなくなった」と現場の看護師・助産師からは好評である。

6）硬膜外モルヒネ

- 水溶性であるモルヒネはくも膜下腔内へ移行することにより，硬膜外カテーテルが挿入されている分節から離れた部位にも鎮痛効果を発揮する。そのため，硬膜外無痛分娩中の緊急帝王切開術や，1 カ所穿刺による脊髄くも膜下硬膜外併用麻酔など，硬膜外カテーテルが $L_{3/4}$ 付近から挿入されている場合に便利である。
- 術後に抗凝固療法を行う症例では，硬膜外カテーテル抜去前にモルヒネ 2〜3 mg を単回投与する。これにより，術後 12〜24 時間の

鎮痛効果を期待できる。単回投与の硬膜外モルヒネには天井効果が示されており，3.75 mg以上では鎮痛効果の増強より副作用の増悪が上回る[28]。

- 硬膜外モルヒネの副作用は皮膚掻痒感，悪心・嘔吐，尿閉，遅発性の呼吸抑制である。
- 硬膜外モルヒネ2～3 mgの投与後は，脊髄くも膜下モルヒネ0.1～0.15 mg投与後と同様の呼吸モニタリングを行う（p.53）[12]
- 持続硬膜外投与をする場合は，モルヒネの1日量を5 mg程度とする。

③ 母乳移行と新生児への影響

- 母乳移行に関与する因子として，タンパク結合率（高いほど細胞膜を通過しづらい），分子量（大きいほど細胞膜を通過しづらい），イオン化率（非イオン型のみ細胞膜を通過する），pKa（高いと乳汁中に留まりやすい）などがある。
- 母体血中濃度が高ければ母乳への移行も多くなる。母体における血中半減期が長い薬剤では母体血中濃度が高い時間が持続するため母乳に多く移行する。したがって，新生児の薬物曝露を最小限に抑えるためには，半減期の長い薬剤や，摂取直後の授乳を避ける必要がある。
- 薬剤の乳汁への移行は母乳中濃度/母体血漿濃度比（milk/plasma ratio：M/P比）で示される。M/P比が1以下では母乳への移行が少なく，M/P比が1～5では母乳への移行が多いとされる。しかしM/P比が1以下であっても，母体血中濃度が高ければ，新生児へ影響を及ぼす母乳濃度となることがあり，母乳の摂取量によっても曝露される薬剤量は異なるため，実際にどれほど新生児が薬剤に曝露されるかを推測することは難しい。
- 乳児の薬剤摂取量を考慮した指標として，相対的乳児投与量（relative infant dose：RID）

が用いられる。RIDは乳児の体重あたりの1日薬剤摂取量を母体の体重あたりの1日薬剤摂取量で割った値である。一般にRIDが10%未満は比較的安全な薬剤と考えられている。

- 実際は，出産後数日間はごく少量の初乳が分泌されるだけであり，母乳中に移行する薬剤の総量は少ない。加えて新生児が経口摂取した薬剤は，その生物学的利用能（bioavailability）に従って新生児の血中に取り込まれるため，母乳からの摂取量は限られている。このため帝王切開術後鎮痛として使用する薬剤は，安全に使用できると考えられる。

1）オピオイド

a. モルヒネ

- 術後鎮痛として一般的だが，新生児では肝臓や酵素の未熟性ゆえに代謝能が低く，半減期が非常に長い。
- M/P比は2.1であり，母乳に移行しやすい。
- RIDは9.1～34.9%と報告により幅がある。高用量の使用で無呼吸を引き起こす可能性があるものの，IV-PCAによるモルヒネ投与（持続投与なし，ボーラス投与1～1.5 mg，ロックアウト時間6分）を行い，母乳を飲ませた群と人工乳を飲ませた群を比較した報告では，新生児の神経学的所見に差を認めなかった[29]。

b. フェンタニル

- フェンタニルはモルヒネと比べて脂溶性が高く，母乳へ移行する（M/P比2.45）ものの，消化管から吸収された後の初回通過効果が大きく，肝臓で活性のない代謝産物へ代謝される。
- RIDは2.9～5%と報告されている。フェンタニル50～400 μgの間欠静注では，母乳からほとんど検出されなかった[30]。
- 母乳への移行や新生児におけるbioavailabilityを考慮すると，帝王切開術後鎮痛としてIV-PCAを用いる場合には，フェンタニルが好ましいかもしれない。

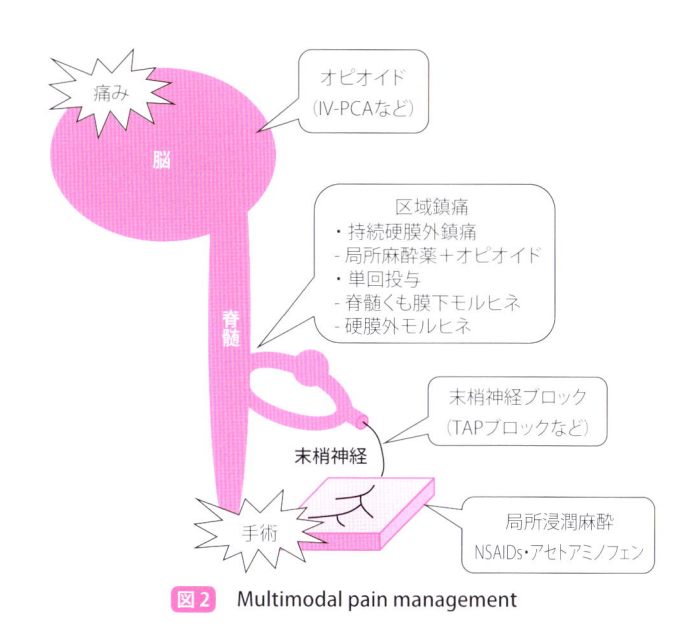

図2 Multimodal pain management

表6　手術麻酔別術後鎮痛法（推奨される組み合わせ）

手術麻酔法	組合せ例	術後鎮痛法						
		IV-PCA	脊髄くも膜下	硬膜外	末梢神経ブロック	浸潤麻酔	NSAIDs・アセトアミノフェン定時投与	硬膜外
			モルヒネ	PCA/持続	TAPブロック腹直筋鞘ブロック			モルヒネ
全身麻酔（超緊急 CS・凝固障害など）	パターン1	○					○	
	パターン2[18]	○				○	○	
	パターン3[33]	○			○[※1]		○	
脊髄くも膜下麻酔（通常の緊急 CS）	パターン1[20]	○				○	○	
	パターン2[34]	○			○		○	
	パターン3[35]		○				○	
	パターン4[36]		○		○		○	
CSEA（胸部下部への硬膜外カテーテル留置）				○			○	
硬膜外麻酔（硬膜外無痛分娩中の CS[16]）					○[※2]		○	○

　上段から緊急度順に選択可能な鎮痛方法を示す。すべての鎮痛方法において，NSAIDs・アセトアミノフェンの単独もしくは併用定期投与が，鎮痛の基礎となっている。
CS：帝王切開術，IV-PCA：経静脈的患者自己調節鎮痛法，TAP ブロック：腹横筋膜面ブロック，NSAIDs：非ステロイド性抗炎症薬
※1重篤な凝固障害では施行しない，※2局所麻酔薬中毒に注意

2）NSAIDs[31]

● タンパク結合率が高いため，母乳移行は少なく安全性が高い。

● ジクロフェナクは母体の半減期が1時間と短く，RID は 1.2%と低値であるため安全に使用可能と考えられている。

- フルルビプロフェンの RID は 0.7〜1.4％とされ, 安全に用いることができると考えられる。
- アスピリンは母乳移行が多く, 新生児での代謝が遅いために帝王切開術後の鎮痛薬としてはすすめられない。

3）アセトアミノフェン

- アセトアミノフェンも母乳移行はきわめて低く, 授乳婦へ安全に使用できる解熱鎮痛薬として好まれる。母体が 650 mg のアセトアミノフェンを内服した場合, 乳児が曝露される量は 0.28〜1.51 mg と少量であった[32]。

4 Multimodal pain management という考え方

- 近年, 術後鎮痛では multimodal pain management という考え方が主流である。術後急性痛は内臓痛, 体性痛, 局所の炎症による痛みなど, さまざまな性質の痛みが混在している。一つの機序による鎮痛では限界があるが, 作用機序の異なる複数の鎮痛方法（図2）を組み合わせることで, 鎮痛レベルを高められるだけでなく, おのおのの鎮痛法の副作用の軽減を期待できるという考え方である。
- この考え方は帝王切開術後鎮痛にも応用できる。帝王切開術後鎮痛に求められる条件は, 確実な鎮痛効果はもちろんのこと, 母乳移行が少なく, 新生児への影響も軽微なことである。術後鎮痛を上手に組み合わせることで, 新生児への影響が少なく, より鎮痛効果が高い術後鎮痛を提供できる可能性がある。Multimodal pain management の考え方を踏まえ, 推奨される鎮痛法の組み合わせを表6に示す。

参考文献

1) Hsu HW, Cheng YJ, Chen LK, et al. Differential analgesic effect of tenoxicam on the wound pain and uterine cramping pain after cesarean section. Clin J Pain 2003；19：55-8.
2) Huang YC, Tsai SK, Huang CH, et al. Intravenous tenoxicam reduces uterine cramps after Cesarean delivery. Can J Anaesth 2002；49：384-7.
3) Angle PJ, Halpern SH, Leighton BL, et al. A randomized controlled trial examining the effect of naproxen on analgesia during the second day after cesarean delivery. Anesth Analg 2002；95：741-5, table of contents.
4) Woods AB, Crist B, Kowalewski S, et al. A cross-sectional analysis of the effect of patient-controlled epidural analgesia versus patient controlled analgesia on postcesarean pain and breastfeeding. J Obstet Gynecol Neonatal Nurs 2012；41：339-46.
5) Kobayashi T, Nakabayashi M, Ishikawa M, et al. Pulmonary thromboembolism in obstetrics and gynecology increased by 6.5-fold over the past decade in Japan. Circ J 2008；72：753-6.
6) Sng BL, Sia AT, Quek K, et al. Incidence and risk factors for chronic pain after caesarean section under spinal anaesthesia. Anaesth Intensive Care 2009；37：748-52.
7) Kainu JP, Sarvela J, Tiippana E, et al. Persistent pain after caesarean section and vaginal birth：a cohort study. Int J Obstet Anesth 2010；19：4-9.
8) Nafisi S. Influence of uterine exteriorization versus in situ repair on post-Cesarean maternal pain：a randomized trial. Int J Obstet Anesth 2007；16：135-8.
9) Shahin AY, Osman AM. Parietal peritoneal closure and persistent postcesarean pain. Int J Gynaecol Obstet 2009；104：135-9.
10) Kato R, Shimamoto H, Terui K, et al. Delayed respiratory depression associated with 0.15 mg intrathecal morphine for cesarean section：a review of 1915 cases. J Anesth 2008；22：112-6.
11) Ladha KS, Kato R, Tsen LC, et al. A prospective study of post-cesarean delivery hypoxia after spinal anesthesia with intrathecal morphine 150 μg. Int J Obstet Anesth 2017；32：48-53.
12) Bauchat JR, Weiniger CF, Sultan P, et al. Society for Obstetric Anesthesia and Perinatology consensus statement：monitoring recommendations for prevention and detection of respiratory depression associated with administration of neuraxial mor-

phine for cesarean delivery analgesia. Anesth Analg. 2019 May 9.［Epub ahead of print］

13) Butterworth JFt, Walker FO, Lysak SZ. Pregnancy increases median nerve susceptibility to lidocaine. Anesthesiology 1990；72：962-5.

14) Buggy DJ, Hall NA, Shah J, et al. Motor block during patient-controlled epidural analgesia with ropivacaine or ropivacaine/fentanyl after intrathecal bupivacaine for caesarean section. Br J Anaesth 2000；85：468-70.

15) Champaneria R, Shah L, Wilson MJ, et al. Clinical effectiveness of transversus abdominis plane（TAP）blocks for pain relief after caesarean section：a meta-analysis. Int J Obstet Anesth 2016；28：45-60.

16) Krohg A, Ullensvang K, Rosseland LA, et al. The Analgesic Effect of Ultrasound-Guided Quadratus Lumborum Block After Cesarean Delivery：A Randomized Clinical Trial. Anesth Analg 2018；126：559-65.

17) Blanco R, Ansari T, Riad W, Shetty N. Quadratus Lumborum Block Versus Transversus Abdominis Plane Block for Postoperative Pain After Cesarean Delivery：A Randomized Controlled Trial. Reg Anesth Pain Med 2016；41：757-62.

18) Bamigboye AA, Hofmeyr GJ. Local anaesthetic wound infiltration and abdominal nerves block during caesarean section for postoperative pain relief. The Cochrane database of systematic reviews 2009：CD006954.

19) Rackelboom T, Le Start S, Silvera S, et al. Improving continuous wound infusion effectiveness for postoperative analgesia after cesarean delivery：a randomized controlled trial. Obstet Gynecol 2010；116：893-900.

20) Lavand'homme PM, Roelants F, Waterloos H, et al. Postoperative analgesic effects of continuous wound infiltration with diclofenac after elective cesarean delivery. Anesthesiology 2007；106：1220-5.

21) Cardoso MM, Carvalho JC, Amaro AR, et al. Small doses of intrathecal morphine combined with systemic diclofenac for postoperative pain control after cesarean delivery. Anesth Analg 1998；86：538-41.

22) 鈴木　孝. 痛みの治療薬―臨床例に基づいた処方の

実際―. アセトアミノフェンの使い方. ペインクリニック 2013；34：214-20.

23) Olofsson CI, Legeby MH, Nygards EB, et al. Diclofenac in the treatment of pain after caesarean delivery. An opioid-saving strategy. Eur J Obstet Gynecol Reprod Biol 2000；88：143-6.

24) Siddik SM, Aouad MT, Jalbout MI, et al. Diclofenac and/or propacetamol for postoperative pain management after cesarean delivery in patients receiving patient controlled analgesia morphine. Reg Anesth Pain Med 2001；26：310-5.

25) Derry S, Moore RA. Single dose oral celecoxib for acute postoperative pain in adults. Cochrane Database Syst Rev 2013；10：CD004233.

26) Alhashemi JA, Alotaibi QA, Mashaat MS, et al. Intravenous acetaminophen vs oral ibuprofen in combination with morphine PCIA after Cesarean delivery. Can J Anaesth 2006；53：1200-6.

27) Munishankar B, Fettes P, Moore C, et al. A double-blind randomised controlled trial of paracetamol, diclofenac or the combination for pain relief after caesarean section. Int J Obstet Anesth 2008；17：9-14.

28) Palmer CM, Nogami WM, Van Maren G, et al. Postcesarean epidural morphine：a dose-response study. Anesth Analg 2000；90：887-91.

29) Wittels B, Scott DT, Sinatra RS. Exogenous opioids in human breast milk and acute neonatal neurobehavior：a preliminary study. Anesthesiology 1990；73：864-9.

30) Leuschen MP, Wolf LJ, Rayburn WF. Fentanyl excretion in breast milk. Clin Pharm 1990；9：336-7.

31) Bloor M, Paech M. Nonsteroidal anti-inflammatory drugs during pregnancy and the initiation of lactation. Anesth Analg 2013；116：1063-75.

32) Berlin CM Jr, Yaffe SJ, Ragni M. Disposition of acetaminophen in milk, saliva, and plasma of lactating women. Pediatr Pharmacol（New York）1980；1：135-41.

33) Tan TT, Teoh WH, Woo DC, et al. A randomised trial of the analgesic efficacy of ultrasound-guided transversus abdominis plane block after caesarean delivery under general anaesthesia. Eur J Anaesthesiol 2012；29：88-94.

34) McDonnell JG, Curley G, Carney J, et al. The analge-

sic efficacy of transversus abdominis plane block after cesarean delivery : a randomized controlled trial. Anesth Analg 2008 ; 106 : 186-91, table of contents.

35) Dahl JB, Jeppesen IS, Jorgensen H, et al. Intraoperative and postoperative analgesic efficacy and adverse effects of intrathecal opioids in patients undergoing cesarean section with spinal anesthesia : a qualitative and quantitative systematic review of randomized controlled trials. Anesthesiology 1999 ; 91 : 1919-27.

36) Singh S, Dhir S, Marmai K, et al. Efficacy of ultrasound-guided transversus abdominis plane blocks for post-cesarean delivery analgesia : a double-blind, dose-comparison, placebo-controlled randomized trial. Int J Obstet Anesth 2013 ; 22 : 188-93.

（細川　幸希）

II章

症例提示

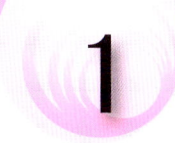

1 常位胎盤早期剥離

23：15　常位胎盤早期剥離の妊婦の帝王切開術を行いたい，児の状態があまりよくないので，血液検査の結果が出次第，30 分後ぐらいには手術室に入りたいという連絡があった。

1 常位胎盤早期剥離の病態

● 常位胎盤早期剥離（以下，早剥）は正常位置に付着していた胎盤が児娩出前に子宮壁より剥離する病態で，児死亡や母体死亡の原因になりうる。発症は 160〜290 分娩に 1 例と報告され[1]，まれではない。リスク因子として，早剥既往，子宮内胎児発育不全，凝固異常，妊娠高血圧症候群（hypertensive disorders of pregnancy：HDP），切迫早産，前期破水，絨毛膜羊膜炎，高年齢，多産婦，喫煙，多胎，羊水過多が挙げられるが，明らかな合併症やリスク因子のない妊婦でも予期せず発症することがある。また，まれに外傷が原因となることがある。

● 早剥の出血は基底脱落膜内で始まるといわれている[2]。胎盤後面に位置する血管（多くはらせん動脈）が破綻すると血腫を形成して胎盤の剥離が急速に進行し，胎児は低酸素状態に陥り，母体は重症貧血や出血性ショックになる。子宮内圧は上昇し，子宮筋層内や羊水中への血液浸潤が起こって，母体は間欠期のない強い疼痛を伴う子宮収縮を自覚し，腹部は板状硬を呈する。胎盤後面の凝血塊では凝固因子が消費され，母体の血管内に組織トロンボプラスチンや羊水が流入すれば産科 DIC を引き起こす。

● 胎児の低酸素状態は胎盤剥離の面積に応じて進行する。剥離が広範囲であれば児心音は消失し子宮内胎児死亡（intrauterine fetal death：IUFD）になるが，30％以下の剥離で

あっても時に IUFD となる。表 1 にわが国で広く用いられている Page の分類[2]を示すが，Page らの論文[3]には剥離面積による重症度分類の記載はない。

● 破綻血管の状態によって，症状や進行度が異なる。出血が胎盤辺縁の静脈洞である場合には，進行が緩徐であることもある。

2 症状と診断

● 臨床症状は腹痛や出血がもっとも多く，切迫早産や陣痛発来と診断を誤らないことが重要である。2006〜2012 年に北里大学病院で診断・管理した早剥 66 例の検討では，発症週数は妊娠 22〜40 週（中央値 33 週）で，67％に腹痛と出血の両方を，26％には外出血を伴わない腹痛を認めていた。胎動感の消失や胎児心拍数異常で診断に至った症例もあった。出血が子宮内にとどまる内出血型と，性器出血を伴う外出血型があり，出血量と重症度は必ずしも一致しない。

● 超音波検査で胎盤後血腫像（図 1）・胎盤肥厚像・胎盤辺縁の剥離像が確認されれば診断できるが，全例に認めるわけではない。

● 帝王切開術の際には血性羊水や Couvelaire uterus（子宮表面に暗紫色の斑点が観察される）と呼ばれる子宮筋層内への血液浸潤が見られる。

表1 常位胎盤早期剥離の重症度分類

胎盤剥離面	30%以下		30〜50%	50〜100%
重症度	軽症		中等症	重症
	第0度	第Ⅰ度	第Ⅱ度	第Ⅲ度
症状	無 娩出胎盤で確認	有		
性器出血	少量	中等量	多量	きわめて多量
子宮内出血				顕著
子宮緊張度		軽度緊張	強直	著しく強直
下腹痛			あり	顕著
子宮底				上昇
児心音	良好	ときに消失	入院時死亡多数	死亡
タンパク尿		まれ	ときに陽性	陽性
子宮漿膜面血管浸潤				あり
ショックと凝固障害				あり

(Page EW, King EB, Merrill JA. Abruptio placentae；dangers of delay in delivery. Obstet Gynecol 1954；3：385-93 より引用)

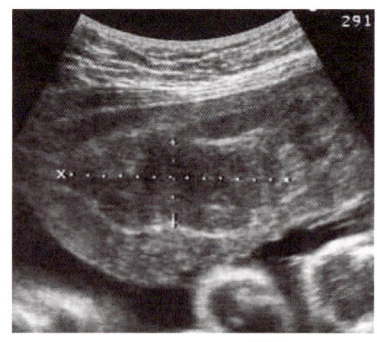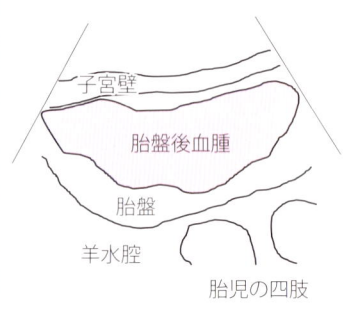

図1 胎盤の超音波所見

胎盤後血腫像を認める。

③ 胎児心拍数陣痛図（cardiotocogram：CTG）所見

● 子宮収縮のさざ波様パターン（頻回の子宮収縮，**図2b**，1章1．図1，p.4 参照）は特徴的で早剥の診断に有用である。CTG所見は，胎児の低酸素状態に応じて基線細変動の消失，遅発一過性徐脈，遷延一過性徐脈を認める。**図2b** に示すような基線細変動消失を伴った繰り返す遅発一過性徐脈は胎児心拍数波形分類のレベル5（Ⅰ章1．胎児状況から

みた緊急帝王切開術の適応と緊急度，表3，p.10 参照）に該当し，胎児は重度の低酸素状態にあると推測される（この症例では子宮収縮は不明瞭）。

● 切迫早産，前期破水などで管理中に頻収縮，過収縮や不規則な収縮パターンがみられる場合は早剥との鑑別を念頭に置いた管理が不可欠である。

● 早剥例の多くは急速に進行するが，なかには胎盤辺縁の血管（多くは静脈）から少量の出血が持続し，緩徐に進行する症例もある。超

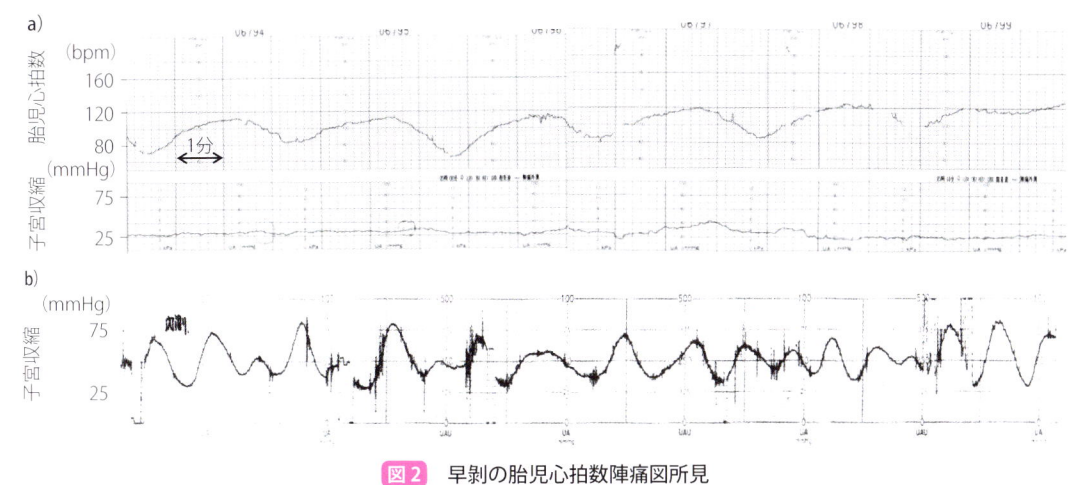

図2　早剥の胎児心拍数陣痛図所見

a）基線細変動消失を伴った繰り返す遅発一過性徐脈を認める（子宮収縮は不明瞭）。
b）胎盤早期剥離による胎児死亡例の子宮収縮パターン（内測法）。頻回で非協調的な子宮収縮（さざ波様パターン）を認める。

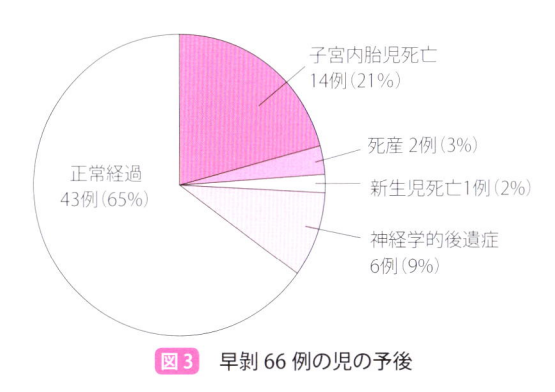

図3　早剥66例の児の予後

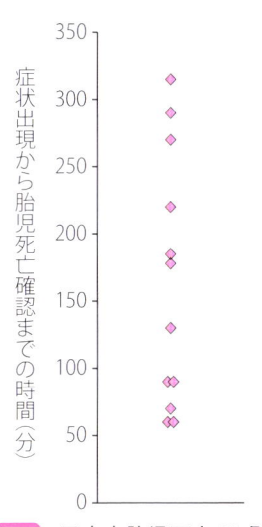

図4　子宮内胎児死亡12例の症状出現から胎児死亡確認までの時間

音波検査で胎盤血腫を認めるものの，胎児は低酸素状態に陥ることなく数日から数週間妊娠の継続が可能な例が存在する。北里大学病院の早剥66例中，22％は胎児心拍数異常を認めなかった。これは，17〜20％に胎児心拍数波形異常を認めないとする報告と一致する[4]。

4　診断後の産科的管理

- 胎児心拍異常を伴う明らかな早剥は，速やかな児の娩出（急速遂娩）が原則である。子宮口が全開大していなければ緊急帝王切開術を選択する。後述のとおり母体への輸血や児のNICU管理を要することが多く，高次施設との連携が重要である。自施設の対応能力と搬送に要する時間を考慮し，母体搬送や新生児搬送を検討する。

- 胎児心拍異常を伴わない場合でも，明らかに早剥と診断した場合には帝王切開術の準備を行う。児が経腟分娩に耐えうる場合には厳重管理下に分娩進行を待つが，突然，胎児心拍数異常を呈することもある。

- 胎児心拍異常を伴わない軽度の早剥症例のう

症例 1－1 経過 2　麻酔前評価

　23：20　産科病棟に出向いて産婦人科医から情報を得た。

　42 歳。158 cm，62 kg。既往歴・アレルギーなし。

　4 経妊 3 経産。妊娠 33 週 4 日。妊娠経過に問題はなかったが本日の健診時（前医）に血圧上昇（148/98 mmHg）とタンパク尿（4＋），下腿の浮腫を認めたため，翌日妊娠高血圧腎症の管理入院を予定とし帰宅した。

　21：00 ごろ，腹痛と出血が出現し前医を受診，血圧も 169/110 mmHg と上昇していたため，北里大学病院へ母体搬送された。23：05 病院到着時，妊婦は苦悶様表情で間欠期のない頻回の子宮収縮（板状硬）と持続する性器出血を認めた。超音波検査で胎盤血腫像（図 1）を認め，早剥と診断された。推定胎児体重は 1,800 g，胎児心拍数陣痛図所見は基線細変動消失を伴った繰り返す遅発一過性徐脈であった（図 2）。5 分前の血圧が 170/108 mmHg，心拍数は 92 bpm。

　麻酔科医が診察をしたところ，最終食事は 19：00 ごろの夕食。全身が浮腫状で，Mallampati 分類はクラスⅢ。呼吸音は clear であった。

　採血はされているが血液検査の結果はまだ出ておらず，心電図・胸部 X 線写真は未施行であった。高血圧に対してニカルジピン 2 mg/時の持続投与が開始されたところであった。

ち，発症週数の早い症例は妊娠を継続して児の成熟を待つ場合がある。妊娠 34 週未満であればベタメタゾン 12 mg を 24 時間ごと計 2 回筋注する。
- IUFD の場合の管理はミニ解説参照。

5　母体の分娩時合併症

- 早剥は，産科 DIC を高率に合併する疾患であり，帝王切開術の施行にあたっては母体の凝固異常に十分留意する必要がある。フィブリノゲンの低下，FDP や D−ダイマーの上昇，PT・aPTT の延長，血小板数の低下などが見られることが多い。
- 術中や術後の輸血の頻度も高い。前述の北里大学病院における 66 症例で，分娩時・産褥期に輸血を必要としたのは 28 例（42％）であった。IUFD 例では分娩様式にかかわらず分娩時出血量が多く，12 例（86％）に輸血が必要であった。子宮切開術後の 1 例は，産褥期に出血が持続し経カテーテル的動脈塞栓術（transcatheter arterial embolization：TAE）を施行した。子宮弛緩症を合併した場合に

は，TAE や子宮摘出術が必要になる場合もありうる。
- HDP は早剥のリスク因子である。HDP ではさらに HELLP 症候群や子癇，頭蓋内出血などの合併症も発症する可能性があることを念頭に置く必要がある。北里大学病院における早剥 66 例のうち HDP の合併は 15 例（23％）で，このうち 2 例に産褥 HELLP 症候群かつ子癇を合併した。

6　児の予後

- 児の予後は，発症週数と早剥の重症度によりさまざまであるが，早剥は日本における周産期死亡率の原因の第 1 位である[5]。米国からは，合併症のない妊娠例の周産期児死亡率が 1,000 分娩中 8 例であったのに対し，早剥例は 1,000 分娩中 119 例であったという報告がある[1]。生存した児でも，神経学的後遺症や重症慢性肺疾患[6]の合併率が高いと言われている。Matsuda らは，26〜36 週に出生した早剥例の 20％に脳性麻痺を合併したと報告している[7]。

症例 1−1 経過 3 急 変

23：26 突然胎児心拍数が 60 bpm に低下した。心拍数が回復しなかったため超緊急帝王切開術が決定された。血液検査結果はまだ報告がない。
手術室にいる麻酔科医に超緊急帝王切開術のための全身麻酔の準備を依頼し，ファモチジン 20 mg，メトクロプラミド 10 mg を静注して手術室に走った。

症例 1−1 経過 4 麻 酔

23：30 手術室入室。血圧 180/112 mmHg，心拍数 108 bpm，Spo₂ 98%，胎児心拍数は 70bpm。酸素化を開始し，フェンタニル 150 μg を静注。

23：34 血圧 168/106 mmHg，心拍数 102 bpm。手術準備が整いプロポフォール 120 mg，スキサメトニウム 80 mg にて迅速導入を開始。

23：35 血圧 114/68 mmHg，心拍数 80 bpm を確認して内径 6.5 mm の気管チューブを挿管。

23：36 血圧 148/92 mmHg。手術開始。セボフルラン 3%，レミフェンタニルを 0.3 μg/kg/分で開始した。

23：38 児娩出。アプガースコアは 1 分値 4 点，5 分値 6 点。気管挿管し NICU に入室した。臍帯動脈血 pH は 6.84 であった。Couvelaire uterus で，胎盤の子宮付着面には凝結塊が付着しており，胎盤剥離面積は 50% であった。
オキシトシン 2.5 単位を 5 分間で静注後，2.5 単位/時で開始した。

23：45 産科医より子宮収縮不良であり，収縮薬を追加してほしいとの依頼があり，オキシトシン 2.5 単位を 5 分間で静注した。セボフルランを中止し完全静脈麻酔とした。

0：02 術野より血の止まり方が悪いと指摘があった。病院到着時の血液データが判明し，Hb 8.0 g/dL，血小板数 14×10⁴/μL，PT−INR 1.11，aPTT 32.7 秒，フィブリノゲン 220 mg/dL，アンチトロンビンⅢ 68% であったが，凝固障害が進行している可能性を考えて凝固系の再検査をし，FFP を 6 単位オーダーした。術前より貧血のため RBC を 6 単位オーダーした。

0：20 手術終了。術中出血量は 1,200 mL（羊水込），晶質液輸液は 900 mL であった。FFP の輸血を開始した。

0：39 抜管。Hb 5.8 g/dL，血小板数 7×10⁴/μL，PT−INR 1.44，aPTT 52.2 秒，フィブリノゲン 90 mg/dL，アンチトロンビンⅢ 32% であった。RBC の投与も開始しながら手術室を退室した。

〈症例 1−1 コメント〉
● 妊娠高血圧腎症に合併した常位胎盤早期剥離例である。胎児心拍数の変化により手術の緊急度が急に高まった。
● 胎児適応の超緊急の手術であるが，母体の安全管理にも注意が必要である。この症例では手術開始を急ぎながらも高血圧を避け，かつ子宮胎盤血流をなるべく損なわないような血圧の維持を試みながらの麻酔導入となった。
● 術前の血液データに異常がなくとも術中に凝固障害が進行する場合があるので注意が必要である。

北里大学病院で管理した早剥 66 例の児の予後を図 3 に示す。14 例（21%）が IUFD，2 例（3%）が死産で，生存児の 9% は神経学的後障害を合併した。在胎週数 27 週以上で出

ミニ解説　子宮内胎児死亡（IUFD）例の対応

　　北里大学病院では，早剝で IUFD になった症例に対し，子宮切開術ではなく，経腟分娩を第一選択にしている。IUFD を来すような早剝では DIC の合併が予想されるが，そのようなときに新たな出血点となる術創は回避したいためである。また子宮切開は次回妊娠時に子宮破裂や前置胎盤のリスクになりうるからである。北里大学病院早剝例 66 例中 14 例の IUFD があったが，そのうち 9 例は経腟分娩，5 例は産科的適応または担当医の判断で子宮切開術を施行し，出血量の中央値はそれぞれ 1,300（320-3,988）g，1,270（760-2,440）g と差はなかった。同様の方針で管理し，児娩出までの時間と出血量は相関しないとする報告も見られる[*1]。

　　診断後は早期に人工破膜を施行し子宮内圧を減少させることが重要である。過度な子宮内圧の上昇は子宮筋層内や母体血管内への胎児成分の流入を助長し，凝固能異常の増悪や羊水塞栓症を引き起こす危険性があると考えられるためである。

　　分娩様式にかかわらず，十分な輸液と FFP や RBC の準備を行い，経時的に凝固能や貧血の程度をチェックすることやバイタルサインのモニターも必要である。多くの症例で子宮収縮薬を使用した分娩誘発や促進をすることなく，数時間で児の娩出が可能であるが，頸管所見が不良な場合や娩出までに時間を要すると思われる場合にはオキシトシンの使用や子宮切開術も考慮する。

＊1）菊地範彦，小原久典，長田亮介，ほか．常位胎盤早期剝離・胎児死亡例の経腟分娩管理の検討．日周産期・新生児会誌 2010；46：813-7.

生時の臍帯動脈血 pH が 7.0 以上の症例は神経学的後障害もなく予後良好であった。北里大学病院で経験した IUFD のうち時間経過が明らかであった 12 例において早剝症状出現から児死亡確認までの時間を**図 4** に示す。

7　麻酔計画

- 早剝の麻酔では，緊急度の把握と，麻酔法の選択，凝固障害を伴う出血への対策がポイントである。早剝の手術では緊急度はさまざまであることは上述のとおりである。ここでは，麻酔法の選択と出血対策について述べる。

1）全身麻酔か？　区域麻酔か？

- 一般的に帝王切開術における麻酔法の第一選択は区域麻酔（脊髄くも膜下麻酔や硬膜外麻酔）であるが，早剝では全身麻酔を考慮すべき場合が少なくない。しかし，「早剝ならば全身麻酔」ではないことも強調しておきたい。どちらの麻酔法を選択すべきかの判断する際には次の 4 つを考慮すべきである。

a. 手術の緊急度は？

- 早剝では重度の胎児機能不全のため，分を争う緊急度で帝王切開術が必要になることがある。胎盤の剝離面積が大きい場合がこれに相当するが，この場合は全身麻酔が選択されることが一般的である（症例 1-1）。
- 一方，早剝を発症していても胎盤の剝離面積が小さい場合には胎児機能不全の程度が軽度であり，緊急帝王切開術は必要であるが，血液検査の結果を待てるようなことも少なくない（症例 1-2）。
- 産科医に緊急度の確認をすることが必要である。ただし，いったん 30〜60 分程度の猶予があると判断された場合でも，剝離が進行して経過の途中で緊急度が上がる場合があることを念頭に置く。

b. 血液凝固障害はどの程度か？

- 早剝では産科 DIC から消費性凝固障害を来しやすいことは前述のとおりであるが，その程度や進行速度は症例によって大きく異なる。例えば剝離面積の小さく進行の緩やかな症例では区域麻酔が危険なほどの凝固障害には至っていないのが通常である。逆に進行の早

症例 1−2 経過 1 麻酔依頼

　20：00 すぎ，常位胎盤早期剥離のため緊急帝王切開術をお願いしたいとの電話があった。胎児の状態が良好で1時間くらいは待てそうなので，血液検査の結果を待ち手術室に入りたいという連絡があった。

　32歳，0経妊0経産，妊娠32週。既往歴，妊娠合併症はなかったが，妊娠初期から，時々少量の性器出血を認めていた。本日18：00すぎ，突然の普段より多い出血を認め，19：00ごろ前医を受診した。超音波検査で胎盤後血腫を確認し，常位胎盤早期剥離が疑われ19：50に北里大学病院へ搬送になった。到着時にも持続する少量の性器出血を認めたが，子宮収縮は軽度で腹痛も軽度であった。胎児心拍数は正常で一過性徐脈はなく，基線細変動も正常であった。胎児心拍数モニタリングを行いながら術前採血を行った。

症例 1−2 経過 2 麻酔前診察と麻酔計画

　麻酔前診察では，心電図には異常なく，胸部X線では軽度の側彎症が認められた。身体所見は軽度の側彎症以外に問題はなかった。19：00の夕食を半分ぐらい摂取していた。血液検査結果は，Hb 8.3 g/dL，血小板数 $18.3\times10^4/\mu L$，PT-INR＜1.00，aPTT 28.6秒，フィブリノゲン 325 mg/dL，アンチトロンビンⅢ 90％，生化学検査に異常はなかった。

　急な性器出血や胎児状態の悪化があれば全身麻酔，急変がなければ脊髄くも膜下麻酔の方針とし，ファモチジン 20 mg とメトクロプラミド 10 mg を静注した。

症例 1−2 経過 3 麻酔と手術

20：42　手術室入室し，脊髄くも膜下麻酔にて，帝王切開術を行った。アプガースコア1/5分値は8/9であった。娩出された胎盤には子宮剥離面に凝血塊があったが，剥離面積は胎盤全体の15％程度であった。手術中に凝固障害の徴候はなく，術中の出血量は羊水込で710 mLであった。術後経過にも問題はなかった。

〈症例 1-2 コメント〉

● 常位胎盤早期剥離ではあるものの進行が緩徐で，緊急性の高くない症例である。このような症例では，胎児の状態悪化や出血，凝固障害への警戒は必要であるが，予定帝王切開術と同様の麻酔管理も可能である。

い症例では，数時間前の凝固検査値が正常であっても，区域麻酔の穿刺を行うころには穿刺ができないほどの凝固障害が起こっていることがある。

● 一般的に重度（剥離面積の大きい）の早剥では凝固障害の程度も重度である。さらに手術中に消費性の凝固障害が進行する場合もあ

り，また術中出血が多ければ輸液による希釈性の凝固障害も加わってくる。

● 手術の緊急度が許せば，凝固検査の結果を見てから麻酔法を決定することを勧めたい。胎児機能不全が重度で，検査の余裕のない症例では凝固障害も進行していることが予想されるため，全身麻酔を選択するのが通常であろ

う。

- 軽度の凝固障害がありながら区域麻酔を選択する場合には，硬膜外麻酔を併用せず脊髄くも膜下麻酔のみで行うことが無難と思われる。硬膜外麻酔針は太く，血管穿刺することなく硬膜外カテーテルを留置できたとしても術後のカテーテル抜去の時期が問題になる場合があるためである。

c. 循環血液量減少はあるのか？

- 頻度は高くないが，早剝では内出血（胎盤後血腫）を伴うことがあるため，循環血液量減少の程度を評価すべきである。産科病棟における出血量の計測は過小評価されることが通常であるので，身体所見や検査値から循環血液量減少の程度評価をすることを勧める。

d. 全身麻酔上の問題点はないか？

- 妊婦では一般に，麻酔導入時に低酸素血症になりやすい，困難気道の率が高いなど，全身麻酔において不利な点が多いが，早剝自体には全身麻酔を選択するうえでの大きな問題はない。
- 上述のとおり，HDP 患者は早剝のハイリスク群である。HDP では，浮腫により気道が狭くなりやすく，血圧上昇により脳出血を起こしやすいことから，全身麻酔管理には注意が必要である。特に，重度の胎児機能不全で緊急

度の高い症例で手術室に飛び込んでくるような症例で，HDP に気づかないまま，慌てて全身麻酔を導入して高血圧を招くことのないようにしたい（妊娠高血圧症候群, p. 79 参照）。

参考文献

1) Cunningham FG, Leveno KJ, Bloom SL, et al.(eds). Obstetrical Complications. In：Williams Obsteterics. 23nd ed. New York；McGraw-Hill：2010. p.761-9.
2) 日本産科婦人科学会編. 異常妊娠, 常位胎盤早期剝離. 産婦人科研修の必修知識 2016-2018.
3) Page EW, King EB, Merrill JA. Abruptio placentae：dangers of delay in delivery. Obstet Gynecol 1954；3：385-93.
4) 村田　晋, 中田雅彦, 住江正大, ほか. 常位胎盤早期剝離症例における胎児心拍数波形の検討. 日本周産期・新生児医学会誌 2012；48：41-4.
5) 周産期委員会報告. 日産婦誌 2012；64：1580-98.
6) 小笠原啓, 今村　孝, 郷　勇人, ほか. 当センターにおける常位胎盤早期剝離の母体から出生した児に関する検討. 日周産期・新生児会誌 2010；46：1267-71.
7) Matsuda Y, Maeda T, Kouno S. Comparison of neonatal outcome including cerebral palsy between abruption placentae and placenta previa. Eur J Obstet Gynecol Reprod Biol 2003；106：125-9.

（望月　純子, 加藤　里絵）

2 妊娠高血圧症候群・子癇

1 麻酔依頼

妊娠 36 週の妊娠高血圧腎症の患者が，血圧コントロールが不良で血小板数も減少傾向にあるため，今日帝王切開術を行いたいという連絡があった。

1 妊娠高血圧症候群（HDP）とは

1）定義

- 妊娠時に高血圧を認めた場合，妊娠高血圧症候群（hypertensive disorders of pregnancy：HDP）とする。
- HDP は妊娠高血圧腎症，妊娠高血圧，加重型妊娠高血圧腎症，高血圧合併妊娠に分類される（表 1）[1]。

2）病因・病態（図 1）

- 病因，病態の詳細はいまだ不明であるが，脱落膜らせん動脈の remodeling 不全が血管内皮障害の原因であり[2]，"two-stage disorder" theory が提唱されている[3]。
- 正常妊娠では絨毛細胞が脱落膜へ侵入し，らせん動脈の内皮細胞や血管平滑筋に置き換わる（remodeling）が HDP では免疫学的適応障害により remodeling 不全が生じる（first stage）。
- 胎盤の低酸素/虚血は絨毛細胞での sFly-1，sEng の産生を刺激し，placental growth factor（PIGF）の産生を抑制して，血管新生を妨げ，さらに低酸素状態に陥る悪循環が形成される。
- 血管新生抑制因子など（sFlt-1，sEng）の母体循環への移行による血管内皮障害が高血圧，タンパク尿など臓器障害を引き起こす（second stage）。

2 HDP の病態

1）血管透過性亢進

- HDP では全身の血管内皮障害により血管透過性が亢進している。

2）血液濃縮と過凝固

- 血管透過性亢進のため血管内は血液濃縮の状態にある。血流は停滞して微小血栓が形成され，凝固は活性化されて抗凝固因子であるアンチトロンビンが消費される。
- 傷害された血管内皮を修復するために血小板も消費される。血小板数減少を来す。
- HDP では潜在的な産科 DIC の状態にあるが，常位胎盤早期剝離（p. 65），HELLP 症候群（p. 88）などを合併するとさらに重篤な産科 DIC に進行する。
- 過凝固に反応して線溶系も亢進し，二次線溶によって産生される FDP や D-ダイマーは増加する。

3）腎機能低下

- 血管透過性亢進により循環血漿量は減少する。循環血漿量減少に伴い腎血流は減少し，二次的に腎機能悪化を来してクレアチニンクリアランス低下を生じ，血中クレアチニン値の上昇を来す。
- 正常な状態ではサイズバリアやチャージバリアにより，腎からのタンパク漏出を防いでいる。しかし HDP では糸球体内皮細胞が腫脹

表1 妊娠高血圧症候群（HDP）の分類

●病型分類

①妊娠高血圧腎症：preeclampsia（PE）
　1）妊娠20週以降に初めて高血圧を発症し，かつ，タンパク尿を伴うもので，分娩12週までに正常に復する場合。
　2）妊娠20週以降に初めて発症した高血圧に，タンパク尿を認めなくても以下のいずれかを認める場合で，分娩12週までに正常に復する場合。
　　　ⅰ）基礎疾患のない肝機能障害（肝酵素上昇【ALTもしくはAST＞40IU/L】，治療に反応せず他の診断がつかない重度の持続する右季肋部もしくは心窩部痛）
　　　ⅱ）進行性の腎障害（Cr＞1.0mg/dL，他の腎疾患は否定）
　　　ⅲ）脳卒中，神経障害（間代性痙攣・子癇・視野障害・一次性頭痛を除く頭痛など）
　　　ⅳ）血液凝固障害（HDPに伴う血小板減少【＜15万/μL】・DIC・溶血）
　3）妊娠20週以降に初めて発症した高血圧に，蛋白尿を認めなくても子宮胎盤機能不全（胎児発育不全【FGR】[*1]，臍帯動脈血流波形異常[*2]，死産[*3]）を伴う場合。
②妊娠高血圧：gestational hypertension（GH）
　妊娠20週以降に初めて高血圧を発症し，分娩12週までに正常に復する場合で，かつ妊娠高血圧腎症の定義に当てはまらないもの。
③加重型妊娠高血圧腎症：superimposed preeclampsia（SPE）
　1）高血圧が妊娠前あるいは妊娠20週までに存在し，妊娠20週以降に蛋白尿，もしくは基礎疾患のない肝腎機能障害，脳卒中，神経障害，血液凝固障害のいずれかを伴う場合。
　2）高血圧と蛋白尿が妊娠前あるいは妊娠20週までに存在し，妊娠20週以降にいずれかまたは両症状が増悪する場合。
　3）蛋白尿のみを呈する腎疾患が妊娠前あるいは妊娠20週までに存在し，妊娠20週以降に高血圧が発症する場合。
　4）高血圧が妊娠前あるいは妊娠20週までに存在し，妊娠20週以降に子宮胎盤機能不全を伴う場合。
④高血圧合併妊娠：chronic hypertension（CH）
　高血圧が妊娠前あるいは妊娠20週までに存在し，加重型妊娠高血圧腎症を発症していない場合。
　　補足：＊1　FGRの定義は，日本超音波医学会の分類「超音波胎児計測の標準化と日本人の基準値」に従い胎児推定体重が－1.5SD以下となる場合とする。染色体異常のない，もしくは，奇形症候群のないものとする。
　　　　　＊2　臍帯動脈血流波形異常は，臍帯動脈血管抵抗の異常高値や血流途絶あるいは逆流を認める場合とする。
　　　　　＊3　死産は，染色体異常のない，もしくは，奇形症候群のない死産の場合とする。

●症候による亜分類

①重症について
　次のいずれかに該当するものを重症と規定する。なお，軽症という用語はハイリスクでない妊娠高血圧症候群と誤解されるため，原則用いない。
　　　1．妊娠高血圧・妊娠高血圧腎症・加重型妊娠高血圧腎症・高血圧合併妊娠において，血圧が次のいずれかに該当する場合
　　　　　収縮期血圧　160mmHg以上の場合
　　　　　拡張期血圧　110mmHg以上の場合
　　　2．妊娠高血圧腎症・加重型妊娠高血圧腎症において，母体の臓器障害または子宮胎盤機能不全を認める場合
　　・タンパク尿の多寡による重症分類は行わない。
②発症時期による病型分類
　妊娠34週未満に発症するものは，早発型（early onset type：EO）妊娠34週以降に発症するものは，遅発型（late onset type：LO）
　　＊わが国では妊娠32週で区別すべきとの意見があり，今後，本学会で区分点を検討する予定である。

●関連疾患

ⅰ）子癇（eclampsia）
　妊娠20週以降に初めて痙攣発作を起こし，てんかんや二次性痙攣が否定されるものをいう。痙攣発作の起こった時期によって，妊娠子癇・分娩子癇・産褥子癇と称する。子癇は大脳皮質での可逆的な血管原性浮腫による痙攣発作と考えられているが，後頭葉や脳幹などにも浮腫を来し，各種の中枢神経障害を呈することがある。
ⅱ）HDPに関連する中枢神経障害
　皮質盲，可逆性白質脳症（posterior reversible encephalopathy syndrome：PRES），高血圧に伴う脳出血および脳血管攣縮などが含まれる。
ⅲ）HELLP症候群
　妊娠中・分娩時・産褥時に溶血所見（LDH高値），肝機能障害（AST高値），血小板数減少を同時に伴い，他の偶発合併症によるものではないものをいう。いずれかの症候のみを認める場合は，HELLP症候群とは記載しない。HELLP症候群の診断はSibaiの診断基準[*4]に従うものとする。
ⅳ）肺水腫
　HDPでは血管内皮機能障害から血管透過性を九進させ，しばしば浮腫を来す。重症例では，浮腫のみでなく肺水腫を呈する。
ⅴ）周産期心筋症
　心疾患の既往のなかった女性が，妊娠・産褥期に突然心不全を発症し，重症例では死亡に至る疾患である。HDPは重要なリスク因子となる。
　　＊4　Sibaiの診断基準
　　　　　溶血：血清間接ビリルビン値＞1.2mg/dL，血清LDH＞600IU/L，病的赤血球の出現
　　　　　肝機能：血清AST（GOT）＞70IU/L，血清LDH＞600IU/L
　　　　　血小板数減少：血小板数＜10万/mm^3

〔日本妊娠高血圧学会．妊娠高血圧症候群新定義・臨床分類（http://www.jsshp.jp/journal/pdf/20180625_teigi_kaiteian.pdf）より改変引用〕

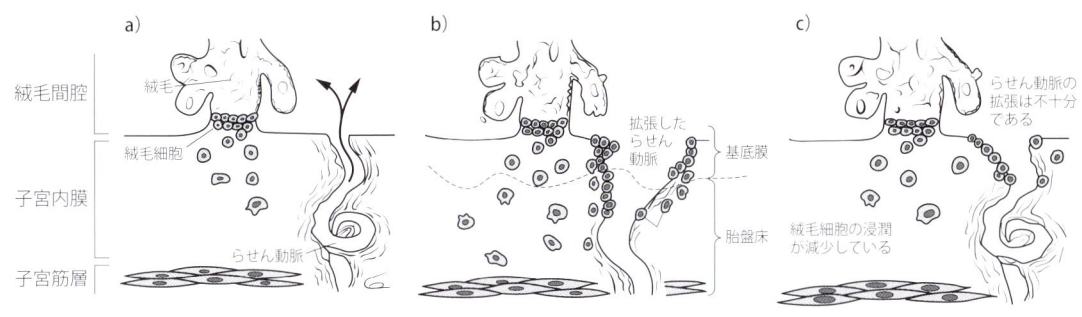

図1　胎盤と絨毛構造

a）正常妊娠（6週），b）正常妊娠（20週以降），c）妊娠高血圧症候群（20週以降）
正常妊娠では胎盤床のらせん動脈に絨毛細胞が浸潤し，血管壁の筋層部分が消失し，血管抵抗の低下と血管感受性物質への反応性低下を来す。しかし，妊娠高血圧症候群では胎盤床での子宮胎盤血管への絨毛細胞の浸潤が減少している。
（吉村秀一郎，三浦清徳，増崎英明．絨毛侵入障害と周産期疾患．臨婦産 2011；65：230-5 より改変引用）

することで毛細管腔の狭小化や血栓を生じて糸球体内皮細胞窓に変化を来し，サイズバリアやチャージバリアが障害され，アルブミンが漏出しタンパク尿となる[4]。

4）循環動態

- 正常妊娠では妊娠の生理的変化として末梢血管抵抗の低下と心拍数増加から心拍出量は増加し，レニン・アンギオテンシン・アルドステロン系の亢進により循環血液量は増加する。しかし妊娠高血圧腎症では血管透過性亢進とレニン・アンギオテンシン・アルドステロン系が抑制されるため循環血漿量は減少する[5]。
- 重症妊娠高血圧腎症においては，心拍出量は増加している症例が多いといわれるが，一部に心機能が低下している症例がある[6]。
- 妊娠高血圧腎症は周産期心筋症のリスク因子である[7]。

5）胎盤循環不全

- HDP では絨毛細胞の脱落膜や子宮筋層およびらせん動脈壁への浸潤が不十分であり，らせん動脈径が狭小化して母体血が絨毛間腔に十分に流入しないため胎盤循環は低下している。また，子宮に流入する子宮動脈の血管抵抗も高いことが多い。

- HDP には胎児発育不全や胎児機能不全を伴うことが多く，これらのために早期娩出が必要となることもある。

 ## HDP の発症時期と重症度

- HDP はその発症時期によって早発型と遅発型に分類される（表1）。
- 早発型（妊娠34週未満発症）は頻度としては少ないが，重症化しやすく，胎盤形成不全による胎児発育不全が多い。
- 遅発型（妊娠34週以降発症）では軽症例が多く，胎児発育不全は比較的軽度である。母体の糖尿病，肥満や多胎妊娠などの合併が多い[8]。

4 HDP の血圧管理

- 降圧の目的は，重度の高血圧による母体脳血管障害（脳出血，子癇など）の回避と胎児胎盤循環系および腎における循環血液量の維持である。「産婦人科診療ガイドライン産科編2017」では，妊娠高血圧腎症における降圧開始の基準を重症高血圧（160/110 mmHg 以上）とし，140～159/90～109 mmHg に保つことを降圧目標としている[9]。
- 降圧は母体にとっては有益であるが，HDP で

表2 妊娠高血圧症候群症例で妊娠週数に関係なく妊娠終結を考慮する要件

［母体要件］
1. 治療に抵抗する高血圧（降圧薬を投与してもsBP≧160 mmHg and/or dBP≧110 mmHg）
2. 血小板減少（10万/mm³未満）
   凝固系異常（6～12時間で急激に増悪する場合）
3. 肝機能障害（基準値の2倍以上）
4. 持続する右季肋部痛，心窩部痛
5. HELLP症候群
6. 進行する腎機能障害（ほかに腎疾患が存在しない場合，Cr≧1.1 mg/dLまたは2倍以上の高値）
7. 肺水腫
8. 高度な胸水貯留，高度な腹水貯留，漿液性網膜剥離
9. 中枢神経障害（子癇，脳卒中）または視覚異常（皮質盲）
10. 高度な頭痛，切迫子癇
11. 胎盤早期剥離
12. 重症高血圧を伴う妊娠高血圧症候群重症症例の妊娠34週以降

［胎児要件］
1. 胎児胎盤機能不全
   non-reassuring fetal status（NRFS）
   臍帯動脈血流異常（逆流，持続する拡張期血流の途絶は厳重管理）
   高度子宮内胎児発育不全，胎児発育または胎児頭位発育の停止（2週間以上）
   羊水過少（AFI≦5.0 cm，最大pocket≦2.0 cm）

Cr：クレアチニン，NRFS：non-reassuring fetal status：胎児機能不全，AFI：amniotic fluid index：羊水インデックス
（日本妊娠高血圧学会，編．妊娠高血圧症候群の診療指針2015．東京：メジカルビュー社；2015．p. 201より引用）

は子宮を還流する血管も抵抗が亢進しているため，降圧により胎児胎盤系に循環不全を来して胎児機能不全を起こす危険性があるので過度の降圧は避ける。

● 妊娠中に投与が認められている降圧薬は，ヒドララジン，メチルドーパ，ニフェジピン，ラベタロールである。また重度の高血圧で緊急降圧が必要な場合は，ニカルジピンの持続静注も用いられる。

5 妊娠終結（ターミネーション）の基準 （表2）

● HDPにおける最終的な治療は妊娠終結（ターミネーション）である。正期産（妊娠37週以降）および早産であっても児の成熟が期待される時期（妊娠34～36週）の場合は積極的分娩を考慮する。早産時期の場合は母体の病状と児の未熟性を総合的に考慮しながら分娩時期を決定するが，母体の病状が重篤な場合は児の予後にかかわらず妊娠終結が必要となる。

6 分娩様式の選択

● 以下の状況下では帝王切開術が選択されることが好ましい。
　・胎児機能不全
　・コントロール困難な高血圧
　・高血圧性脳症の出現（激しい頭痛，視野異常，意識障害など）
　・子癇
　・常位胎盤早期剥離
　・HELLP症候群
　・肺水腫

● 帝王切開術の産科的適応がない場合は基本的に分娩誘発による経腟分娩を行うが，陣痛による痛み刺激で高血圧の増悪が懸念されるため，硬膜外鎮痛下の分娩が望ましい。北里大学病院では脊髄くも膜下硬膜外併用鎮痛法もしくは硬膜外鎮痛法で疼痛コントロールを行いながら分娩誘発を施行している（コラム参照）。また，早産の場合は児の未熟性および頸管熟化を考慮し，原則として妊娠34週以降，推定児体重2,000 g以上を北里大学病院における分娩誘発の適応としている。

● HDPではもともと胎児発育不全や胎盤循環不全を伴っているため分娩進行中に胎児機能不全を来したり，常位胎盤早期剥離などの合併症を起こして緊急帝王切開術が必要になる危険性がある。そのため経腟分娩を試みる場合はあらかじめ術前検査を行い，いつでも帝王切開術ができるように準備した状況で経腟分娩を行う。

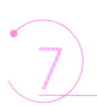 **HDP 患者の帝王切開術の緊急度**

- HDP ではベースの子宮胎盤血流が低下している場合が多く，それに何らかの因子（例えば子宮収縮）が加わったときには，胎児心拍数が低下しやすい。回復しない場合は超緊急帝王切開術が必要である。
- 常位胎盤早期剝離の場合は，超緊急帝王切開術が必要なこともある。
- 常位胎盤早期剝離や HELLP 症候群などで血小板や凝固因子が著しく低下し DIC に陥っている場合は，輸血や血液製剤による補充をしてから手術をする場合もある。

 HDP 患者の麻酔前評価

- 前述のとおり，緊急帝王切開術の緊急度はさまざまであるため，麻酔計画を立てる前にまず手術の緊急度を把握する。
- HDP や妊娠高血圧腎症は全身疾患である。麻酔科医にとって重要なさまざまな臓器への影響があることに留意する。

1）循　環

a. 血　圧

- 術前の血圧を確認する。血圧上昇の程度が重度であれば，頭蓋内出血予防などのため，術前に降圧薬の（追加）投与も必要である。
- また術前の血圧は，術中に維持すべき血圧の目安となる。

b. 心機能

- 妊娠高血圧腎症では hyperdynamic status であることが多いが，一部に hypodynamic の症例も存在する。早発型は hypodynamic，遅発型は hyperdynamic が多いとの報告もある[10]。
- 心エコーでは左心室拡張障害を呈するものの収縮能が保たれていることが一般的である

コラム　HDP 症例における硬膜外麻酔

　硬膜外鎮痛法は陣痛を緩和させることで母体基礎代謝量，酸素消費量，母体血圧の上昇を防ぎ，また子宮胎盤血流を増加させることが知られている（図A）[1]。腎血流の改善もみられ，腎機能の維持にも有用である。また超緊急帝王切開術が必要となった場合，硬膜外カテーテルを用いて帝王切開術の麻酔をすることもできる。これにより，気道確保困難が予想される妊娠高血圧腎症の妊婦に対して，全身麻酔を回避することも叶う。

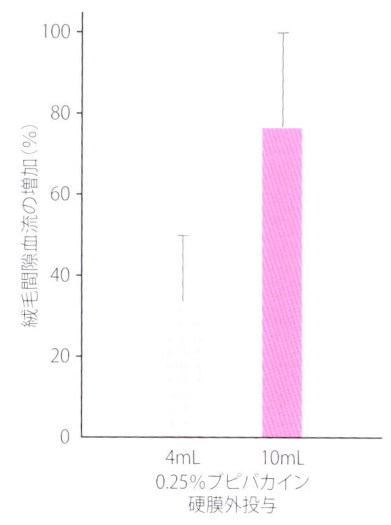

図A　重症妊娠高血圧腎症妊婦における硬膜外鎮痛の絨毛間隙血流への影響

腰部硬膜外に 0.25%ブピバカインを投与したところ，用量依存性に絨毛間血流量の増加を認めた。

＊1）Jouppila P, Jouppila R, Hollmén A, et al. Lumbar epidural analgesia to improve intervillous blood flow during labor in severe preeclampsia. Obstet Gynecol 1982；59：158-61.

が[11]，ときに収縮能低下を伴う症例に遭遇する。著明な浮腫や息切れなど心機能低下を疑う症例があれば術前に心エコー検査を行う。

c. 循環血液量

- 妊娠高血圧腎症では循環血液量が減少してい

ミニ解説　妊娠中の血小板減少症

妊婦では血小板数が 15 万/μL 以下となるのは全体の約 10%，10 万/μL 以下となるのは約 1% であり，非妊娠時に比べて減少傾向である。血小板減少症（血小板数< 10 万/μL）の原因としてもっとも多いのが妊娠性血小板減少で 7～8 割を占める。この血小板減少症は重症化せず（7 万/μL 以下になりにくい），産後に回復することが特徴である。他の主な原因を表にまとめる（Ⅱ章 3. HELLP 症候群，p. 90 参照）。

	妊娠関連	非妊娠関連
血小板減少症のみ	妊娠性血小板減少症（70～80%）	特発性血小板減少性紫斑病（1～4%） 薬剤性 Ⅱ型 von Willebrand 病 先天性血小板減少症
全身疾患合併	重症妊娠高血圧腎症（15～20%） HELLP 症候群（<1%） 急性妊娠脂肪肝（<1%）	血栓性血小板減少性紫斑病 溶血性尿毒症 抗リン脂質抗体症候群 細菌感染 骨髄の疾患

〔Anita RA, Terry GE, Roberto ST, et al. 2013 Clinical practice guide on thrombocytopenia in pregnancy. In：American Society of Hematology eds. Quick reference. Washington DC, 2013.（http://www.hematology.org/Clinicians/Guidelines/Quick-Reference.aspx）より引用〕

ることが多いが，その程度を侵襲的なモニターのない状態で評価することは難しい。血中ヘモグロビン値の上昇（正常妊娠では低下傾向）は循環血液量減少のサインである。

2）呼　吸

a. 気　道

- 妊娠高血圧腎症の妊婦では，正常妊婦と比べて上気道浮腫を伴いやすく，実際に妊娠高血圧腎症の妊婦では正常妊婦に比べて上気道が狭いことも報告されている[12]。
- 換気困難・挿管困難となる危険性が高いため，気道系の評価は入念に行い，可能なかぎり全身麻酔を回避する。
- やむをえず全身麻酔を選択する場合には，気道確保困難も想定しておく（DAM カート，p. 27 参照）。

b. 肺水腫，胸水

- 妊娠高血圧腎症では胸水貯留や肺水腫を伴うことがある。術前の胸部 X 線写真，SpO_2，呼吸音を確認する。
- 集中治療領域などでは一般的になってきた肺超音波検査により，重症妊娠高血圧腎症の妊婦における間質浮腫の判別ができるという報告がある[13]。超音波検査は非侵襲的で放射線被曝もないため，妊婦におけるベッドサイドでの胸水貯留や肺水腫の評価に有用である。

3）血液凝固

- 重症妊娠高血圧腎症は妊娠中の血小板減少症の主な原因の一つであり，また重症化しやすい。
- HELLP 症候群や常位胎盤早期剥離などに代表されるように，病態の進行により数時間で血小板や凝固検査値の異常も進行することがある。
- 緊急帝王切開症例であってもなるべく，直近の血算・凝固検査を確認する。

4）腎機能

- HDP の妊婦では腎機能低下を伴うことが多いため，血清クレアチニン値を確認する。
- 正常の妊娠では妊娠第 1 三半期の終わりまでに糸球体濾過率は 50% 程度上昇し，妊娠中継続する。そのため血清クレアチニン値は一般成人基準値範囲を下回ることが通常である。したがって妊婦においてはクレアチニン値が一般成人基準値範囲内であっても機能の低下が起こっていると評価する。
- タンパク尿の程度から，HDP の重症度を確認する。

5）肝機能

● HDP は HELLP 症候群（p. 88 参照）に進展する場合があることが知られている。HELLP 症候群の定義には該当しないまでも，肝逸脱酵素の上昇があれば HELLP 症候群に進展することを予想した麻酔管理が必要である。

6）中枢神経

● 意識レベルの変化，頭痛，視力障害など高血圧性脳症を疑わせる所見がないかをチェックする。

7）浮　腫

● HDP 妊婦においては，身体の至るところで浮腫が観察される。重症の場合は数日間で 2〜3 kg の体重増加がある。
● 腰背部の浮腫が強いと，区域麻酔の手技が難しくなる場合があるので，事前に観察することを勧める。

8）投与薬剤

● 降圧薬やマグネシウムなど，麻酔管理に影響を及ぼす薬剤が投与されている場合が多いため，薬剤の種類と用量を確認する。
● マグネシウム投与症例では高マグネシウム血症の症状に注意する（メモ参照）。
● マグネシウムが肺水腫のリスク因子である。
● マグネシウムは筋弛緩作用を増強させる。

⑨ HDP の麻酔計画

1）麻酔法の選択

● HDP では困難気道の頻度が高いことが予測される。また気管挿管・抜管時の高血圧を招かないためにも，全身麻酔は避けたい。子癇，血小板減少などがなければ，区域麻酔を選択する。
● 重症妊娠高血圧腎症の妊婦では健常妊婦に比べて脊髄くも膜下麻酔導入後の低血圧の頻度

メモ　血清マグネシウムの濃度と症状

マグネシウムは産科領域で多用される。切迫早産時の子宮収縮抑制薬（マグセント®）として，また子癇の予防・治療薬（マグネゾール®）として投与される。血中濃度の治療域と中毒域が近いため，適切な血中濃度の監視と中毒症状について知ることが大切である（表 A）。治療域においても悪心や倦怠感を訴える症例はあるが，高マグネシウム血症の初期症状や徴候を捉えることで，危険な状態に陥ることを防がなければならない。

● 妊娠高血圧腎症では腎機能が低下しやすく，腎機能が低下している場合は血中マグネシウム濃度が上昇しやすいことに注意する。
● 危険な中毒徴候を呈した際の対処は 2 つである。
　① カルシウム製剤を緩徐に静脈投与する（以下のいずれか）
　　・2％塩化カルシウム　25〜50 mL
　　・8.5％グルコン酸カルシウム　25〜50 mL
　　・0.5 モル塩化カルシウム　10〜20 mL
　② 輸液とフロセミドの投与（腎不全の場合を除く）

表 A　血中マグネシウム濃度と臨床症状のめやす

血中マグネシウム濃度		臨床症状・心電図変化
mEq/L	mg/gL	
1.5〜2	1.7〜2.5	正常域
4〜7	4.8〜8.4	治療域
2〜	2.5〜	悪心・嘔吐，頭痛，倦怠感
4〜	5〜	深部腱反射減弱
6〜	7.5〜	傾眠傾向，言語不明瞭，深部腱反射消失 心電図変化（PR 間隔・QRS 延長）
8〜	9.5〜	呼吸抑制
10〜	12.5〜	意識消失・呼吸停止 心電図変化（洞房ブロック・房室ブロック）
12〜	15〜	心停止

症状の現れ方は個人差が大きい。

症例 2-1 経過 2 麻酔前評価

　39 歳，2 経妊 0 経産。妊娠中の血圧は 110〜120/70 mmHg 台で推移していたが，妊娠 34 週 5 日の妊婦健診で血圧 168/105 mmHg と上昇しタンパク尿も伴ったため，妊娠高血圧腎症と診断された。児は推定体重 1,750 g で正常下限の発育であった。同日より入院管理となり，安静およびヒドララジン内服を開始したところ，血圧 140/90 mmHg 台となった。妊娠 35 週後半からヒドララジンを内服しても血圧コントロール不良となり，ニフェジピン内服の併用を開始した。

　昨日より収縮期血圧が 160 mmHg を超えるようになり，また入院時 16 万/μL であった血小板が本日（36 週 1 日）8：00 の検査で 11 万/μL まで低下したため，10：00 に帝王切開の方針となり麻酔科に連絡があった。胎児心拍数モニタリングでは問題はなく胎児推定体重は 1,900 g，2〜3 時間のうちに入室できればとのことであった。

　身長 164 cm，体重 72 kg。血圧 162/108 mmHg，心拍数 82 bpm。SpO_2 98%。胸部 X 線写真に胸水や肺水腫を疑う所見はなかった。クレアチニン 0.7 mg/dL，尿酸 7.8 mg/dL，AST/ALT 26/12 IU/L，LDH 410 IU/L，タンパク尿：3＋。降圧薬以外の薬剤投与はなし。

　既往歴はなく，朝食は取っていなかった。頭痛や視力異常はなかった。Mallampati 分類のクラスⅢで，手足や腰背部の浮腫が著明であった。

やエフェドリン投与量が少なかったと報告され[14]，脊髄くも膜下麻酔が選択されることが多い。

- 区域麻酔における安全を保障する血小板数の下限は存在しない。妊娠高血圧腎症の妊婦を対象とした，トロンボエラストグラムを用いた研究[15]では，フィブリン塊の絶対的強度の指標である最大振幅幅は血小板数が 7〜8 万×10^2/L 以下になると初めて減少してくるため，区域麻酔の安全域を血小板数から決めるのであれば，この値が下限値となる可能性がある。
- 術前より血小板数減少傾向が見られる症例では，術後にさらに血小板減少が進む可能性が高い。このような症例では硬膜外カテーテル抜去のタイミングを逸することが考えられるため，脊髄くも膜下麻酔単独がよいかもしれない。

2) 循環管理

- HDP では血圧も循環血液量も比較的狭い範囲で管理することが求められる。
- 妊産婦の脳出血の原因として妊娠高血圧腎症や HELLP 症候群は大きな割合を占め，妊娠高血圧腎症や HELLP 症候群を原因とする脳出血は予後が悪いことが知られる[16]。また脳出血の予防には収縮期血圧のコントロールが重要であることも分かってきた。慢性高血圧の場合を除き，収縮期血圧が 160 mmHg を超えないようにすべきであろう[17]。しかしながら子宮胎盤血流や母体臓器が低還流になることも避けるべきである。エビデンスはないが，北里大学病院では平均動脈圧で術前の 80％を維持することを目安としている。
- 肺水腫を起こしやすい病態であるため，必要以上の輸液は避けたい。一方で循環血液量が不足すると腎機能に悪影響を与えるため，水分管理の難しい病態である。心エコーや動脈圧ライン波形にて適切な循環血液量を保つように心がける。

3) モニター

- 心電図，血圧計，パルスオキシメータなどの標準的なモニターに加え，血圧が重症域にある場合には観血的動脈圧測定を併用することが望ましい。血圧の許容範囲が狭く，また動脈圧測定の呼吸性変動が循環血液量管理の指

表3　全身麻酔導入時の血圧コントロールに使用する薬剤

	作用機序	投与量（静注）	備考
ニカルジピン	Ca 拮抗薬	10〜30 μg/kg 2〜10 μg/kg/分	反射性頻脈
エスモロール	β 遮断薬	1 mg/kg	lidocaine 1.5 mg/kg の併用
フェンタニル	麻薬	1〜5 μg/kg	
レミフェンタニル	麻薬	0.5〜2.0 μg/kg 0.5〜2.0 μg/kg/分 持続投与	

標になることも少なくないためである。

● 肺水腫や心不全を合併した重症例などでは，中心静脈カテーテルを考慮する。

4）脊髄くも膜下麻酔の管理

● HDP 妊婦における血圧低下の頻度は，正常妊婦に比べて確かに低いという印象を持っているが，ときに脊髄くも膜下導入直後に昇圧薬を繰り返し使用しても血圧の維持が難しい症例に遭遇する。このような症例において動脈圧ライン波形を観察すると呼吸性変動が非常に大きい。そこで循環血液量が不足しているためと考え，輸液負荷を行っている。そして手術終了時や術後に経胸壁心エコーにより循環血液量の評価を行っている。

● フェニレフリンへの感受性が高いため，低用量（25〜50 μg）より投与し反応を見ながら1回投与量を増量する。

● 正常妊娠の正期の帝王切開術の際は，フェニレフリンを用いたほうがエフェドリンを用いるより UApH が保たれやすい。しかし妊娠高血圧腎症においては，どちらの昇圧薬を用いても UApH に差はないと報告されている[18,19]。

5）全身麻酔の管理

● 困難気道の危険性があることに留意する。

● 全身麻酔では気管挿管や抜管で血圧が上昇しやすく，血圧管理に十分注意する必要がある。降圧薬や麻薬など（表3）を用いて血圧が上昇しないような配慮が必要である。超緊急手術の麻酔導入時の血圧コントロール不良のために脳出血に至った症例も報告されている[20]。

● 粘膜が腫脹し易出血性であることが知られる。胃管の挿入は経口を勧めたい。

6）児娩出時の子宮筋弛緩

● HDP では早産や胎児発育不全のため，児が小さい場合が少なくない。小さい胎児は脆弱で，また子宮壁は進展しておらず固い。児を愛護的に娩出しやすくするために子宮筋弛緩を求められる場合がある。

● 北里大学病院では 30 週未満または推定児体重 1,500 g 未満を適応として，ニトログリセリンを 150〜200 μg ボーラス投与している。投与後効果発現までに 30 秒ほどかかるため，産科医とコミュニケーションを図り，投与のタイミングを決める。必要があれば 90 秒ごとに 100 μg を追加投与している。

7）児娩出後の子宮収縮薬

● マグネシウムの副作用により子宮筋は弛緩しやすく，注意が必要である。

● メチルエルゴメトリンは血圧の上昇を来す可能性があるため，使用はなるべく控えるべきである。

症例 2−1 経過 ③ 麻　酔

前投薬としてファモチジン 20 mg を静脈投与した。

入室時の血圧 174/120 mmHg。2 度目の測定で 160/112 mmHg であった。脊髄くも膜下麻酔を予定していたので降圧薬を使用せずに，麻酔手技を開始した。

腰背部の浮腫が著明で脊柱管の正中の同定がしにくい状態であったため，穿刺部位の超音波プレスキャンを行い，穿刺部にマーキングをしてから穿刺を開始した。$L_{3/4}$ より脊髄くも膜下麻酔穿刺をし，高比重ブピバカイン 12 mg にフェンタニル 10 μg とモルヒネ 0.15 mg を添加し投与し，子宮左方移動の仰臥位とした。輸液負荷は行わなかった。麻酔導入後から血圧が緩徐に下がり，12 分後には収縮期血圧が 120 mmHg 台，心拍数 84 bpm となったためにフェニレフリンを 50 μg 投与した。以後昇圧薬の投与は必要としなかった。児娩出後の子宮収縮は良好で，ルーチンのオキシトシン投与を行った。

手術は 40 分ほどで終了した。出血量（羊水込）は 980 mL で，晶質液を 700 mL 投与した。術中血圧は 130〜140/80〜90 mmHg であった。

8) 血液凝固障害の監視

● HDP 患者においては常位胎盤早期剝離や HELLP 症候群への進行に伴い，凝固障害が起きやすいことは上述のとおりである。術中は術野で出血傾向がないかの監視が必要である。

● 術前に胎児機能不全があった場合は常位胎盤早期剝離も念頭におき，摘出された胎盤に常位胎盤早期剝離の所見がないかを術者に確認する。

● 術前検査で血小板が減少傾向にあった場合には，術中にさらに減少する危険性があることに留意する。

⑩ 子　癇

1) 子癇とは

● 「妊娠 20 週以降にはじめて痙攣発作を起こし，他疾患による二次性痙攣が否定されるもの」と定義される[21]。

● 症状は痙攣のほか，頭痛，意識レベルの低下（軽度の傾眠傾向から錯乱，興奮，昏迷，昏睡までさまざま），視覚異常（半盲，幻視，光覚喪失）などがあり，頭痛や視覚異常，上腹部痛を前駆症状として発症する場合もあるが，前駆症状なしに突然発症するケースもみられ

る。典型的な子癇の経過を以下に示す[22]。

a. 誘導期

● 突然意識が消失するとともに瞳孔散大や対光反射の消失が生じ，眼球は上転する。眼筋の痙攣から顔面全体の痙攣へと移行する。

● この時期は 1 分以内に終了する。

b. 強直性痙攣期

● 痙攣が全身に広がる時期である。歯を喰いしばり，腕を曲げて下肢を伸展させる。躯幹を強直して後方に弓のように反らし（後弓反張），呼吸停止が生じる。

● この時期は 20〜30 秒以内に治まる。

c. 間代性痙攣期

● 筋肉の収縮と弛緩が交互に出現する間欠的痙攣を起こす。四肢の痙攣により全身は激しく振動し，咬筋の痙攣から歯をくいしばってしまうために舌や口唇を損傷することもある。瞳孔は散大したままである。

● この間呼吸は停止するために全身にチアノーゼを生じるが，1〜2 分間の持続の後に痙攣はしだいに弱まり，次の昏睡期に移行する。

d. 昏睡期

● 痙攣発作はおさまり，呼吸が回復してチアノーゼは改善する。いびきをかきながら昏睡に移行する。顔面は浮腫状となる。瞳孔散大

症例 2-2 経過 **1 症例提示**

32 歳 0 経妊。身長 153 cm，体重 56 kg。

妊娠 32 週 3 日の妊婦健診で血圧 142/96 mmHg と軽度上昇し，尿タンパク 3＋を認め，妊娠高血圧腎症と診断された。さらに 2 週間前の健診から体重は 4.1 kg 増加しており，全身性浮腫を認めたため入院となった。ヒドララジンの内服を開始した。入院直後の蓄尿検査でクレアチニンクリアランス 63 mL/分と低下しており，5.6 g/日の尿タンパクを認めた。胸部 X 線写真にて左肋骨横隔膜角が鈍で，少量の胸水があると判断した。妊娠 32 週 5 日朝の検査データは Hb 12.8 g/dL，血小板数 16.7 万/μL，TP 5.0 g/dL，Alb 2.4 g/dL，AST/ALT 23/15 IU/L，LDH 352 IU/L，PT-INR：< 1.00，aPTT 28.0 秒，フィブリノゲン 580 mg/dL。推定児体重は 1,760 g。重症妊娠高血圧腎症の適応で妊娠 32 週 5 日に帝王切開の方針となった。

手術の準備をしていたところ，

10：28　強直性痙攣から間代性痙攣を起こした。

酸素投与を開始し，マグネシウム 2 g を緩徐に静注し，3 分ほどで痙攣は収まった。数分おきに何度か血圧測定をしたが 180〜190/120〜125 mmHg であり，ニカルジピン 3 mg/時が開始された。マグネシウム 1 g/時で持続投与を開始し，意識レベルは問いかけに対して頷く程度に回復してきた。

10：51　再び痙攣が見られ，マグネシウム 1 g 静脈投与した。2 分ほどで痙攣は収束した。胎児心拍数は基線細変動の減少を認めたものの心拍数低下は見られなかった。頭部 CT を撮影後に帝王切開術のため手術室に入室することとなり，ファモチジン 20 mg の静脈投与を行った。

11：22　撮影した頭部 CT に頭蓋内出血や脳浮腫はなく，また痙攣のフォーカスになるような所見もなく，痙攣は子癇発作によるものと考えられた。

は治まるが，対光反射の回復は遅れる。

● 昏睡期の持続時間は一定していない。

2）疫　学

● わが国の頻度は 0.04〜0.07％と報告されている[23]。

● 発症時期は，分娩前 38〜53％，分娩時 18〜36％，産褥早期 11〜44％と報告されている[23]。

● 重症妊娠高血圧腎症に伴って生じやすいが，軽症・重症や早発型・遅発型によらず発症する。

● 子癇発作後は高血圧を呈するが，発作前は必ずしも高血圧を呈するわけではない。Douglas らは子癇発作を起こした患者のうち 21％は，発作前の健診で正常血圧を示していたと報告している[24]。このことから子癇は高血圧性脳症とは機序が異なることが推測される。

3）発症機序

● 非妊時の高血圧性脳症では，脳循環自動調節機能を超える著しい高血圧により自動調節能が破綻して脳血流関門の破壊と脳血流の増加を来す結果，脳浮腫を来し，これには血管内皮障害はほとんど伴わない。一方，妊娠高血圧腎症による脳浮腫は血圧上昇に血管内皮障害を伴い，脳血流関門も破綻する結果として生じる[24]。

● 高血圧を伴わない子癇に関連して，可逆性後頭葉白質脳症（posterior reversible leukoencephalopathy syndrome：PRES）という疾患がある。PRES は 1996 年に Hinchey らによって提唱された疾患で，頭痛，痙攣，意識障害などの症状と，MRI で特に後頭葉や頭頂葉の白質に特徴的な画像所見（T1 強調画像：等信号，T2 強調画像：高信号，FLAIR：高信号）を呈する。PRES による脳浮腫は皮質・皮質

症例 2−2 経過 　2　麻　酔

11：28　手術室入室。ニカルジピン 3 mg/時の持続投与下で血圧 174/112 mmHg。心拍数 88bpm。呼吸数 16 回/分。胎児心拍数 138 bpm。酸素マスク 5 L/分にて SpO_2 100％。肺胞呼吸音：正常。閉眼しており，呼びかけに対する反応はなかった。メトクロプラミド 10 mg を静脈投与。

　　　局所麻酔下に動脈圧ラインを確保しながら，麻酔前診察を行った。気道確保困難を予測させる顔貌ではなかった。口腔内の詳細な観察はできなかったが，いびき様呼吸ではなく，痙攣時の舌損傷もないようであった。頭部後屈は確認できなかった。前回の痙攣発作後間もないこと，患者の意識レベルが悪いため区域麻酔の穿刺は困難と考え，全身麻酔を選択することとした。DAM カートを部屋に準備した。

11：45　麻酔器呼吸回路にて酸素化を開始するとともに，レミフェンタニルを0.3 μg/kg/分で開始した。新生児蘇生スタッフに，通常の帝王切開全身麻酔より多くの麻酔薬が胎児に移行することが考えられる旨を伝えた。

11：52　収縮期血圧 140 mmHg 台となり呼吸数が落ちてきたため，輪状軟骨圧迫下に補助呼吸を開始した。

11：55　収縮期血圧 120 mmHg 台。プロポフォール 120 mg，スキサメトニウム 80 mg を投与し，気管挿管を行った。輪状軟骨圧迫下で Cormack 分類グレードⅡであった。収縮期血圧の上昇は 140 mmHg 台であり，手術を開始した。児娩出までセボフルラン 2％を投与した。

11：59　児娩出。アプガースコア 1/5 分値は 2/3 点。UApH 7.16。

　　　児娩出後はプロポフォール，レミフェンタニル，フェンタニルにて麻酔を維持した。$PaCO_2$を 30～32 mmHg で維持した。子宮収縮薬はオキシトシン 2.5 単位/5 分を投与後，5 単位/100 mL を 2.5 単位/時の速度で持続投与を開始したが子宮収縮が悪く，さらに 2.5 単位を緩徐に静注した。

12：40　手術終了。出血量 800 mL（羊水込）。

　　　麻酔薬の投与を中止すると血圧が上昇し始め，ニカルジピンの投与速度を 6 mg/時まで上げた。

13：00 ごろ　自発呼吸が見られ始めた。

13：08　呼びかけに対してうっすら目を開けるようになり，嚥下も見られたため，抜管した。麻酔中の輸液は晶質液 400 mL。

　　意識レベルは夕方までには清明となった。

下白質での血管内皮障害による脳実質内水分増加によるため，血圧上昇がなくても脳浮腫から痙攣発作を生じることがある。

4）予　防

● 尿タンパクがみられる場合や強い浮腫を伴う場合は子癇に注意する必要がある。

● 子癇には前駆症状を伴うことが多い。前駆症状には頭痛，視覚異常（眼華閃発，かすむなど），上腹部痛などがある。これらの症状がみ

られた場合は発作予防のためマグネシウム製剤の投与を検討する。

5）子癇が起きたら

● 北里大学病院における子癇発症時の対応を表4 にまとめる。痙攣発症時の対応と似ているが，高血圧の管理とマグネシウムの投与は，一般的な痙攣時には行われない処置である。

● 胎児心拍数をモニタリングする。母体の低酸素血症や高二酸化炭素血症のために胎児心拍

数が一時的に低下する場合がある。またマグネシウムは基線細変動を減少させるため，マグネシウム投与後の基線細変動の評価には注意が必要である。

● 妊婦に痙攣を来す疾患として，子癇発作の他にてんかん，脳卒中，羊水塞栓症，水中毒（オキシトシン点滴中の電解質異常）などがある。妊娠高血圧腎症妊婦が痙攣を起こせばまず子癇を疑うが，除外診断も必要である（妊娠関連の脳卒中 p. 174 参照）。

● 子癇による死亡はまれで，2010〜2015 年の妊産婦死亡のうち症例検討した 277 例においても子癇による死亡 HDP 患者は 1 例のみ[25]，しかし脳出血による死亡は 22 例存在した[26]。

● 脳出血は誤って子癇と診断されることがあるため，鑑別診断を行うための画像検索は重要である。

6) 手術の緊急度

● 発作中の母体呼吸停止に伴って胎児にも低酸素症が生じている。母体の低酸素血症，高二酸化炭素血症は胎児心拍や子宮収縮に変化を招くが，これらの変化は発作終了後 3〜10 分で収まることが多い[27]。そのため，母体の状態が不安定な場合は帝王切開術を急ぐよりも母体状態を改善し，子宮内で胎児低酸素症・高二酸化炭素血症の回復を待つほうがよい。

● 胎児徐脈が回復しない場合や遅発一過性徐脈が持続してみられる場合は常位胎盤早期剥離や胎児機能不全が考えられるため，早急に児を娩出する。

7) 子癇患者の麻酔

● HDP の麻酔のポイントに加えて以下に注意する。

● NRFS などの理由で超緊急帝王切開術であっても，母体も重篤な状態であり，特に気道・循環管理には慎重な管理が必要な症例である

表4　北里大学病院における子癇発作時の対応

気道
・側臥位
・舌損傷を防ぐためのガーゼを巻いたものを挿入（バイトブロックを用いるときには舌を押し込まないように注意）
・顎先拳上→（必要に応じて）エアウェイ→気管挿管

呼吸
・酸素投与（5〜10 L/分，パルスオキシメータの値を見ながら調節）
・パルスオキシメータ装着
・補助呼吸または調節呼吸を考慮する。

循環
・静脈路確保
・頻回に血圧測定→必要があれば降圧役投与（ニカルジピンを用いることが多い）

薬剤
・硫酸マグネシウム 2 g を 10〜15 分かけてゆっくり静注。以後 1〜2 g/hr で持続投与。再発作時にはさらに 1〜2 g を投与。
・痙攣のコントロールにジアゼパム 5〜10 mg またはチオペンタール 100 mg 程度，プロポフォール 50 mg 程度を投与する場合もある。

「妊娠高血圧症候群の診療指針 2015」によると，硫酸マグネシウムの投与量は，初回発作時は 4 g，再発作時は 2 g であるが，北里大学病院では少なめの用量（初回発作時 2 g）で治療を開始している。

ことを念頭に置く。

● 痙攣に関する評価が必要である。具体的には痙攣のコントロールとそれに伴って投与された薬剤，意識レベルなどの神経症状の評価を行う。痙攣を起こす原因として子癇以外の疾患も考慮する。

● 痙攣発作時に舌を損傷し，舌腫脹や出血が見られることがある。気道確保に関して，妊娠高血圧腎症よりもさらに不利な状況もありうる。

● さらなる脳障害を防ぐため，高血圧を避け，かつ脳組織還流を保つために低血圧を避ける。過換気や高血糖も避けるべきであろう。

● 麻酔法選択についてコンセンサスはないが，意識が清明で，痙攣がコントロールされ，頭蓋内圧亢進症状がなければ区域麻酔が選択されることが多い。状態の落ち着いた子癇患者 12 名の麻酔を脊髄くも膜下麻酔で行い，問題なく管理できたという報告がある[28]。

- 子癇発作後には血圧が上昇している場合が多く，動脈圧ラインを用いて厳重な血圧管理を行うべきである。
- 血中マグネシウム濃度が上がっているため，全身麻酔を行う際には非脱分極性筋弛緩薬の作用増強に注意が必要である。

11 HDP 患者の術後に予想されるトラブル

1）乏尿，無尿

- HDP では血管透過性亢進のため循環血漿量は減少している。この血管透過性亢進は分娩後数日（およそ 2 日）持続するため，通常の輸液量では循環血液量の減少が持続し，乏尿，無尿を呈する[29]。
- 全身浮腫や肺水腫を危惧した輸液制限による循環血漿量減少は腎臓の低酸素性組織障害を来し，不可逆性の腎機能悪化を来す危険性がある。
- 2〜3 日ほどすると血管透過性は正常化して水分が血管内に戻ることで利尿期となり，利尿薬を使用しなくてもアウトオーバーになることが多い。

2）肺水腫

- HDP では血管透過性亢進，低タンパク血症による膠質浸透圧の低下，高血圧による後負荷の増大により肺水腫を来すことがある。多呼吸，咳嗽，呼吸困難などの身体所見や湿性ラ音の聴取の有無とともに胸部X線撮影や肺超音波による肺水腫の評価は必須である。特に尿タンパク量が多い妊娠高血圧腎症では肺水腫になりやすいため，術中，術後の過量輸液には注意が必要である。
- 血管透過性亢進は分娩後数日（およそ 2 日）持続するため，術後に肺水腫が増悪する可能性もある。SpO_2 に注意して管理するが，マスク下に酸素投与やさらに重篤な場合は人工呼吸が必要な場合がある。

3）血栓塞栓症

- 妊娠中は生理的に過凝固，線溶抑制状態になっていること，妊娠子宮による下大静脈や腸骨静脈の圧迫により下肢血流がうっ滞していることからもともと血栓ができやすいが，HDP では血液濃縮状態にあることと高血圧による安静臥床のため，さらに血栓が生じやすい状況下にある。帝王切開術はさらに血栓の増悪因子のため，抗凝固療法や間欠的空気圧迫法を検討する[30]。
- 術前から弾性ストッキングを着用したり，術後は出血傾向がなければ低用量未分画ヘパリン皮下注による血栓予防が推奨されている。

4）子　癇

上記（p. 82）参照。

5）HELLP 症候群

次項（p. 88）参照。

参考文献・・・・・・・・・・・・・・・・・・・・・・・・・・・・

1）日本妊娠高血圧学会．妊娠高血圧症候群新定義・臨床分類　http://www.jsshp.jp/journal/pdf/20180625_teigi_kaiteian.pdf（2019.7.23 アクセス）

2）Pijnenborg R, Anthony J, Davey DA, et al. Placental bed spiral arteries in the hypertensive disorders of pregnancy. Br J Obstet Gynecol 1991；98：648-55.

3）Roberts JM. Preeclampsia：what we know and what we do not know. Semin Perinatol 2000；24：24-8.

4）日高敦夫，福田　洋，中本　収，ほか．妊娠高血圧腎症における病態としての蛋白尿の意義．産婦治療 2009；98：429-39.

5）三宅良明．妊娠高血圧症候群と母体．血圧 2006；13：857-62.

6）Dennis AT. Management of pre-eclampsia：issues for anaesthetists. Anaesthesia 2012；67：1009-20.

7）Bello N, Rendon IS, Arany Z. The relationship between pre-eclampsia and peripartum cardiomyopathy：a systematic review and meta-analysis. J Am Coll Cardiol 2013；62：1715-23.

8) Bateman BT, Polley LS. Hypertensive disorders. In：Chestnut Obstetric Anesthesia. 5th ed. Chestnut DH, Wong CA, Tsen L, et al. eds. Philadelphia：Elsevier Saunders, 2014.

9) 日本産科婦人科学会, 日本産婦人科医会, 編. CQ309-2 妊娠高血圧腎症の診断と診断されたら？ 産婦人科診療ガイドライン産科編 2017. 東京：日本産科婦人科学会；2017. p. 194-8.

10) Valensise H, Vasapollo B, Gagliardi G, et al. Early and late preeclampsia：two different maternal hemodynamic states in the latent phase of the disease. Hypertension 2008；52：873-80.

11) Dennis AT, Castro JM. Echocardiographic differences between preeclampsia and peripartum cardiomyopathy. Int J Obstet Anesth 2014；23：260-6.

12) Izci B, Riha RL, Martin SE, et al. The upper airway in pregnancy and pre-eclampsia. Am J Respir Crit Care Med 2003；167：137-40.

13) Zieleskiewicz L, Contargyris C, Brun C, et al. Lung ultrasound predicts interstitial syndrome and hemodynamic profile in parturients with severe preeclampsia. Anesthesiology 2014；120：906-14.

14) Aya AG, Mangin R, Vialles N, et al. Patients with severe preeclampsia experience less hypotension during spinal anesthesia for elective cesarean delivery than healthy parturients：a prospective cohort comparison. Anesth Analg 2003；97：867-72.

15) Orlikowski CE, Rocke DA, Murray WB, et al. Thrombelastography changes in pre-eclampsia and eclampsia. Br J Anaesth 1996；77：157-61.

16) Yoshimatsu J, Ikeda T, Katsuragi S, et al. Factors contributing to mortality and morbidity in pregnancy-associated intracerebral hemorrhage in Japan. J Obstet Gynaecol Res 2014；40：1267-73.

17) Committee on Obstetric Practice. Committee Opinion no. 514：emergent therapy for acute-onset, severe hypertension with preeclampsia or eclampsia. Obstet Gynecol 2011；118：1465-8.

18) Higgins N, Fitzgerald PC, van Dyk D, et al. The Effect of Prophylactic Phenylephrine and Ephedrine Infusions on Umbilical Artery Blood pH in Women With Preeclampsia Undergoing Cesarean Delivery With Spinal Anesthesia：A Randomized, Double-Blind Trial. Anesth Analg 2018；126：1999-2006.

19) Dyer RA, Emmanuel A, Adams SC, et al. A randomised comparison of bolus phenylephrine and ephedrine for the management of spinal hypotension in patients with severe preeclampsia and fetal compromise. Int J Obstet Anesth 2018；33：23-31.

20) CMACE：Anaesthesia. Saving mothers' lives 2003-2005 report. London, 2007.

21) 日本産科婦人科学会, 編. 産婦人科用語集・用語解説集. 改訂第2版. 東京：金原出版；2008. p.259.

22) 中井祐一郎, 石河 修, 荻田幸雄, ほか. 子癇：臨床像と管理のポイント. 血圧 2001；8：969-73.

23) 日本妊娠高血圧学会, 編. CQ1 子癇の病態は？ 妊娠高血圧症候群の診療指針 2015. 東京：メジカルビュー社；2015. p.136-8.

24) 日高敦夫, 福田 洋, 中本 収, ほか. 高血圧重度と子癇発作, 並びに MgSO4 の作用機序─脳循環自動調節機序から─. 産婦治療 2010；100：1074-83.

25) Katsuragi S, Tanaka H, Hasegawa J, et al. Analysis of preventability of hypertensive disorder in pregnancy-related maternal death using the nationwide registration system of maternal deaths in Japan. J Matern Fetal Neonatal Med 2019；32：3420-6.

26) 妊産婦死亡症例検討評価委員会, 日本産婦人科医会. 母体安全への提言 2017, Vol.8. http://www.jaog.or.jp/wp/wp-content/uploads/2018/09/botai_2017.pdf（2019.7.23 アクセス）

27) 日本妊娠高血圧学会, 編. 妊娠高血圧症候群の診療指針 2015. 東京：メジカルビュー；2015.

28) Singh R, Kumar N, Jain A, et al. Spinal anesthesia for lower segment Cesarean section in patients with stable eclampsia. J Clin Anesth 2011；23：202-6.

29) 水上尚典. 産科救急医療の ABC シリーズ肝機能障害. 産と婦 2001；68：1188-94.

30) 日本産科婦人科学会, 日本産婦人科医会, 編. CQ004-2 分娩後の静脈血栓栓塞症（VTE）の予防は？ 産婦人科診療ガイドライン産科編 2017. 東京：日本産科婦人科学会；2017. p.15-9.

（河野 照子, 日向 俊輔, 加藤 里絵）

3 HELLP 症候群

症例 3-1 経過 1 麻酔依頼

34 歳, 0 妊 0 経, 身長 159 cm, 体重 62 kg (非妊娠時 55 kg)。不妊治療 (融解胚移植) で妊娠成立し, その後ヘパリンカルシウム (5,000 単位, 1 日 2 回) と低用量アスピリン (100 mg/日) で妊娠を維持していた。不妊治療中にプロテイン S 活性が低いことが判明したため, 妊娠 10 週の時点で大学病院を紹介された (プロテイン S 活性：39%)。

妊娠 28 週で低用量アスピリンは中止とし, 以後ヘパリンの自己注射のみ継続していた。自宅での血圧は 100～110/60～70 mmHg であったが, 妊娠 34 週ごろから 130/80 mmHg 台と上昇傾向を認めた。

妊娠 37 週 2 日の外来で血圧 142/85 mmHg であったため, 分娩前管理の目的で妊娠 37 週 4 日に入院となった。

入院時の血圧は 137/75 mmHg, 心拍数は 66 bpm で, 胎児心拍異常はなかった。翌日夜, 妊娠 37 週 5 日悪心が出現した。翌朝には血圧が 174/89 mmHg, 心拍数は 76 bpm であり, 尿タンパク (3+), 尿潜血 (3+) となった。血液検査では血小板数 19.2 万/μL, PT-INR<1.0, 間接ビリルビン 1.5 mg/dL, aPTT 24.7 秒, アンチトロンビンⅢ 70%, AST 37 IU/L, ALT 24 IU/L であった。高血圧に対してヒドララジンを 10 mg 服用させたが降圧できず, 血圧は 170～190/90～100 mmHg であったため緊急帝王切開術が申し込まれた。昼の時点の血小板数 15.9 万/μL, PT-INR<1.0, aPTT 23.8 秒, アンチトロンビンⅢ 70%, AST 218 IU/L, ALT 140 IU/L であった。

症例 3-1 経過 2 麻酔および術後経過

入室時の血圧 170/84 mmHg, 心拍数 78 bpm, SpO₂ 98%であった。区域麻酔が可能と判断し, L₃/₄ 間より脊髄くも膜下穿刺を行い, ブピバカイン 12 mg, フェンタニル 20 μg, モルヒネ 150 μg を用いて脊髄くも膜下麻酔を行った。

麻酔 5 分後には血圧 130/78 mmHg, 心拍数 72 bpm, SpO₂ 97%となった。術中は酢酸リンゲル液 200 mL, ヒドロキシエチルデンプン生食 200 mL を輸液, 出血量 (羊水込) 650 mL, 尿量 40 mL, 手術時間 48 分で問題なく終了した。児は 2,370 g, 臍帯動脈血の pH 7.30, アプガースコア 1 分, 5 分値はいずれも 9 点であった。

帰室 3 時間後の血小板数 13.7 万/μL, PT-INR<1.0, aPTT 25.5 秒, アンチトロンビンⅢ 64%, AST 224 IU/L, ALT 133 IU/L であったが, 翌朝は血小板数 7.8 万/μL, PT-INR<1.0, aPTT 30.9 秒, アンチトロンビンⅢ 62%, AST 84 IU/L, ALT 75 IU/L となった。

これらの異常値は術後 3～5 日目に正常値に戻った。

1 HELLP 症候群とは

- HELLP 症候群の診断と管理/治療はいまだ完全には確立されていない (表 1)[1,2]。基本的には微小血管障害性の溶血 (間接ビリルビン≧1.2 mg/dL, LDH≧600 IU/L), 血小板減少 (≦10 万/μL) に, 肝臓の類洞のフィブリン閉塞による肝酵素の上昇 (AST≧70 IU/L 以上) を伴い (図 1), 症状, 症候, 検査値などはさまざまである。病態の悪化が急激であることも多く, 診断と管理/治療には迅速かつ多面的な検討が必要となる[3]。ただし上記の

表1 HELLP 症候群の診断基準

	ミシシッピー基準			テネシー基準
溶血	微小血管溶血性貧血 →塗抹標本で分画化赤血球 間接ビリルビン≧1.2 mg/dL			左同様
	LDH≧600 U/L			左同様
	クラス1	クラス2	クラス3	
肝酵素上昇 〔AST(IU/L)〕	≧70	≧70	≧40	≧70
血小板減少 (10^9/L)	≦50	51〜100	100〜150	≦100

〔Sibai BM, Ramadan MK, Usta I, et al. Maternal morbidity and mortality in 442 pregnancies with hemolysis, elevated liver enzymes, and low platelets(HELLP syndrome). Am J Obstet Gynecol 1993；169：1000-6, Martin JN Jr, Brewer JM, Wallace K, et al. Hellp syndrome and composite major maternal morbidity：importance of Mississippi classification system. J Matern Fetal Neonatal Med 2013；26：1201-6 より改変引用〕

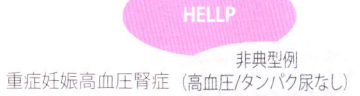

重症妊娠高血圧腎症（高血圧/タンパク尿なし）　HELLP　非典型例

図1 重症妊娠高血圧腎症と関連疾患

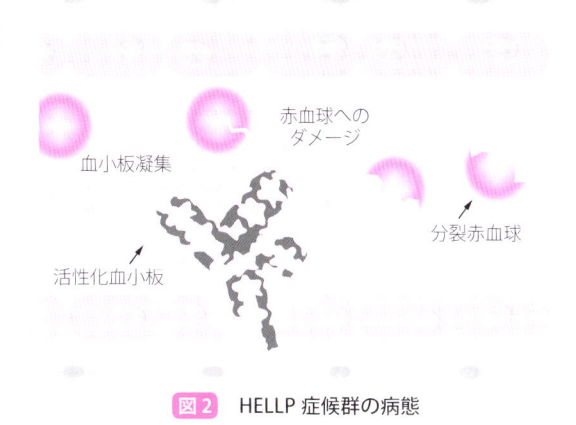

血小板凝集　活性化血小板　赤血球へのダメージ　分裂赤血球

図2 HELLP 症候群の病態

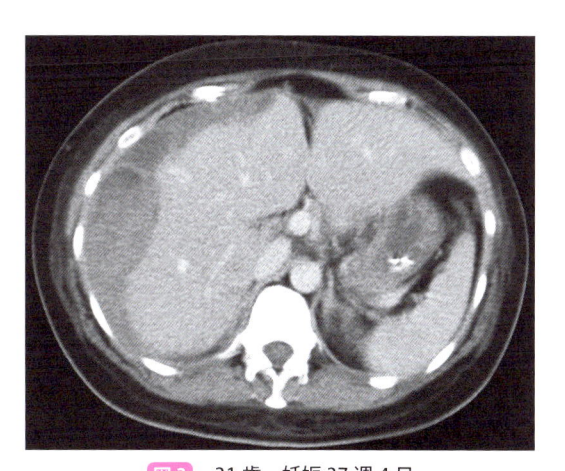

図3 31歳，妊娠37週4日
脳出血，肝被膜下血腫を合併した HELLP 症候群の妊婦の肝 CT 写真（北里大学病院症例）。

3つの検査基準のうち1〜2つしか満たさないものを partial HELLP 症候群と称し，その場合には保存的に管理できる症例もある。

- 母体症状として多くに高血圧（85%），タンパク尿（90〜95%）が見られ，右季肋部痛（60〜80%）の頻度も高い[1]。そのほか，悪心・嘔吐（40%），頭痛（40〜60%）も見られるが必須症状とはいえない。高血圧，タンパク尿のない HELLP 症候群も15〜20%存在する。

1）発症時期

- 分娩前の発症が約70%で，妊娠28〜36週に発症のピークがあり，残り約30%が分娩後48時間以内の発症である[1]。

2）危険因子

- 以前の妊娠で HELLP 症候群を発症した場合の再発率は高い。妊娠高血圧腎症と異なり，初産婦はリスクファクターとはならない。

3）病　態

- 基本病態として血管内皮細胞障害から血小板の活性化が生じることで全身の血栓性微小血管障害/血流障害に起因する赤血球分裂（図2），ひいては全身の臓器障害を生じる[4]。
- ADAMTS13 活性の低下とそれに伴うフォンビレブラント因子の活性増加が病態に大きく関与していることが示唆されている[5]。血管

症例 3-2 経過 1　麻酔依頼

　28歳，身長162 cm，体重73 kgの妊婦が北里大学病院に開業医から紹介入院となった。1週間前より全身倦怠と咳が出現し，経過観察していたところ妊娠39週3日目に陣発し鎮痛薬は特に用いず経腟分娩となったが，その後500 mLの性器出血を来した。診察の結果，胎盤遺残があったため，麻酔の依頼があった。

症例 3-2 経過 2　麻酔および術後経過

　プロポフォール（総量120 mg）とフェンタニル（総量150 µg）を用い，マスク下全身麻酔で処置を行った。問題なく覚醒，1時間後に胸痛，左の半身麻痺が出現し，血圧152/106 mmHg，心拍数は110 bpmであった。その2時間後には37.8℃の発熱を認め，血圧112/72 mmHg，心拍数は112 bpm，超音波装置を用いて心駆出率を計測すると20％であり，意識が朦朧とし，JCS 10点となった。前腕の点状出血に気づいた。

　血液検査では，Hb 6.0 g/dL，血小板数1.4万/µL，AST 158 IU/L，LDH 2,236 U/L，間接ビリルビン1.6 mg/dLであった。

　鑑別診断の結果，血栓性血小板減少症と診断され，新鮮凍結血漿補充療法を行いつつ，血漿交換を4日間にわたり行いながら全身管理を行った。

　1週間後に軽度の左半身麻痺を残して回復した。ADAMTS13活性は正常の5％以下であった。

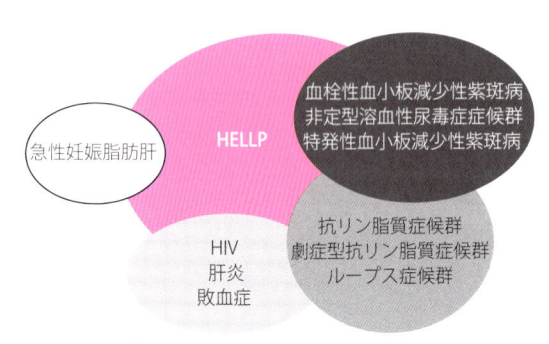

図4　HELLPの鑑別診断，疾患の重複

透過性の亢進による浮腫や血漿量の減少が病態を悪化させる。血液濃縮の結果，ヘモグロビン値やヘマトクリット値，尿素窒素，クレアチニン，尿酸値などは上昇する。

4) 各臓器への影響[1]

- 脳：出血/脳梗塞，痙攣，脳症，網膜剥離
- 呼吸器：肺水腫，成人呼吸促迫症候群
- 肝：肝被膜下血腫（図3），肝破裂，腹水，肝不全
- 腎：腎不全
- 血液：播種性血管内凝固症候群（disseminated intravascular coagulation：DIC）
- 胎児/新生児：常位胎盤早期剥離，子宮内胎児発育不全，子宮内胎児死亡，新生児血小板減少症，新生児呼吸促迫症候群

2　鑑別診断（図4，表2）

1) 血栓性血小板減少性紫斑症（thrombotic thrombocytopenic purpura：TTP，ミニ解説参照）

- 症例3-2はTTPの症例である。
- 溶血性貧血，血小板減少（≦2万/µL）が著明で，肝酵素上昇の割にLDHやビリルビンの著しい上昇が見られる（LDH：AST比≧25：1）。50％以上の患者でトロポニンの上昇もみられる。ADAMTS13活性の著明な減少が

表2 HELLP 症候群，血栓性血小板減少性紫斑病（TTP），溶血性尿素症候群（HUS），急性妊娠脂肪肝（AFLP）の臨床および検査所見による鑑別

	HELLP 症候群	TTP および HUS	AFLP
高血圧	あり（85%）	20〜75% in TTP/80〜90% in HUS	±（50%）
貧血	±（<50%）	重症（100%）	なし
血小板減少	あり（>2万/μL）	TTP<2万/μL/HUS>2万/μL	±（>5万/μL）
AST	上昇（100%）	正常（100以下）	上昇（100%）
LDH	上昇（600以上）	きわめて上昇（1000以上）	上昇（さまざま）
ビリルビン	上昇（間接型）	上昇（間接型）	上昇（直接型）
フィブリノゲン	正常	正常	全例減少
アンチトロンビンⅢ	±	正常	減少（活性<50%）
グルコース	正常	正常	減少（50〜60%）
アンモニア	正常	正常	上昇（50%）
クレアチニン	±	高度上昇	高度上昇
タンパク尿	あり（90〜95%）	＋	±（30〜50%＋）

表中の数字は出現頻度

35〜100%程度で見られる。半数近くに発熱が見られる。悪心・嘔吐や腹痛がよく見られる。

● 他臓器にも血栓を起こしやすく，中枢神経系障害が70〜80%，虚血性心疾患，心不全，腸管壊死，腎不全も惹起される。

● 血小板凝集を促進し血栓症を助長するため，血小板輸血は禁忌である。

2）非典型溶血性尿素症候群（atypical hemolytic-uremic syndrome：aHUS）

● 溶血性貧血，血小板減少（≧2万/μL）が著明で，肝酵素上昇の割にLDHやビリルビンの著しい上昇が見られる点は血栓性血小板減少症と類似する。

● 妊娠中の発症は少なく，主として産褥2〜10日後に生じる。

● 急性腎不全，血小板減少，微小血管溶血性貧血を三徴とする。

● ADAMTS13活性の減少はまれである。中枢神経症状も見られない。

● 唯一の治療は血漿交換である（表3）。

表3 HELLP 症候群類似疾患の急性期治療

HELLP 症候群	MgSO$_4$，降圧薬，輸液制限
TTP	新鮮凍結血漿，血漿交換，副腎皮質ステロイド，MgSO$_4$
aHUS	血漿交換
AFLP	分娩，新鮮凍結血漿，グルコース補充
SLE	副腎皮質ステロイド，免疫抑制薬（アザチオプリン，シクロスポリン），免疫グロブリンiv.
劇症型抗リン脂質症候群	血漿交換，副腎皮質ステロイド，低分子ヘパリン，免疫グロブリンiv.シクロフォスファミド，リツキシマブ
敗血症	抗菌薬（メロペネムなど）
産褥血栓性微小血管症候群	血漿交換

3）急性妊娠脂肪肝（acute fatty liver of pregnancy：AFLP）

● 血小板の減少は著明でなく，溶血性貧血は見られない。妊娠末期に悪心・嘔吐，腹痛，黄疸（ビリルビンの上昇），INR と APTT の上昇，フィブリノゲンやアンチトロンビンⅢの低下が見られる。

● 腎不全や DIC の頻度が高い。

ミニ解説　血栓性血小板減少性紫斑病（TTP）

Eli Moschcowitz（1924 年）という米国医師により最初に報告されたため Moschcowitz 病ともいわれている。先天性と後天性のものがあり，先天性（常染色体劣性）のものは ADAMTS13 の活性低下または欠損に基づいて血漿フォンビレブラント因子が切断されず，血小板血栓が発達し，さらにフィブリン網が廻らされ，通過赤血球が破壊されていく（血小板減少と黄疸で生後間もなく発症，Upshaw–Schulman 症候群）。後天的なものは薬剤，妊娠，HIV 感染，悪性腫瘍などの原因による ADAMTS13 の著減や，病原大腸菌 O157：H7 株が産生する毒素ベロトキシン/抗癌剤/放射線などによる細小血管内皮細胞障害が引き金にもなる。後天性の男女比は 1：1 であるが，20〜40 歳では 1：2 で女性に多い。

1966 年には，AmorosiとUltmannによって以下の5徴が指摘されているが，すべてが揃うとは限らない。

①血小板減少性紫斑
②溶血性貧血
③腎機能障害
④発熱
⑤動揺性精神神経症状（頭痛，意識障害，錯乱，麻痺，失語，知覚障害，視力障害，痙攣）

上記のうち，①〜③は，溶血性尿毒症症候群でも見られ，鑑別はしばしば困難である。

治療としては，先天性のものは FFP 輸血による ADAMTS13 の補充である。後天性のものに対しては血漿交換である。緊急止血のために血小板輸血がやむを得ない場合もあるが，一般的には血小板輸血は症状の急性増悪の危険性があるため予防的血小板輸血は禁忌である。ステロイドのパルス療法も併用される。

難治性の TTP に対しては，ビンクリスチンやガンマ・グロブリン製剤の使用，また最近では，ADAMTS13 抑制抗体を産生する B リンパ球を枯渇させ，抗体産生を抑制するリツキサン® という抗 CD20 キメラモノクロナール抗体製剤の有効性が期待されている。時として脾臓摘出術が有効である。

- CT 上，肝の脂肪沈着があり，組織学的には肝細胞内に壊死，炎症，線維化を伴わない微小顆粒状脂肪滴の沈着が見られることで確定診断される。
- 妊娠を終了させない限り肝不全となり母児の予後は不良である。
- 病因の詳細は不明であるが，ミトコンドリアの代謝異常が報告されており，脂肪酸の β 酸化障害/リポタンパク合成および転送障害が示唆される。AFLP を反復した母親の児からは脂肪酸の β 酸化に関与する酵素 long-chain-3-hydroxyacyl-coenzyme A dehydrogenase（LCHAD）の欠損が認められている。

4）抗リン脂質抗体症候群

- 動静脈血栓，反復流産，IUFD，HDP，HELLP

症候群により抗リン脂質抗体症候群と診断される場合がある。

5）全身性エリテマトーデス（systemic lupus erythematosus：SLE）増悪

- 溶血性貧血，血小板減少が見られるが必須症状ではない。ループス腎炎（タンパク尿，高血圧），DNA 抗体の上昇，補体の低下が見られる。腎炎の程度により高血圧，タンパク尿が見られる。

6）産褥血栓性微小血管症候群

- 治療抵抗性の産褥 HELLP では本疾患を疑う。他臓器障害を伴う血栓性微小血管症/DIC を発症しやすい。
- これらの急性期治療を表3 に示す。

3 HELLP 症候群の適応と緊急度[3]

- 分娩による妊娠中断が唯一の治療であり、特に妊娠 34 週以後であれば積極的に娩出を計画するが、分を争うまでの緊急性は低い。ただし、胎児機能不全、DIC、肝梗塞/出血、常位胎盤早期剥離などが認められれば緊急性は高くなる。分娩様式は原則、帝王切開術であるが、一定の条件が整えば経腟分娩を行うこともある。

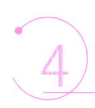

4 術前の産科的管理上の注意点

1) 妊娠の中断時期

- 時期を逸すると肝酵素の急激な上昇に伴い産科 DIC に発展するため、浮腫やタンパク尿を呈した妊婦では、血小板数、アンチトロンビン活性などの推移を厳密に判断し、適切な妊娠中断の時期を決める必要がある。
- 血小板数が 10 万/μL 以上、かつアンチトロンビン活性 60%以上で分娩中断を行えば肝酵素異常が認められていても産科 DIC に発展する可能性は低い。
- 妊娠 34 週以前で、HELLP 症候群に伴う母体の重症合併症がなく、胎児の状態が比較的安定している場合にはまず対症療法が 48 時間を目安に行われる場合もある。

2) 妊娠中断までの薬物管理

- 妊娠中断までは、妊娠高血圧腎症同様、ヒドララジン、ニフェジピンなどにより収縮期血圧で 160 mmHg、拡張期血圧で 105 mmHg 以下にコントロールを行う。
- 子癇予防にマグネシウムを投与する。これにより胎児の脳保護作用の可能性も示唆される[6]さらに近年ではマグネシウムの凝固機能や血管内皮に対する影響も明らかになってき

ており、フォンビレブラント因子の裁断化の促進[7]や血管内皮成長因子の増加が示されている[8]。

- 血小板数が 5 万/μL 以下では血小板輸血を考慮する。分娩後は母体とともに新生児の血小板減少にも注意が必要である。ただし母体の血小板の程度と新生児の血小板減少の程度は必ずしも相関しない。
- 過度の輸液は肺水腫、全身の浮腫を惹起しやすいので注意を要する。輸液の目安として、80 mL/時に異常体液損失を加えた量程度にすることで、肺水腫発生率の著明な減少を示すとする研究もある[9]。乏尿が見られるような場合には中心静脈圧などのモニターを行いながら最低限の輸液計画を行うことが望ましい。
- HELLP 症候群の重症化防止や妊娠期間延長にステロイドが寄与する可能性が示唆されていたが、現在までにそれらを強く支持する結果は得られていない。しかしながら胎児の肺成熟を目的に投与されることはありうる。

5 HELLP 症候群の麻酔計画

1) 麻酔計画の基本

- 基本的な病態は重症妊娠高血圧腎症であるため、麻酔管理も重症妊娠高血圧腎症の麻酔に準ずるが[10]、中でも HELLP 症候群は血液凝固障害の悪化が急激であることに注意しなければならない。血小板数、血小板機能は数時間で急激に低下する。それとともに常位胎盤早期剥離が発生しやすい。
- 手術前の血小板数が 5 万/μL 以下の場合には血小板輸血の適応を産婦人科医とともに検討する。HELLP 症候群に対する麻酔法自体によって予後が影響される可能性はきわめて低い[11]。

コラム　HELLP 症候群の麻酔法選択について

「HELLP の妊婦で帝王切開術が必要なので麻酔をお願いします」といわれると，「え〜と HELLP か，ということは溶血，肝酵素上昇，血小板低下か，じゃあ全身麻酔だな」と短絡的に麻酔法を決定してしまっている麻酔科医もいるかもしれない。しかし，本症例 3−1 のように区域麻酔で行うことが可能な病態もある。確かに刻々と進行する病態を考えると検査値が出た段階で凝固能がまだ保たれていても麻酔開始時にはどうなっているかは保証されない。しかし妊婦における気道確保困難，挿管困難の率の高さ，誤嚥性肺炎のリスク以外にも，HELLP 症候群が HDP と共通の病態を有していることを考えると，気管挿管に伴う異常高血圧，さらには脳出血に対するリスクを冒しても全身麻酔を施行せざるをえないかどうか慎重にかつ迅速に判断する必要がある。ワンポイントの検査結果にこだわらず，検査値の時間的推移とともに呼吸循環の変化，浮腫の状態，気道評価，肥満などのリスクを総合的に判断しなければならない。

2) 麻酔法の選択

- 直前の術前検査で十分な血液凝固能が保たれていれば区域麻酔で行うことも可能である。一般的には血小板が 7.5 万/μL 以上あれば，それだけで区域麻酔を回避する必要はないが，HELLP 症候群の場合は，急激な病態の悪化も考慮して安全域をやや高く血小板数の目安を 10 万/μL 以上としたい。
- 交感神経遮断が緩徐な硬膜外麻酔のほうが脊髄くも膜麻酔より安全とされていた時期もあったが，現在では血圧の低下に差はなく，むしろ後者のほうが脊柱管内での血管損傷は少なく，麻酔効果が確実であるとされている。また時間経過とともに懸念される血液凝

固能の悪化の可能性を考慮すると，硬膜外カテーテル留置はリスクを背負うことになる。したがってわれわれはこのような症例で，区域麻酔の禁忌でない場合には，脊髄くも膜下麻酔を好んで用いている。仮に硬膜外麻酔で行った場合には，麻酔後に硬膜外カテーテルを抜去する前に血液凝固異常や血小板異常の悪化がないことを確認して硬膜外カテーテルの抜去を行う。一般に血小板数が 10 万/μL 以上に回復するのには数日以上かかる。

- HELLP 症候群では血液凝固異常が急激に進行するために，血小板数が 10 万/μL 万を下回っていた場合には，血小板が軽度低下する他疾患合併妊婦に対する帝王切開術とは異なり，麻酔は全身麻酔で行わざるをえない場合が多い。

3) 麻酔管理上の問題点

- 基本的な病態は重症妊娠高血圧腎症であるため，気道の評価は通常の妊婦に対するよりも慎重に行う必要がある。気道の浮腫は著明であり，まして陣痛が発来している場合は気道狭窄の悪化が示唆される。これらは，仮に区域麻酔を選択する際にも評価しておくことが重要である。硬膜外麻酔時の局所麻酔薬中毒やアナフィラキシーショック，出血性ショック，喘息発作など区域麻酔中であっても全身麻酔への変更を余儀なくされる場合があるからである。
- 全身麻酔を行う際には，特に喉頭展開，気管挿管，覚醒の際の異常高血圧の予防と対策を十分に立てておく必要がある（Ⅱ章 2．妊娠高血圧症候群・子癇，p. 73 を参照）。また術前にマグネシウムが投与されている妊婦では，非脱分極性の筋弛緩薬が予期せず延長することがあるので，できれば筋弛緩モニター下の筋弛緩薬の投与と，モニターの値を見ながら気管チューブ抜管のタイミングを図るのが望ましい。

● HELLP 症候群に伴う肝被膜下血腫は重篤であり，太い輸液路を複数確保し，中心静脈路が必須となる。大量輸液プロトコールのもとに RBC だけでなく同量以上の FFP や他の血液凝固因子の補充が必要となる。迅速な対応をしていても死亡率は 50％近くにも及ぶ。

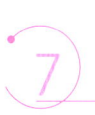 6　麻酔後の予想される問題点

● 凝固異常は分娩後 48 時間以内に回復することが多いが，必ずそうなるということもなく，症例 3-2 のように緩徐な経過をたどる場合もあるため，硬膜外カテーテルが留置された場合には血液凝固能の評価なしに抜去することは硬膜外血腫の危険性がきわめて高い。

● 全身麻酔で用いた筋弛緩薬を抗コリンエステラーゼ薬（ワゴスチグミン®）または筋弛緩回復薬（スガマデクス）で拮抗させた場合であっても，まれに再度筋弛緩効果が出現（再クラーレ化）することがあるので，術当日は夜間も呼吸状態の観察を怠ってはならない。

7　術中，術後の産科管理上の注意点

● 子癇予防に投与したマグネシウムは分娩 1～2 日後まで継続する。

● 血小板数，アンチトロンビンⅢの減少や肝酵素の上昇は，分娩後数日はさらに悪化することがあるので，慎重に経過を追う必要がある。

● 術中には少なからず輸液負荷がかかるので，術後の肺水腫の発生の有無には注意を払う必要がある。

参考文献

1) Sibai BM, Ramadan MK, Usta I, et al. Maternal morbidity and mortality in 442 pregnancies with hemolysis, elevated liver enzymes, and low platelets（HELLP syndrome）. Am J Obstet Gynecol 1993；169：1000-6.

2) Martin JN Jr, Brewer JM, Wallace K, et al. HELLP syndrome and composite major maternal morbidity：importance of Mississippi classification system. J Matern Fetal Neonatal Med 2013；26：1201-6.

3) Sibai BM. Diagnosis, controversies, and management of the syndrome of hemolysis, elevated liver enzymes, and low platelet count. Obstet Gynecol 2004；103：981-91.

4) Abildgaard U, Heimdal K. Pathogenesis of the syndrome of hemolysis, elevated liver enzymes, and low platelet count（HELLP）：a review. Eur J Obstet Gynecol Reprod Biol 2013；166：117-23.

5) Hulstein JJ, van Runnard Heimel PJ, Franx A, et al. Acute activation of the endothelium results in increased levels of active von Willebrand factor in hemolysis, elevated liver enzymes and low platelets（HELLP）syndrome. J Thromb Haemost 2006；4：2569-75.

6) Doyle LW, Crowther CA, Middleton P, et al. Antenatal magnesium sulfate and neurologic outcome in preterm infants：a systematic review. Obstet Gynecol 2009；113：1327-33.

7) Dong JF, Cruz MA, Aboulfatova K, et al. Magnesium maintains endothelial integrity, up-regulates proteolysis of ultra-large von Willebrand factor, and reduces platelet aggregation under flow conditions. Thromb Haemost 2008；99：586-93.

8) Weintraub AY, Amash A, Eshkoli T, et al. The effects of magnesium sulfate on placental vascular endothelial growth factor expression in preeclampsia. Hypertens Pregnancy 2013；32：178-88.

9) Thornton CE, von Dadelszen P, Makris A, et al. Acute pulmonary oedema as a complication of hypertension during pregnancy. Hypertens Pregnancy 2011；30：169-79.

10) Dennis AT. Management of pre-eclampsia：issues for anaesthetists. Anaesthesia 2012；67：1009-20.

11) Ramanathan J, Khalil M, Sibai BM, et al. Anesthetic management of the syndrome of hemolysis, elevated liver enzymes, and low platelet count（HELLP）in severe preeclampsia. A retrospective study. Reg Anesth 1988；13：20-4.

（奥富　俊之）

4 前置胎盤

症例 4-1 経過 ① 麻酔依頼

朝 7:00 ごろ妊娠 33 週，前置胎盤の妊婦の性器出血が増えているので緊急帝王切開術を行いたいという連絡があった。1 時間以内に入室できないかという打診があった。

1 定義・分類

- 胎盤が正常より低い部分の子宮壁に付着し，組織学的内子宮口を覆うかその辺縁が組織学的内子宮口にかかる状態をいう。組織学的内子宮口を覆う程度により全前置胎盤，部分前置胎盤，辺縁前置胎盤に分類する[1]（図 1）。
  - ・全前置胎盤（total placenta previa）：組織学的内子宮口を覆う胎盤の辺縁から組織学的内子宮口までの最短距離が 2 cm 以上の状態
  - ・部分前置胎盤（partial placenta previa）：組織学的内子宮口を覆う胎盤の辺縁から組織学的内子宮口までの最短距離が 2 cm 未満
  - ・辺縁前置胎盤（marginal placenta previa）：組織学的内子宮口を覆う胎盤の辺縁から組織学的内子宮口までの距離がほぼ 0 cm の状態
- 組織学的内子宮口を覆っておらず，組織学的内子宮口とそれにもっとも近い胎盤辺縁との距離が 2 cm 以内の状態を低置胎盤（low lying placenta）という。

2 頻 度

- 全分娩の 0.5～1.0%[2]で，帝王切開率の上昇などにより，近年増加傾向にある。北里大学病院では，1974～1978 年の 5 年間の分娩数 7,104 例のうち 63 例（0.89%）が前置胎盤であったが，2001～2006 年の 6 年間では 7,103 例中 96 例（1.35%）と，1.5 倍に増加している。
- 人種間でも頻度に差がみられ，Yang らは，白人，黒人女性と比較し，アジア女性は 1.39～2.15 倍と前置胎盤の罹患率が高いことを報告している[3]。

3 危険因子

- 35 歳以上，多産婦，帝王切開術既往，喫煙などが危険因子となる[4]。体外受精や早産も危険因子との報告がある[5]。

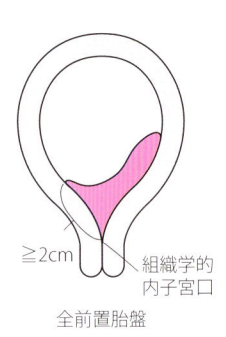 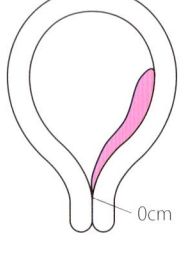 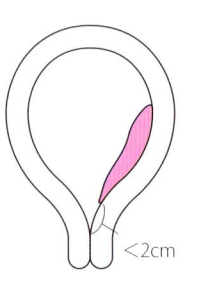

≧2cm 組織学的内子宮口 ／ 全前置胎盤 ｜ <2cm 部分前置胎盤 ｜ 0cm 辺縁前置胎盤 ｜ <2cm 低置胎盤

図1 前置胎盤の分類

- Clark らの報告によると，既往帝王切開術の回数が 0，1，2，3，4〜6 と増加するにつれ，前置胎盤の頻度は 0.26，0.65，1.8，3.0，10.0％に増加した[6]。
- 前置胎盤妊婦の 4〜8％は次回妊娠時にも前置胎盤を発症することから[7]，前置胎盤の既往も危険因子と考えられる。

④ 診 断

- 胎盤が組織学的内子宮口を覆う程度により前置胎盤を診断する。
- 組織学的内子宮口は，超音波断層法により描出された頸管腺組織の子宮体部側の末端の部分とみなすとされている。妊娠 20 週ごろまでに子宮狭部が伸展し，組織学的内子宮口が本来の内子宮口（産科学的内子宮口）になるといわれているため，日本産科婦人科学会は，妊娠 16〜20 週以降に診断するべきであるとしている[1]。
- 子宮増大や子宮下部の伸長に伴い内子宮口と胎盤辺縁の位置関係が変化することがあり，妊娠早期に前置胎盤と診断された症例ほど最終的には前置胎盤でなくなる例が多いと報告されている[8]。そのため，日本産科婦人科学会の「産婦人科診療ガイドライン」では，妊娠中期は「前置胎盤疑い」診断に留め，妊娠31 週末までに前置胎盤の診断を行うとしている[9]。

⑤ 術前周産期管理

1) 警告出血への対応

- 妊娠 28〜30 週ごろの生理的子宮収縮に伴ってみられる性器出血を警告出血と呼ぶ。警告出血は少量で，必ずしも痛みを伴わず自然に止血することが多いが，出血を繰り返したり，大量出血を来す可能性があるので十分に注意が必要である。

2) 高次施設への紹介

- 日本産科婦人科学会の「産婦人科診療ガイドライン産科編 2017」には「自院では緊急時の対応困難」と判断した場合には妊娠 32 週末までに他院を紹介するとあるが[9]，術前準備などに必要な時間を考慮し，前置胎盤と診断された場合にはできるだけ早期に紹介することが望ましいと思われる。

3) 自己血貯血

- 前置胎盤の帝王切開術では出血量が多くなることがあるため，事前に自己血貯血を 800〜1,200 mL 貯血する。貧血などで貯血ができなかった場合は，同種血を準備し，術中の多量出血に備える。

4) 早産対策

- 「産婦人科診療ガイドライン産科編 2017」では妊娠 37 週末までの帝王切開術を推奨しているが，出血などにより早期娩出が必要になることが多い。前置胎盤の平均分娩週は妊娠34〜35 週と報告され，NICU を含めた早産対策が必要となる[9]。
- 子宮収縮抑制薬投与による出血回数の減少や分娩後輸血量の減少の効果については明らかではないが，入院から分娩までの期間延長，児の出生体重増加には効果があると思われ，切迫早産徴候を認めた症例には積極的に子宮収縮抑制薬の投与を行う[10]。
- 妊娠 34 週未満の早産となる可能性が高い場合には副腎皮質ステロイド投与を行っておく（ミニ解説参照）。

5) 予防的入院管理

- 外来管理群では周産期死亡率，早産率，新生児入院率が高かったとの報告[11]がある一方，予防的入院管理を行っても周産期予後に差はないとの報告[12]もみられる。前置胎盤の予防的入院効果については一定の見解が得られて

ミニ解説　早産が予想される胎児への副腎皮質ステロイド投与

　早産児の合併症を減らすための治療として，妊娠中の母体を介してのステロイド投与が行われる。ステロイドはサーファクタントの重要な成分であるフォスファチジルコリンの合成に関与する酵素に働き，サーファクタントの産生が亢進し，呼吸窮迫症候群が減少する。また，胎児の脳，皮膚，消化管の成熟を促進し，頭蓋内出血や脳室周囲白質軟化症，壊死性腸炎などの予防や，新生児死亡率の低下などの効果も得られる。ベタメタゾン（リンデロン®）12 mg 筋肉注射を 24 時間間隔で 2 回投与する方法と，デキサメサゾン（デカドロン®）6 mg 筋肉注射を 12 時間間隔で 4 回投与する方法がある。24〜34 週までの切迫早産例で，1 週間以内に早産するリスクが高い症例が対象となる。投与後 1 週間以内に分娩に至らなかった場合には反復投与も考慮されるが，長期ステロイド投与の副作用として絨毛膜羊膜炎，高血圧，左室肥大，副腎機能抑制，腸管穿孔，脳性麻痺などが報告され，呼吸窮迫症候群の発症予防効果も単回投与と反復投与で差を認めないため，現時点では 1 クールのみの単回投与が推奨されている。

おらず，入院時期も施設によってさまざまである。

- 子宮頸管長（経腟超音波検査で測定）が警告出血や緊急帝王切開の指標となり，35 mm 以下の頸管長短縮例では入院管理を勧めるのがよいとの報告もある[13]。
- 北里大学病院では予防的入院管理は行っていないが，警告出血や頻回の子宮収縮を認める場合にはただちに入院管理とし，切迫早産の治療を行っている。

6）癒着胎盤の診断

- 前置胎盤の約 5〜10％に癒着胎盤を合併する[6]。
- 帝王切開術既往回数が 1，2，3，4 回と増加すると癒着胎盤の合併率がそれぞれ24，47，40，67％と上昇するとの報告があり[6]，帝王切開術既往のある前置胎盤では特に注意が必要である。
- 超音波所見や MRI を用いて癒着胎盤を診断（Ⅱ章 5．癒着胎盤，p. 108 参照）する。術前に癒着胎盤が疑われる場合には，出血対策を十分に行ったうえで帝王切開術を施行することが重要である。
- 北里大学病院では，前置胎盤を癒着胎盤の可能性によって 3 つのレベルに分類し，レベル別の管理を行っている。各レベルの管理方法を事前に周知することで産科医師，麻酔科医師，また手術室看護師などのコメディカルが速やかに帝王切開術に対応できるように工夫をしている（Ⅱ章 5．癒着胎盤，p. 113 参照）。
  - ・レベルⅠ：前置胎盤のうち超音波にて明らかな癒着胎盤の所見が見られず，癒着胎盤の可能性がきわめて低い場合
  - ・レベルⅡ：前置胎盤のうち超音波にて疑わしい所見がみられ，癒着胎盤の可能性が否定できない場合
  - ・レベルⅢ：超音波で癒着胎盤の所見がみられ，癒着胎盤の可能性がきわめて高い場合

6）手術のタイミング

1）予定手術の時期

- 「産婦人科診療ガイドライン産科編 2017」では妊娠 37 週末までに予定帝王切開術を行うとしている[9]。
- 北里大学病院でもレベルⅠ・Ⅱは妊娠 37 週ごろに帝王切開術を行っているが，レベルⅢで超音波所見から癒着胎盤が疑われる場合には，ベタメタゾン投与のうえ，新生児罹病率

症例 4−1 経過 2 産科カルテより

　28 歳の未経産婦。身長 152 cm，体重 53 kg（非妊娠時 46 kg）。妊娠初期より近隣の産科クリニックで妊婦健診を受けていた。

　妊娠 32 週 1 日，少量の出血を認め，超音波検査にて全前置胎盤と診断された。

　妊娠 32 週 3 日，突然シーツにしみるほどの出血を認めたためクリニックを受診し，北里大学病院へ母体搬送となった。

　来院時，子宮収縮を頻回に認めたためリトドリン 50 μg/分の持続点滴投与を開始し，ベタメタゾン 12 mg/分，2 日間の投与を行った。Hb 9.6 g/dL であったため鉄剤の内服を開始。癒着胎盤の危険性はほとんどないとのことであった。

　妊娠 33 週 0 日，6：00 ごろ，突然の性器出血があり出血量は約 300 g であった。リトドリンを増量しその後の出血は少量のみであったが，7：20 ごろ再度出血し合計出血量は 700 g となり，出血が持続するため緊急帝王切開術の方針となった。

　入院時の心電図，胸部 X 線写真，血液検査は軽度貧血のほかは問題なかった。

　リトドリン 150 μg/分の投与中であった。

　7：20 の血液検査データ結果はまだ出ていなかったが，自己血貯血はないため，RBC 6 単位と FFP 6 単位がオーダーされていた。

症例 4−1 経過 3 麻酔前診察

　手術の準備と麻酔前診察が終わり次第，手術室に入室する方針とした。

・既往歴やアレルギーなし。

・最終食事は昨日の夕食。

・困難気道を予測させる因子はなし。

・22G 末梢静脈ラインからリトドリン，18G の末梢静脈ラインから酢酸リンゲル液の急速投与がされていた。

・血圧は 96/48 mmHg で出血前と変わらず，心拍数 112 bpm で，末梢冷感があった。7：20 の出血後も出血は少しずつが続いていた。6：00 以後，晶質液 1,000 mL 程度の輸液が投与されていた。

　酢酸リンゲルの急速投与を継続した。ファモチジンとメトクロプラミドを静脈投与した。

が低下する妊娠 34 週ごろに帝王切開術を行っている。

2）予定外手術の緊急度

● 前置胎盤症例で出血を認めた場合，出血の程度と妊娠週数により管理方針は異なり，出血を繰り返していても母体の循環動態が安定している場合は胎児の成熟が期待できる週数（妊娠 36 週程度）まで待機的管理を行う。

● 母児の生命に関わるような大量出血を認める場合や胎児心拍数陣痛図にて胎児機能不全を疑う所見を認める場合には，母体の全身管理を迅速に行いながら緊急帝王切開術を行う。

● 出血の量や速さにより緊急度は異なる。可能なかぎり採血データや輸血準備を整えたうえでの帝王切開開始が望まれるが，母体の血圧低下や大量出血を認める場合，胎児心拍数波形レベル分類（I 章 1．胎児状況からみた緊急帝王切開術の適応と緊急度，表 3，p. 10 参照）でレベル 5 などの胎児心拍数異常を認

コラム①　リトドリンの副作用に注意！

リトドリン（ウテメリン®）はβ_2受容体に選択性の高いβ受容体刺激薬である。切迫早産症例などに対して，子宮平滑筋弛緩の目的で持続点滴をされる。帝王切開術開始直前に中止されることが通常であり，手術室に入室してきたときには投与されていないことが多いかもしれない。しかし投与中だけでなく，投与終了後にも麻酔科医が気になる副作用が少なくないため，術前診察でリトドリン術前投与の有無を確認したい。

副作用としてもっとも頻度が高いのは頻脈であろう。これはリトドリン中止後速やかに軽快するので，術中管理には影響を及ぼしにくいかもしれない。しかし術前診察では要注意である。例えば症例4-1は出血のため緊急手術になった症例である。心拍数が 112 bpm と頻脈でショックインデックスも 1 を超えている。しかしこれを出血による頻脈と断定するのは早急で，リトドリンを急に増量した影響も考えなくてはいけない。他にリトドリン投与中に見られる副作用としては，肺水腫や汎血球減少（特に白血球や血小板），肝機能障害，CK 上昇などが挙げられる。

リトドリン投与中止後に現れる副作用が高カリウム血症である。血中カリウム値は中止後 1 時間半から 2 時間半でピークに達するようである。8 mEq/L 近くに上昇した症例も報告されている[1] ので，リトドリンが投与されていた症例では心電図変化を注意深く監視したい。

[1] Kotani N, Kushikata T, Hashimoto H, et al. Rebound peroperative hyperkalemia in six patients after cessation of ritodrine for premature labor. Anesth Analg 2001；93：709-11.

める場合には，採血データを待たずに，あるいは超緊急帝王切開術が必要となることもある。

7　麻酔前評価

● 前置胎盤は緊急手術になる可能性のある疾患である。前置胎盤の患者が入院してきた時点で，帝王切開術の日取りが決まっていなくても一般的な麻酔前評価を行っておくことを勧めたい。分娩前に出血を起こさなくとも分娩様式は帝王切開術であり，麻酔前評価が無駄に終わることはない。

● 緊急手術の中でも全身麻酔を必要とする率が比較的高いため，区域麻酔にも全身麻酔にも対応できるような麻酔前評価が必要である。

● 入院後も母体の状態は変化するため，警告出血の頻度や量，子宮頸管長が短縮してくるなど緊急帝王切開術となるリスクが増加していないかに注意し，子宮収縮抑制薬の投与，自己血採血の状況など麻酔管理に関係する情報はアップデートしておく。

1）循環血液量の評価

● 前置胎盤は分娩前に性器出血を起こす代表的疾患である。出血のために緊急帝王切開術が行われるときには，循環血液量の評価が大切である。

● 計測された出血量は実際の出血量よりも少ないことが多いので，産科スタッフからの情報，バイタルサイン（頻脈，血圧低下，脈圧減少，呼吸窮迫など），ショックインデックス（SI）や，身体所見（四肢の冷感，チアノーゼ，冷汗など）から出血量を推測する。

● 血算，凝固検査を確認してから麻酔を開始したいが，症例 4-1 のように，手術の緊急度によっては検査データがないまま麻酔開始となる場合もある。

● 病棟においては，出血に対する輸液や輸血が遅れてしまうことが少なくない。術前診察で輸液・輸血不足と判断したときには，病棟においても麻酔科医が積極的に術前処置に関わるべきと考える。

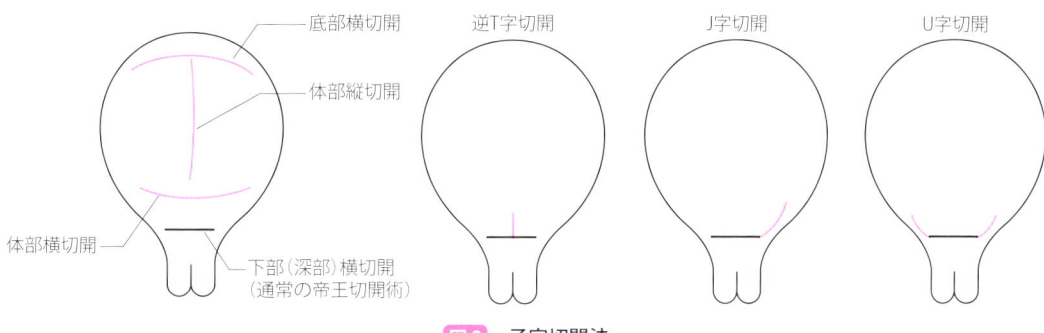

図2 子宮切開法

(図中ラベル: 底部横切開／体部縦切開／体部横切開／下部(深部)横切開(通常の帝王切開術)／逆T字切開／J字切開／U字切開)

2) 癒着胎盤の有無の確認

- 前置胎盤は癒着胎盤を合併しやすい疾患である。前置癒着胎盤のリスクファクター，特に帝王切開術既往歴のある前壁付着の前置胎盤の場合には癒着胎盤の有無の確認が必要である。

3) 輸血製剤準備

- 術前から出血が多い緊急手術では血液製剤を手術室に準備すべきである。
- 術前出血がなくても，前置胎盤では術中の出血量は通常の帝王切開術に比べてやや多くなる傾向にあり，手術中に輸血できる体制を整えておく必要がある。自己血の貯血や同種他家血のオーダーの有無を確認しておく。

8 手 術

1) 子宮切開部位

a. 胎盤を避けて子宮切開

- 胎盤の切開を避けるため，子宮下部横切開としJ字切開，縦切開，子宮底部横切開などで児を娩出する（図2）。

b. 胎盤を貫通しての児娩出法

- 次回妊娠時の子宮破裂のリスクを軽減するため，前置胎盤であっても子宮下部横切開とし，胎盤を鈍的に貫通して児を娩出する方法もある[14]。大量出血につながる可能性が高く，また癒着胎盤が疑われる場合には禁忌である。

2) 前置胎盤の帝王切開で出血量が多い理由

- 胎盤娩出後の胎盤剝離面は子宮収縮によって止血される（生物学的結紮）が，前置胎盤の胎盤が付着している子宮下部は筋組織が少ないため，胎盤剝離面の破綻血管を子宮筋層により圧迫止血する力が弱く，出血量が多くなりやすい。
- 胎盤を鈍的に分け入って児を娩出する場合があり，この場合出血量が多くなりやすい。
- 帝王切開術などの手術既往のある場合にはその瘢痕部に胎盤絨毛膜が侵入し癒着胎盤となりやすい。癒着した胎盤を無理に剝離すると，剝離面から急激な出血が起こる（II章5.癒着胎盤，p.110 参照）。

3) 止血操作

- 児娩出後，子宮収縮薬を投与し，胎盤剝離徴候があれば胎盤を娩出する。追加の子宮収縮薬や子宮筋マッサージにより，さらなる子宮収縮を促し，止血を試みる。さらに以下①〜⑤のように段階的に止血操作を考慮し，それでも止血困難な場合は最終的には子宮摘出術が必要になる。
- ①子宮圧迫（ガーゼ圧迫，tourniquet technique）
- ②子宮内腔バルーンタンポナーデ（Bakri バルーンなど）
- ③子宮圧迫縫合（II章14. 弛緩出血，p.194

症例 4-1 経過 ④ 手術室入室

- 8：08　手術室入室時。血圧 102/52 mmHg，心拍数 98 bpm。性器出血は持続していた。

　　　　　出血が持続しており，脊髄くも膜下麻酔では重度の血圧低下を来しやすいと考え，全身麻酔を行うこととした。胎児心拍数をモニタリングしながら，麻酔導入前に 2 本目の 18 G 末梢静脈ラインと動脈圧ラインを確保し，RBC 輸血を開始した。BIS モニターを装着した。

- 8：17　十分な前酸素化後，フェンタニル 50 μg，プロポフォール 70 mg，スキサメトニム 80 mg を用いて迅速導入を行い，その後児娩出まではセボフルランで麻酔維持を行った。

- 8：26　手術開始。

- 8：31　胎盤を避けるため通常よりも高い位置で子宮体部横切開し，児娩出。（アプガースコア 1/5 分値は 7/8 点で，体重 1,800 g。NICU 入室となった）

- 8：32　胎盤は剥離徴候を認め問題なく娩出したが，胎盤剥離面からの出血が多かった。オキシトシン 2.5 単位を 5 分かけて投与した後 2.5 単位/時で持続投与を開始した。7：20 の血液検査では，Hb 8.4 g/dL であった。

- 8：38　子宮収縮が不良であったため，オキシトシン 2.5 単位を 5 分間かけて追加した。

　　　　　その後も子宮収縮は不十分でありメチルエルゴメトリン 0.2 mg を緩徐に投与した。子宮胎盤剥離面からの出血は，ガーゼ圧迫により落ち着いてきた。

　　　　　麻酔維持は児娩出まではセボフルラン 2％を投与していたが，児娩出後はセボフルランを中止し，プロポフォールとレミフェンタニルを使用した。

- 9：07　手術終了。術中出血量（羊水込み）は 2,200 mL。晶質液 1,800 mL と RBC 4 単位，トラネキサム酸 1 g を投与した。

　　　　　手術終了間際の血液検査では，Hb 6.2 g/dL，血小板数 140,000/μL，PT 13.0 秒，PT-INR 1.08，aPTT 36.5 秒，フィブリノゲン 298 mg/dL，アンチトロンビンⅢ 98％であった。

- 9：25　抜管。やや頻脈ではあるものの，バイタルサインは安定していた。RBC を輸血しながら帰棟した。

症例 4-1 経過 ⑤ 帝王切開術後

- 10：00　産科病棟帰室。

- 11：00　産科病棟帰室後 1 時間の診察時，500 g の性器出血を認めた。血圧 82/38 mmHg，脈拍数 120 bpm。子宮収縮が不十分であり，子宮輪状マッサージをし子宮収縮薬の投与速度を上げた。トラネキサム酸 1 g を投与し，RBC の輸血も再開した。

　　この時点での血液検査データは Hb 6.0 g/dL，血小板数 10 万/μL，PT-INR 1.16，aPTT 45 秒，フィブリノゲン 256 mg/dL，アンチトロンビンⅢ 52％であった。

　　保存的治療法では子宮収縮は改善せず，出血が持続したため子宮動脈塞栓術を行った。

　　手術後からの出血量は 1,800 g で，RBC 8 単位，FFP 4 単位を投与した。

参照）
④子宮動脈結紮，内腸骨動脈結紮
⑤IVR（子宮動脈塞栓術，動脈バルーン閉塞術）（II章 14．弛緩出血，p. 195 参照）

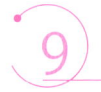

⑨　麻酔管理

- 前置胎盤においては，十分な子宮収縮を含めた，出血への対策が麻酔管理のポイントである。

症例 4-2　　出血量が少ない前置胎盤症例

　35 歳，163 cm，75 kg。1 経産婦（経腟分娩）。

　妊娠初期より北里大学病院にて妊婦健診を受けており，前置胎盤が疑われていた。

　妊娠 30 週に前壁付着の全前置胎盤と診断されたが，外来通院としていた。

　癒着胎盤の可能性は低いと推測された。鉄剤を内服しながら自己血 800 mL を貯血し，妊娠 37 週 3 日に予定帝王切開術となった。

　麻酔は一般的な帝王切開術と同様の管理とした。モニターは心電図・パルスオキシメータ・非観血式血圧計，末梢静脈ラインは 18G 1 本を確保した。

　子宮下部横切開とした。子宮筋切開後，胎盤を鈍的に裂くようにして速やかに児を娩出。胎盤は容易に娩出された。胎盤娩出後は出血量がやや多かったが，オキシトシンとメチルエルゴメトリンの投与で出血は落ち着いた。

　術中の出血量（羊水込）は 1,200 mL，輸液量は膠質液 1,000 mL，晶質液 400 mL。手術終了時の Hb 8.1 g/dL であり，病棟で自己血輸血を開始した。

　帰室後も異常出血は認めず，術後経過は良好であった。

〈症例 4-2 コメント〉

● 癒着の可能性のない前置胎盤の帝王切開術でも出血への備えは必要である。しかし術中出血量が通常の帝王切開術よりはやや多めであるものの，通常の帝王切開術と同じモニターを装着しラインを確保して，安全に管理できる症例も少なくない。

1）麻酔法の選択

● 前置胎盤の超緊急手術は比較的少なく，時間の余裕がないという理由で全身麻酔が選択されることはまれであるが，術前出血のため循環血液量の減少が著しい場合は全身麻酔が選択される。麻酔導入と維持のための薬剤選択と用量は，循環血液量の減少程度によって判断する。

● 予定帝王切開術や，緊急手術であっても術前出血が少量の場合には，区域麻酔を選択することが一般的である。

● 循環血液量の減少はあるが全身麻酔を選択するほどではないと判断される際には脊髄くも膜下麻酔に使用する局所麻酔薬の量を減らした脊髄くも膜下硬膜外併用麻酔も考慮される。

● 前置胎盤の帝王切開術中の出血量を比較すると，全身麻酔に比べて区域麻酔のほうが出血量が少ないという報告がある[15]。

● 前置胎盤は術中出血量が多くなりやすい疾患である。また術中に癒着胎盤と診断されることもある[16]（Ⅱ章 5. 癒着胎盤, p.108 参照）。全身麻酔に移行する必要が生じる可能性が一般の帝王切開術よりも多いため，区域麻酔を選択した場合にもすぐに全身麻酔に切り替えられるように準備をしておく。

2）ライン確保

● 術前出血量の多い前置胎盤では 18 G 以上の太い末梢静脈ラインを 2 本と観血的動脈血ラインを確保する。

● 予定手術では，一般的な帝王切開術に準ずる。ただし前置胎盤では出血量が多くなりやすいことに留意し，2 本目の末梢静脈ラインが必要になったときに確保しやすいかどうかを事前に確認しておくとよいかもしれない。

3）子宮収縮

● 前置胎盤症例の止血のためには，十分に子宮収縮をさせることが欠かせない。

● 北里大学病院では前置胎盤症例においても一

病棟における産科出血時には，産婦人科医は出血の原因検索と対処に追われ，輸血を含めた全身管理は片手間にせざるをえない現状がある。北里大学病院では，この全身管理を麻酔科医が担うことで産科出血の対処を迅速に適切に行うことができた症例を多く経験している。

手術室に勤務することの多いわが国の麻酔科医にとっては，出血など産科病棟における妊婦の急変の対処に関わる機会は少ないかもしれない。しかし昨今の無痛分娩の普及に伴い，帝王切開術の麻酔など手術室だけでなく，産科病棟や分娩室で妊婦を診る麻酔科医が増加傾向にあることは事実である。ゆえに今後麻酔科医には，産科救急疾患，産科危機的出血に対して，その病態や妊婦の生理・解剖を考慮した迅速な対応が求められていくものと思われる。特に麻酔科医は呼吸循環管理の専門家として適切な初療に貢献し重症母体妊婦の予後改善に寄与できる可能性が大きい。北里大学病院では産科病棟に複数名の産科麻酔科医が勤務しており，産科・新生児科・助産師などと密に連携をとりながら，急変妊婦の初療に参加している。麻酔科医が全身管理を担当することで産科スタッフは原疾患の治療や産科処置に専念することができ，産科麻酔科医が初療から対応し救命しえた心肺虚脱型羊水塞栓症の症例もある[*2]。

*2) 日向俊輔, 加藤里絵, 奥富俊之. 発症直後に蘇生を開始し後遺症なく救命しえた羊水塞栓症の1症例. 麻酔 2013；62：1435-9.

般の帝王切開術と同じ子宮収縮薬の投与プロトコールを用い，子宮収縮の程度に応じて段階的に子宮収縮薬の追加を行っている（Ⅰ章3-2）。脊髄くも膜下麻酔，脊髄くも膜下硬膜外併用麻酔，p. 35 参照）。
- オキシトシンには血管拡張作用があるため，

循環血液量が低下している際にはオキシトシンによる低血圧に特に注意する。
- 児娩出後にはハロゲン化麻酔薬を主体とした麻酔は避けるべきである。子宮収縮が十分ならば低濃度を投与しても構わないが，子宮収縮が十分でなければハロゲン化麻酔薬の使用は控える。

4）術中管理における注意点
- 出血量に注意しながらの麻酔管理が必要である。胎盤剝離面からの出血は子宮切開創縫合後には性器出血として現れ，術野では計測できない。術野での計測出血量に頼らない出血量の評価が必要である。
- 児は早産で出生する可能性が高い。前置胎盤がある場合においても妊娠34週後期までに出生すると新生児呼吸促迫症候群，一過性多呼吸の発症率が10％以上であるため児の週数，蘇生にも気を配る[17]。

10　術後に起りうるトラブル

術中収縮していた子宮が，しばらくして再度収縮不良となり，弛緩出血となることがあるため，術後の出血に注意が必要である。輪状マッサージや冷庵法，子宮収縮薬投与などを行っても出血コントロール不良の場合には，子宮腔内バルーンタンポナーデ法や動脈塞栓術による止血，子宮摘出術が考慮される。

参考文献
1) 日本産科婦人科学会, 編. 日本産科婦人科用語集・用語解説集　改訂第4版. 東京：日本産科婦人科学会；2018.
2) 石原楷輔. 前置胎盤. 岡井　崇, 編. 産科外来診療. 東京：医学書院；1999. p.102-6.
3) Yang Q, Wu Wen S, Caughey S, et al. Placenta previa：its relationship with race and the country of origin among Asian women. Acta Obstet Gynecol Scand 2008；87：612-6.

4) Cunningham FG, Leveno KJ, Bloom SL, et al. Williams Obstetrics, 23rd edition. New York：McGRAW-HILL；2009. p.769-73.

5) Matsuda Y, Hayashi K, Shiozaki A, et al. Comparison of risk factors for placenta abruption and placenta previa：case-cohort study. J Obstet Gynaecol Res 2011；37：538-46.

6) Clark SL, Koonings PP, Phelan JP. Placenta previa/accreta and prior cesarean section. Obstet Gynecol 1985；66：89-92, 1995.

7) Lavery JP. Placenta previa. Clin Obstet Gynecol 1990；33：414-21.

8) Dashe JS, Mclntire DD, Ramus RM, et al. Persistence of placenta previa according to gestational age at ultrasound detection. Obstet Gynecol 2002；99：692-7.

9) 日本産科婦人科学会，日本産婦人科医会，編．CQ304 前置胎盤の診断・管理は？ 産婦人科診療ガイドライン産科編2017．東京：日本産科婦人科学会；2017，p.163-7.

10) Besinger RE, Moniak CW, Paskiewicz LS, et al. The effect of tocolytic use in the management of symptomatic placenta previa. Am J Obstet Gynecol 1995；172：1770-5.

11) D'Angelo LJ, Irwin LF. Conservative management of placenta previa：a cost-benefit analysis. Am J Obstet Gynecol 1984；149：320-6.

12) Cobo E, Conde-Agudelo A, Delgado J, et al. Cervical cerclage：an alternative for the management of placenta previa? Am J Obstet Gynecol 1998；179：122-5.

13) 関口敦子，中井章人．前置胎盤・低置胎盤の臨床経過と管理．臨婦産 2012；66：724-9.

14) 平松祐司．前置胎盤の帝王切開術―胎盤を貫通しての児娩出法―．平松祐司，小西郁生，櫻木範明，ほか編．前置胎盤・前置癒着胎盤の手術．東京：メジカルビュー社；2012．p48-57.

15) Hong JY, Jee YS, Yoon HJ, et al. Comparison of general and epidural anesthesia in elective cesarean section for placenta previa totalis：maternal hemodynamics, blood loss and neonatal outcome. Int J Obstet Anesth 2003；12：12-6.

16) Esakoff TF, Sparks TN, Kaimai AJ, et al. Diagnosis and morbidity of placenta accreta. Ultrasound Obstet Gynecol 2011；37：324-7.

17) 新垣達也．母児の予後からみた前置胎盤症例における娩出のタイミング．周産期シムポジウム 2016；77-82（Ⅲ）.

（大西 庸子，津留 世里，加藤 里絵）

5 癒着胎盤

症例 5－1 経過 1 麻酔科へのコンサルト

　妊娠 28 週の前置胎盤の症例について産科より連絡があった。妊娠 34 週ごろに帝王切開術を予定しているが癒着胎盤が強く疑われるため，治療計画に関して泌尿器科，放射線科，麻酔科，新生児科，手術室スタッフとともに合同カンファレンスを開きたいという申し入れがあった。

1 癒着胎盤の定義

- 日本産科婦人科用語集では「胎盤の絨毛が子宮筋層内に侵入し，胎盤の一部または全部が子宮壁に強く癒着して，胎盤の剝離が困難な状態」と定義されている[1]。
- 最終診断は摘出子宮の病理検査で胎盤絨毛の筋層内侵入を確認することによるが，臨床的には，児娩出後 30 分以上経過しても胎盤の娩出に至らず，用手剝離を試みるが娩出困難な場合に癒着胎盤と診断する。

2 癒着胎盤の分類

- 病理学的分類と臨床的分類がある。子宮温存が可能であった症例では癒着胎盤の病理学的分類ができないため，臨床的分類が用いられる。

1) 病理学的分類[2]

a. 絨毛の侵入深度による分類

① Placenta accreta（楔入胎盤，狭義の癒着胎盤）
　絨毛が筋層の表面のみに癒着し，筋層内に侵入していない状態

② Placenta increta（嵌入胎盤）
　絨毛が子宮筋層内に侵入した状態

③ Placenta percreta（穿通胎盤）
　絨毛が子宮壁を貫通し，漿膜面にまで及んでいる状態

b. 癒着面積による分類

① Total placenta accreta（全癒着胎盤）
　すべての胎盤分葉において胎盤が子宮筋層に癒着している状態

② Partial placenta accreta（部分癒着胎盤）
　いくつかの胎盤分葉が子宮筋層に癒着している状態

③ Focal placenta accrete（焦点癒着胎盤）
　1 つの胎盤分葉の一部あるいは全部が子宮筋層に癒着している状態

2) 臨床的分類[3]

① Delayed separation of the placenta（胎盤剝離遅延）
　多少癒着していても用手的に剝離できる状態
　子宮壁側付着部位は粗で，小さなポリープ様突起を触れる

② Adherent placenta（付着胎盤）
　用手的に剝離できるが，剝離の際に出血が多い
　癒着部位はポリープ様の突起があり，線維化された組織で構成された索状物を触れる

③ Placenta accreta（癒着胎盤）
　用手的に剝離は不可能で，癒着部位を用手的に剝離すると胎盤片が残り，出血を多量に認める

3 頻 度

- 前置胎盤の頻度や帝王切開術率の増加により，癒着胎盤の頻度も増加傾向にある。米国産婦人科学会によれば癒着胎盤の頻度は，

症例 5−1 経過 2 合同カンファレンスにおける症例提示

29 歳。157 cm，58 kg。帝王切開術歴 3 回，人工妊娠中絶術歴 1 回。その他の既往歴なし。アレルギー歴なし。内服薬なし。

自然妊娠にて，妊娠初期より他院にて妊婦健診を行っていた。

妊娠 25 週，性器出血を認め受診，経腟超音波検査にて全前置胎盤と診断された。

妊娠 26 週，北里大学病院へ紹介初診となった。帝王切開術歴が 3 回あり，胎盤は前壁付着の全前置胎盤であることから癒着胎盤のリスクが高いと考えられた。超音波検査では placental lacunae を多数認めた。

妊娠 28 週より入院管理とした。超音波検査にて sonolucent zone は消失し，子宮筋層の一部は 0.6 mm と菲薄化し，子宮膀胱壁間に豊富な血流を認めた。MRI でも子宮筋層の菲薄化と不整を認め，癒着胎盤が強く疑われた。膀胱鏡検査では膀胱への穿通血管は認めなかった。

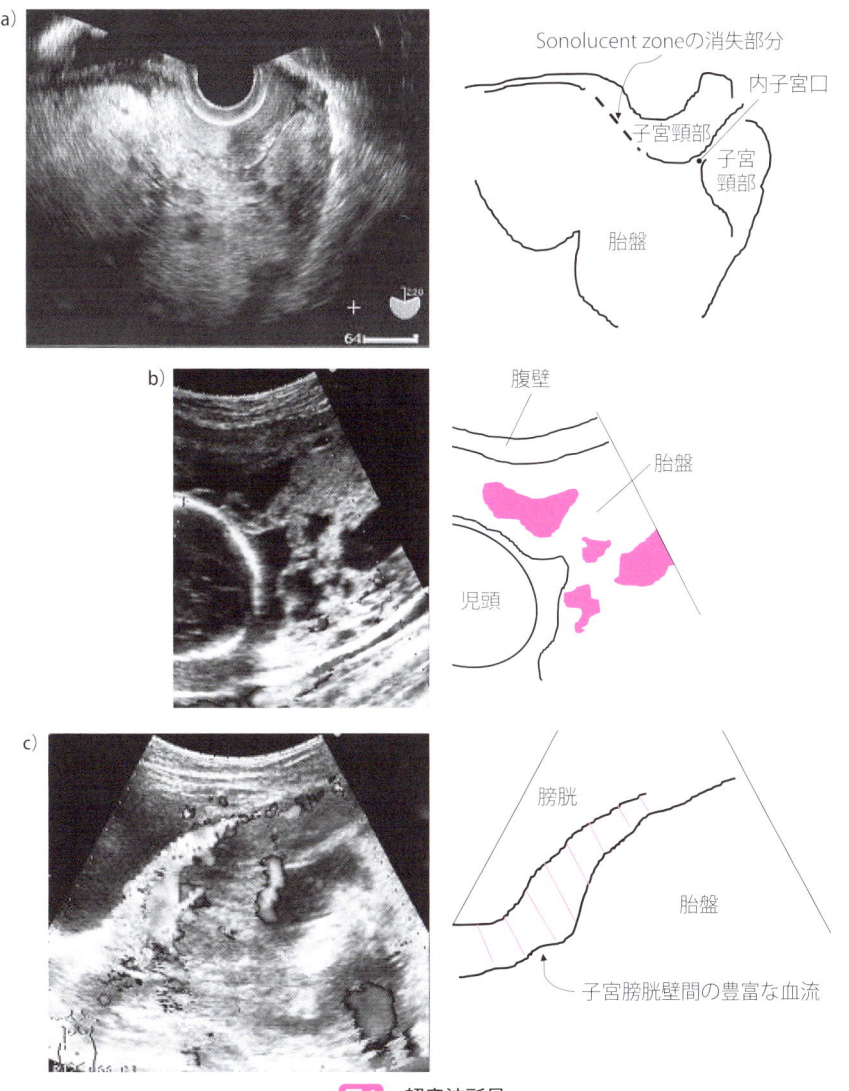

図1 超音波所見

a) Sonolucent zone の消失，b) Placental lacunae（色部分），c) 子宮膀胱壁間の豊富な血流

症例5−1 経過 3 合同カンファレンスにおける手術方針の決定

産科から以下の要望があった。

- ・前壁付着前置癒着胎盤が強く疑われるため，帝王切開術では児娩出後に胎盤を剥離せず子宮全摘出術をする可能性が高い。
- ・子宮摘出操作時の尿管損傷を防ぐために，まず尿管ステント留置を行い，その後出血対策として動脈塞栓術を考慮し，内腸骨動脈にバルーンカテーテル留置を行ってから手術を開始したい。
- ・緊急手術を避けるために早めに手術予定を組みたく，妊娠 34 週ごろとしたい。
- ・万一，夜間や休日に帝王切開術が必要になった場合の対応を決めたい。

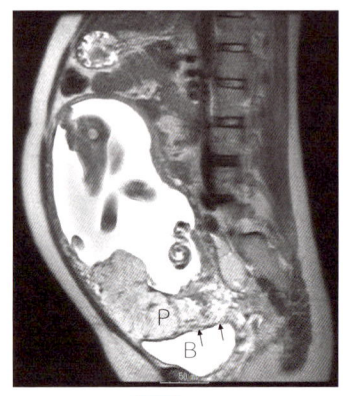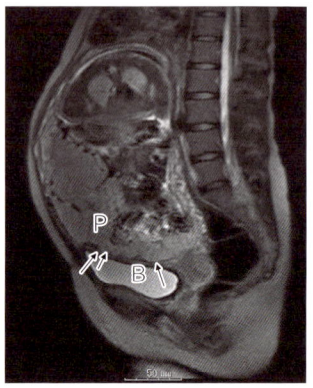

図2 前置癒着胎盤の MRI 所見（T2 強調）

子宮筋層は菲薄化し，胎盤の筋層内浸潤を認める（矢印部分）.
P：胎盤，B：膀胱

1970 年代は 4,027 分娩に 1 例であったが，1980 年代には 2,500 分娩中 1 例に増加し，1982〜2002 年の調査では 533 分娩に 1 例となっている[4]。

- わが国では Sumigama らにより 8 カ所の施設で調査が行われ，1994〜2004 年の全分娩数 59,008 件中，23 例（0.039％）が嵌入または穿通胎盤と診断された[5]。

いわれている[6]。帝王切開術既往のない前置癒着胎盤の頻度は 5％であるが，帝王切開術の既往が 1，2，3，4 回では 24，47，40，67％であり，帝王切開術の回数が増加するにしたがって，癒着胎盤の合併率は増加すると報告されている[6]。

- 高齢，多経産，喫煙，子宮筋腫，子宮奇形，子宮への放射線照射既往，高血圧合併妊娠，癒着胎盤の既往なども危険因子となる。

4 危険因子

- 子宮切開などによりできた子宮内膜損傷部は脱落膜が欠如し，そこに絨毛が侵入することで癒着胎盤となるため，帝王切開術や子宮手術の既往は癒着胎盤の最大の危険因子である。
- 前置胎盤の 5〜10％に癒着胎盤を合併すると

5 術前の診断

1）超音波断層法検査（図1）

a. Sonolucent zone の消失

- Sonolucent zone は子宮筋層と胎盤の間にみられる線状の低エコー領域である。癒着胎盤

では脱落膜の欠損により消失，途絶し，その診断精度は感度57％，陽性的中率48％と報告されている[7]。

b. Placental lacunae

- 胎盤内に認められる，辺縁不整の多発，散在する1cm以上の不整形の低輝度領域である。単独のみでも感度80～90％であるが[8]，数が多いほど癒着胎盤の可能性が高い[9]と言われている。Placental lacunae と胎盤の空胞化は鑑別が困難なことがあるが，lacunae は moth-eaten appearance を呈し，内部に turbulent flow が観察されることが多い。

c. 子宮筋層の菲薄化

- 帝王切開術既往のある前壁付着前置・低置胎盤では，癒着胎盤の子宮体下部筋層は全例1mm以下であったとの報告がある[10]。

d. 子宮膀胱壁間の豊富な血流

- 子宮筋層表面や膀胱周囲に怒張した多数の異常血管を認める場合には癒着胎盤を疑う。カラードプラ法は血流を描出するのに有用であり，併用により感度82％，特異度97％と報告されている[11]。

e. Sponge-like echo

- 子宮頸管内に径5mm，5個以上のcystic area を有するもので，前置胎盤症例において有用性が高い[12]。

癒着胎盤を術前に正確に診断することは困難であるが，上記のような超音波所見が癒着胎盤の診断に有用であり，超音波所見を単独で認めるよりも複数認めた場合に癒着胎盤の可能性が高いとされる[13]。北里大学病院の検討でも，placental lacunae，sonolucent zone の消失，子宮筋層の菲薄化，子宮膀胱壁間の豊富な血流の4つの所見を認めた8例中7例（88％）が前置癒着胎盤であった[14]。

2) MRI（図2）

- 子宮筋層の菲薄化や胎盤の筋層内浸潤などの

所見を認める場合には癒着胎盤が疑われる。2001～2006年に米国3施設にて行われたコホート研究では，超音波断層法検査，MRI検査とも癒着胎盤の診断精度に差を認めなかった[15]が，後壁付着や肥満症例などで超音波診断が困難な場合には有用である。

6 周産期管理

1) 切迫早産管理

- 突然の大量出血を来して早産の時期に緊急帝王切開術となる可能性があるため，子宮収縮や出血などを認める場合には入院管理とし，子宮収縮抑制薬の投与を行う。また，早産による新生児リスクを軽減するため，副腎皮質ステロイド（ベタメタゾンまたはデキサメサゾン）の投与を行う（II章4. 前置胎盤，ミニ解説，p.98 参照）。

2) 自己血貯血

- 貧血のため貯血できない症例もあるが，鉄剤を投与しつつ，800～1,200mL を目標に，自己血貯血を行う。

3) 膀胱鏡

- 癒着胎盤が疑われる場合には，術前に膀胱鏡を行い穿通胎盤の有無について確認する。

4) 合同カンファレンス

- 癒着胎盤手術では大量出血に至ることが少なくないため出血対策が重要である。集学的アプローチが必要であり，手術時期によっては児のNICU管理を要するため，産科，麻酔科，放射線科，泌尿器科，新生児科，手術室スタッフと合同カンファレンスを開き，帝王切開術の手順，緊急時の対応などについて確認しておく。

症例 5−1 経過 4　麻酔科内での協議，麻酔管理方針

麻酔科術前診察では，癒着胎盤以外の麻酔上の問題点はなかった。
麻酔科内での話し合いの結果，以下の方針をとることとなった。

- 予定手術の場合：下部胸椎より硬膜外カテーテルを挿入し，脊髄くも膜下麻酔導入後に尿管ステントと動脈閉塞バルーンカテーテル留置をする。帝王切開術は残存した脊髄くも膜下麻酔の効果に応じて適宜硬膜外麻酔を追加して開始し，子宮摘出術を行う場合には，母児面会の後に全身麻酔を導入する。
- 予定外手術において比較的緊急度が高い尿管ステントや動脈閉塞バルーンカテーテルの留置を行わない場合：全身麻酔のみ。
- 予定外手術だが比較的緊急度が低い場合：硬膜外カテーテル留置や脊髄くも膜下麻酔後に尿管ステントや動脈閉塞バルーンカテーテルの留置を行い，帝王切開術開始時に全身麻酔を導入する。
- 予定/緊急手術にかかわらず，18G 以上の末梢静脈ラインを 2 本以上と，動脈圧ラインを確保してから手術を開始する。
- 予定/緊急手術にかかわらず，2 人以上の麻酔科医が立ち会って手術を開始する。

症例 5−1 経過 5　術前経過

妊娠 30 週より少量の性器出血を認めるようになったため，リトドリンの静脈投与を 50 μg/分より開始した。自己血 400 mL の貯血を行い，1 週後，2 週後に各 400 mL 貯血する予定とした。
妊娠 32 週より少量の性器出血を連日認めるようになり，子宮収縮も増強したため，手術を 1 週間早めることとした。早産対策としてベタメタゾン 12 mg の筋肉注射を 24 時間間隔で 2 回行った。

7　手　術

1）出　血

- 癒着胎盤が産科や麻酔科でしばしば取り上げられるのは，帝王切開術時の出血量が多いためである。
- 焦点癒着胎盤や部分癒着胎盤では胎盤の一部が自然剝離し，剝離面から大量に出血することがある。
- 前置癒着胎盤では，膀胱剝離の際に異常に怒張した血管が破綻して大量出血を来し，子宮摘出術に難渋することがある。
- 出血量は，術前診断の有無，術式，出血対策などさまざまな要因によって幅が大きいが，過去の報告によると，平均数千 mL であり，1 万 mL を超えることも少なくない[16,17]。

2）時期と緊急度

- 「産科婦人科診療学会ガイドライン産科編 2017」では，前置癒着胎盤における理想的な手術週数は母児ともに妊娠 34 週であることが示唆されている[18]。
- 癒着胎盤の術前準備は関連各科のマンパワーが必要であるため，緊急手術は避けるべきであると思われる。北里大学病院では，緊急手術を避ける目的でも，新生児リスクが回避しやすい妊娠 34 週ごろに帝王切開術予定としている[19]。
- 分娩前出血量が多い場合や胎児状況悪化の際には，予定外の緊急手術となる。出血多量で母体の血圧低下や意識レベルが低下する場合や，急速遂娩が必要な場合には超緊急帝王切開術を行うことがある。

解説　予防的 interventional radiology（IVR）

前置癒着胎盤をはじめ，多胎妊娠や子宮筋腫合併妊娠など産後出血のリスクが高い帝王切開術時にIVRを併用することで出血量の軽減を目的とする手技である。

● 胎児娩出後にIVR，つまり動脈内バルーン閉塞術，動脈塞栓術（transcatheter arterial embolization：TAE）あるいは両者を併用することで子宮への血流を低下させ，その後の胎盤剝離，あるいは子宮摘出時の出血量を軽減することができる。予防的IVRのプロトコールは各施設でさまざまであり，ここではもっとも一般的な方法を紹介する。

［方法］

①シースイントロデューサーおよびカテーテル挿入[1]

両側総大腿動脈にシースイントロデューサーを挿入する。シースイントロデューサー挿入およびカテーテル留置を血管造影室で行う場合と，手術室でmobile DSA装置を用いて，あるいはハイブリッド手術室で行う場合がある。動脈閉塞バルーンの位置移動，例えば，内腸骨動脈から外腸骨動脈への移動，内腸骨動脈から総腸骨動脈への移動により，止血不良や血栓形成の可能性があるため，血管造影室でカテーテル留置を行い手術室に移動する場合は，カテーテルの移動に特に注意する必要がある[2]。シース径は，挿入するバルーンカテーテルのサイズに応じて選択する。北里大学病院では，内腸骨動脈閉塞用のバルーンとして，5.2FrセレコンバルーンMPカテーテルⅡ（テルモ・クリニカルサプライ社製）を使用しており，シース径は5Frである。

バルーンカテーテル留置の位置についてのコンセンサスは得られていないが，両側内腸骨動脈前枝がもっとも一般的な留置位置である（図A）。両側総大腿動脈に留置したシースより，それぞれ対側の内腸骨動脈前枝にバルーンカテーテルを留置する内腸骨動脈前枝バルーン閉塞術は，合併症のリスクが低いもっとも安全な方法である。しかし，骨盤内への側副血行路は非常に豊富であり（表A），バルーンで内腸骨動脈血流を遮断しても，内腸骨動脈分枝以外の側副血行路から骨盤内への血流が再開通し，出血量が増加する可能性がある。内腸骨動脈バルーン閉塞術による有意な出血量の減少

は認められなかったとする報告も散見される[3,4]。内腸骨動脈バルーン閉塞で出血がコントロールできない場合はTAEの併用を検討する[5]。

中枢側の総腸骨動脈や腎動脈分岐下腹部大動脈で予防的バルーン閉塞術を行う方法は，側副血行路からの出血の可能性がより低くなり，出血量の減少に有効であることがいくつかの報告で示されている[6,7]。中枢側でのバルーン閉塞術は，内腸骨動脈バルーンカテーテル留置と比較し手技が簡便であり，TAEを施行できない場合でも出血の一時的なコントロールが可能であるため，やむをえない状況下でIVR医以外の医師が中枢側でのバルーン閉塞術を施行する場合もあると考える。しかし，バルーン径が大口径になるため，シース径が大きくなり，それに伴い血栓形成や刺入部からの出血の可能性が増加する[8]。中枢側での血流遮断において血栓形成や動脈解離などの血管損傷が起こると，下肢虚血や再灌流症候群など，重篤な合併症を惹起する可能性があるため，注意が必要である。また，中枢側の動脈閉塞においてはヘパリンの使用を考慮しなければならず，出血を助長することになる。予防的総腸骨動脈バルーン閉塞や予防的腎動脈下腹部大動脈バルーン閉塞術はいずれもまとまった症例数の報告はなされておらず，安全性に関するコンセンサスは得られていない。

動脈内バルーン閉塞術は簡単な手技とはいえ，シース，ガイドワイヤー，カテーテルの挿入時，バルーン拡張時，抜去時すべての過程において血管損傷，血栓形成のリスクが潜んでおり，術者は手技に伴う合併症のリスクを十分に理解し，細心の注意を払い手技に望むべきである[5]。

②胎児娩出後，バルーンの拡張，TAE施行

胎児娩出後，動脈内に留置してあるバルーンカテーテルを拡張し血流を遮断，あるいはTAE，あるいは両者の併用により出血をコントロールしつつ子宮摘出術を行う。内腸骨動脈バルーン閉塞のみで出血がコントロールできない場合はTAE併用を検討する。

TAEでは，両側子宮動脈や内腸骨動脈前枝に挿入されているバルーンカテーテルより塞栓物質を投与する。塞栓物質はゼラチンスポンジ（セレスキュー®）を用いる。シートを挟でカットし，2 mm角前後の細片を作成，造影剤と混和してカ

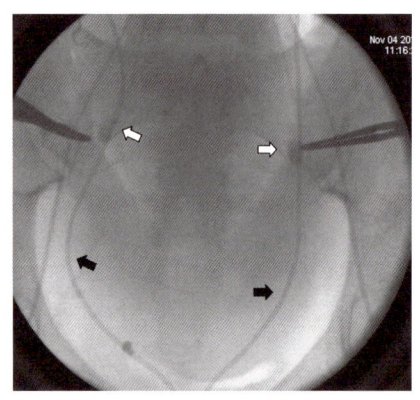

図A　内腸骨動脈前枝バルーン閉塞術

総大腿動脈のシースから挿入されたバルーンカ
テーテルの先端がそれぞれ対側の内腸骨動脈前枝
に留置され，閉塞している（白矢印）。両側尿管カ
テーテルも留置されている（黒矢印）

表A	産科出血に関連する側副血行路	
腹部大動脈		卵巣動脈 下腸間膜動脈 腰動脈 正中仙骨動脈
外腸骨動脈		子宮円索靭帯動脈 下腹壁動脈 腸骨回旋動脈 深外陰部動脈
深大腿動脈分枝		

テーテルより投与する。

　内腸骨動脈前枝が塞栓されたにもかかわらず出
血がコントロールできない場合は，腹部大動脈分
枝や外腸骨動脈分枝が出血に関与している可能性
があり，患者の状態に応じて，総腸骨動脈バルーン
閉塞あるいは腎動脈下腹部大動脈バルーン閉塞
(resuscitative endovascular balloon occlusion
of the aorta：REBOA) を併用しつつ，カテー
テルによる出血源の検索と TAE，あるいは子宮摘
出を行う。腹部大動脈閉塞用バルーンカテーテル
は最低でも 7Fr のシース径が必要となる。大口径
のシース挿入に伴う血栓形成や抜去後の出血，仮
性動脈瘤などの合併症発生に注意する必要がある。

　TAE に伴う合併症の報告例は，ほとんどが緊急
産科出血に対する TAE であり，予防的 TAE に伴
う合併症の報告はほとんどない。当院では予防的
TAE と内腸骨動脈バルーン閉塞を併用した症例
に殿部発赤などの皮膚障害や神経障害の発生を経
験している。ゼラチンスポンジの上殿動脈への迷
入や，ポンピング法でのゼラチンスポンジ細片作
成による末梢塞栓が原因と考えられる。

[胎児被曝量]

　予防的バルーンカテーテル留置に伴う子宮内胎
児の被曝量は，およそ 30 mGy から 60 mGy と
報告されている[9, 10]。出生直前の胎児への被曝
の影響として，発達遅延と悪性新生物発生頻度上
昇が挙げられる。10 mGy の被曝は，小児癌の発
生頻度 0.2～0.3% を 0.3～0.4% に上昇させると
されている[11, 12]。また，確定的影響である精

神発達遅延は，放射線被曝が 100 mGy を上回る
と影響が出るとされている。つまり，予防的 IVR
の施行による母体生命維持への有用性を考慮する
と，被曝による影響は軽微であるといってよい。
しかし，IVR 術者は透視時間の短縮，照射野を絞
る，拡大透視や斜位での透視を最低限にする，イ
メージインテンシファイヤーと母体とをなるべく
近づけるなど，被曝量の低減につとめるべきである。

＊1）ウッドハムス玲子，西巻　博，山根拓郎，ほか．産科婦人科
　　救急疾患に対する血管内治療．IVR 会誌 2014；29：25-33.

＊2）Sewell MF, Rosenblum D, Ehrenberg H. Arterial embolus
　　during common iliac balloon catheterization at cesarean
　　hysterectomy. Obstet Gynecol 2006；108：746-8.

＊3）Levine AB, Kuhlman K, Bonn J. Placenta accreta：compari-
　　son of cases managed with and without pelvic artery bal-
　　loon catheters. J Matern Fetal Med 1999；8：173-6.

＊4）Shrivastava V, Nageotte M, Major C, et al. Case-control
　　comparison of cesarean hysterectomy with and without
　　prophylactic placement of intravascular balloon catheters
　　for placenta accreta. Am J Obstet Gynecol 2007；197：
　　402.

＊5）Greenburg JI, Suliman A, Iranpour P, et al. Prophylactic bal-
　　loon occlusion of the internal iliac arteries to treat abnor-
　　mal placentation：a cautionary case. AJOG 2007；470.
　　e1-470.

＊6）Shih JC, Liu KL, Shyu MK. Temporary balloon occlusion of
　　the common iliac artery：new approach to bleeding con-
　　trol during cesarean hysterectomy for placenta percreta.
　　Am J Obstet Gynecol 2005；193：1756-8.

＊7）村山敬彦．当センターで経験した前置癒着胎盤症例におけ
　　る術中出血量低減に関する手術手技の臨床的検討：従来法
　　の有用性に関する検討と総腸骨動脈 Balloon Occlusion を併
　　用した Cesarean Hysterectomy の有用性に関する検討．日
　　産婦誌 2009；61：2136-48.

＊8）Carnevale FC, Kondo MM, de Oliveira Sousa W Jr, et al.
　　Perioperative Temporary Occlusion of the Internal Iliac
　　Arteries as Prophylaxis in Cesarean Section at Risk of
　　Hemorrhage in Placenta Accreta. CVIR 2011；34：758-64.

＊9）Bodner LJ, Nosher JL, Gribbin C, et al. Balloon-Assisted
　　Occlusion of the Internal Iliac Arteries in Patients with
　　Placenta Accreta/Percreta. CVIR 2006；29：354-461.

＊10）Dilauro MD, Dason S, Athreya S. Prophylactic balloon
　　occlusion of internal iliac arteries in women with placenta
　　accreta：Literature review and analysis. Clinical Radiology

2012；67；515-20.
＊11）日本産科婦人科学会，日本産婦人科医会，編．CQ103 妊娠中の放射線被曝の胎児への影響についての説明は？産婦人科診療ガイドライン2017．日本産婦人科学会事務局；

2017，p.67-71.
＊12）日本アイソトープ協会．妊娠と医療放射線　ICRP Publication 84.

表1　前置胎盤のレベル別管理

	自己血貯血	副腎皮質ステロイド子宮収縮抑制薬	帝王切開術時期	帝王切開術時			
				静脈ライン	Aライン	尿管ステント	内腸骨動脈カテーテル
レベルⅠ	○	必要時	37週	18G×1本			
レベルⅡ	○	必要時	37週	18G×2本	○		
レベルⅢ	○	○	34週	≧18G×2本以上	○	○	○

3）一期的手術と二期的手術

- 帝王切開術に引き続いて子宮摘出術（cesarean hysterectomy）を行う場合（一期的手術）と，胎児娩出後に胎盤剝離は行わず閉腹後，二期的に子宮摘出術とする場合がある（二期的手術）。
- 二期的手術はメトトレキサート療法により絨毛の退縮を図るか，子宮動脈塞栓術（uterine artery embolization：UAE）により出血をコントロールした後に手術とする。二期的手術は子宮内感染，出血のリスクを伴い治療期間が長期に及ぶ。

4）術中出血のコントロール

- 胎盤剝離部からの出血，子宮収縮不良による出血のため，術中大量出血を来す可能性がある。また子宮摘出術の際は膀胱剝離に難渋し大量出血を来すことがある。膀胱壁と子宮（胎盤）が強固に癒着している場合には，腟管切断後に膀胱を切除して子宮摘出を行うか[20]，膀胱後壁の癒着部を含めて子宮を摘出し，膀胱を修復する[21]。
- Interventional radiology（IVR）を導入すれば，出血をコントロールすることが可能であるが（解説），IVRを行えない施設では，子宮動脈結紮術を考慮する[22]。内腸骨動脈結紮術

は従来から行われているが，手技が煩雑であり，外腸骨動脈からの側副血行路のため有効な止血が得られないことがある。
- 腎動脈下腹部大動脈遮断は放射線科医，救急医，血管外科医，循環器内科医などの協力があれば実施可能で，比較的単純な手技である。大動脈分岐部から第4腰椎間で遮断鉗子を用いて大動脈を挟鉗し，子宮摘出や止血操作終了後に遮断鉗子を解除する。産科領域での報告もあり[23]緊急時の出血コントロールに有用と思われる。

8　北里大学病院の管理法

- 2001～2006年に北里大学病院で管理を行った癒着胎盤5例の平均出血量は7,265mLと大量であった。危機的出血のため，腹部大動脈バルーン閉塞を必要とした症例も経験した[24]。そこで2007年以降，術前に動脈閉塞用バルーンを留置し，急な出血を認める場合には速やかにIVRを導入して出血をコントロールするような管理を行っている[19]。超音波所見による癒着胎盤の可能性により前置胎盤症例をレベル分類し，レベルごとに周産期管理を行う（表1）。すなわち，超音波断層法検査にて子宮筋層の菲薄化，子宮膀胱壁間

症例 5−1 経過 6　帝王切開術

　妊娠 33 週 3 日，自己血 1,200 mL と RBC 6 単位，FFP 6 単位を準備のうえ，予定帝王切開術となった。

　術前日の Hb 10.2 g/dL。

　手術前夜と当日 6：00 にラニチジン 150 mg を経口投与した。

10：00　手術室に入室後，標準モニターを装着し，18 G の静脈ラインよりボルベン® の急速投与を開始した。メトクロプラミド 10 mg を静注。

10：12　$T_{10/11}$ より硬膜外カテーテルを挿入した。

10：16　脊髄くも膜下穿刺を行い，0.5％高比重ブピバカイン 2.4 mL とフェンタニル 10 μg を投与した。

10：18　子宮左方移動をしながら砕石位へとなった。脊髄くも膜下麻酔後の低血圧にはフェニレフリン，エフェドリンにて適宜対処した。

11：04　両側尿管カテーテル挿入終了。尿管カテーテル挿入中に，2 本目の 18 G 静脈ラインと動脈ラインを確保した。

11：05　子宮左方移動をした仰臥位となった。

11：48　両側内腸骨動脈前肢の閉塞用バルーン留置終了。麻酔レベルは左右 T_6 まで痛覚消失。2％リドカイン 5 mL を硬膜外投与した。

11：55　恥骨結合 2 横指上から臍上 3 cm までの正中切開にて手術開始。この時までにボルベン® 1,300 mL が投与された。

12：03　子宮底部横切開し，児娩出。

12：05　児娩出時より術野の出血量が多く，また胎盤剥離困難と判断され，胎盤を剥離せずに子宮摘出術を開始する方針が確認された。出血量が多く 110〜120 mmHg あった収縮期血圧が 80 mmHg 台へと低下，心拍数が 90 から 110 bpm へ上昇したため，内腸骨動脈をバルーン閉塞し，自己血輸血を開始した。子宮切開創を閉じたのち子宮摘出術が開始された。オキシトシンは使用しないよう術者より依頼があった。

12：20　フェンタニル 90 μg 静注。

12：11　母児面会後に前酸素化を開始。マスクを密着させ，8 回の深呼吸を促した。

12：14　プロポフォール 100 mg，スキサメトニウム 60 mg にて全身麻酔導入。輪状軟骨圧迫を行い，気管挿管前に軽く人工呼吸を行った。喉頭鏡にて喉頭展開は容易で，内径 6.5 mm の挿管チューブを挿入した。

　以後の全身麻酔は BIS をモニターしながら，プロポフォールとレミフェンタニルにて維持した。

　内腸骨動脈バルーン閉塞後も子宮は完全阻血の色調でなかった。

14：06　子宮摘出。

14：16　内腸骨動脈バルーン閉塞を解除。出血が増えてくることはなかった。

14：53　手術終了。術中の術野からの出血量 2,400 mL（羊水含む）に加えて，腟からの出血が 900 g あった。

　麻酔中に自己血 1,200 mL，RBC 2 単位を輸血し，ボルベン® 2,000 mL と晶質液 800 mL を投与した。

　術後鎮痛として，4 μg/mL フェンタニル入り 0.15％ロピバカイン持続硬膜外注入を 6 mL/時にて行い，良好な鎮痛を得た。

〈症例 5−1 コメント〉

●本症例では，手術前に関係診療科で情報の共有をし，手術や麻酔の計画も適切にたてられていた。そのため手術が 1 週間あまり早まったものの，準予定手術として慌てることなく麻酔管理ができた。

●バルーンにより内腸骨動脈前枝を閉塞したが子宮への完全な血流遮断は得られず，他家血も含め輸血を必要となった。中枢側でのバルーン閉塞または TAE を併用すれば血液量が減らせたかもしれない。しかし総腸骨動脈バルーン閉塞は TAE より太い径のシースを必要とし，またバルーン閉塞のみでは側副血行路からの出血持続の可能性があるため，出血量がコントロールできなければ TAE の併用を勧めたい。いずれにしろ，内腸骨動脈閉塞による出血量減少効果が少ない場合もあるため，癒着胎盤の手術では何より出血対策を万全にして手術に臨みたい。

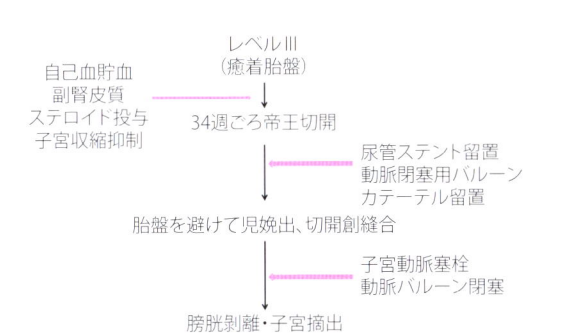

図3 北里大学病院レベル分類Ⅲの管理指針

手術開始前に尿管ステントと内腸骨動脈閉塞用バルーンカテーテルを留置し，帝王切開術を開始する。児娩出後子宮動脈塞栓術施行し，出血コントロールが悪ければ，動脈バルーン閉塞を併用し，子宮摘出術を行う。
（天野　完. 分娩時出血例の管理. 日産婦 2007；59：N389-92 より引用）

表2	全身麻酔と区域麻酔の利点
全身麻酔の利点	●大量出血で循環動態が不安定になった際に管理しやすい ●手術時間が長くても管理しやすい
区域麻酔の利点	●帝王切開術一般の麻酔法として安全性が高い ●児娩出時に母体が覚醒している ●児への麻酔薬の移行が少ない

の豊富な血流，placental lacunae，sonolucent zone の消失の 4 つの所見を認め，癒着胎盤の可能性がきわめて高い症例をレベルⅢ，1～3つの所見を認め癒着胎盤の可能性が否定できない場合はレベルⅡ，すべての所見を認めず癒着胎盤の可能性が低い症例をレベルⅠとする（Ⅱ章4. 前置胎盤，p.98）。レベルⅢは自己血貯血や副腎皮質ステロイド投与を行い，子宮収縮抑制を図って新生児リスクがほぼ回避できる妊娠 34 週ごろまで妊娠を継続し，あらかじめ膀胱鏡で膀胱浸潤の有無について確認をしておく。帝王切開術開始直前に両側尿管ステントを留置する。外腸骨動脈閉塞による血栓症を避けるため，閉塞用バルーンカテーテルは総腸骨動脈ではなく，内腸骨動脈に留置する。帝王切開術は胎盤を避けて子宮切開し，胎盤は剝離せず子宮切開創を縫合する。両側内腸骨前枝でバルーン閉塞，もしくはセレスキュー®を用いた子

宮動脈前枝あるいは子宮動脈に対する TAE を行った後，子宮摘出操作に入る。慎重に膀胱を剝離するが，出血が増加する場合は，さらに TAE を追加，あるいは中枢側でのバルーン閉塞を行う（図3）。まずバルーン閉塞による出血コントロールを行う施設がほとんどであるが，より末梢の動脈を選択的に閉塞するというガイドラインにのっとり，北里大学病院では子宮動脈の TAE を行い，必要に応じてバルーン閉塞を併用している。

●レベルⅠ・Ⅱは自己血貯血を行い，妊娠 37 週ごろに帝王切開術とする。レベルⅡは IVR 可能な手術室で A ラインを確保し，子宮表面の怒張した異常血管などの開腹所見によりレベルⅢに準じて対応する。

●2007 年 1 月～2012 年 12 月までの前置胎盤は 181 例で，レベルⅠ，Ⅱ，Ⅲはそれぞれ 157 例，16 例，8 例であった。そのうち病理学的に癒着胎盤と診断されたものはレベルⅠ，Ⅱ，Ⅲでそれぞれ，5，5，7 例であった。出血量はそれぞれ 1,149±728 mL，1,203±599 mL，1,881±1,135 mL で各レベル間に有意差を認めなかった。癒着胎盤 17 例の平均出血量は 2,000 mL で，2001～2006 年の

症例 5−2 経過 1　麻酔前診察と麻酔計画

　38 歳。身長 162 cm，体重 63 kg。

　25 歳時に腹腔鏡下子宮筋腫核出術，30 歳で帝王切開術があり，患者本人によるといずれも麻酔上の問題はなかったとのことであった。

　妊娠 24 週に前置胎盤と診断されたが，子宮収縮や出血は認めず外来管理となっていた。

　胎盤は後壁から前壁にかけての全前置胎盤で，超音波断層法検査上，癒着胎盤を疑う所見は認めなかった。鉄剤内服していたが貧血は改善しないため，自己血貯血は行うことができなかった。妊娠37 週 4 日帝王切開術予定とし，術前に RBC 4 単位，FFP 6 単位を準備した。

　推定児体重は 2,200 g。術前検査や身体所見，その他の既往歴に問題はなかった。

　癒着胎盤が否定的な前置胎盤症例であり，通常の帝王切開術と同様の脊髄くも膜下麻酔を計画した。

症例 5−2 経過 2　帝王切開術

6：00　ラニチジン 150 mg を経口投与。

8：32　18G 末梢静脈ラインを確保し，手術室に入室。標準モニターを装着し，メトクロプラミド10 mg を静注し，ヘスパンダー® の急速輸液を開始した。

8：41　脊髄くも膜下麻酔開始。

8：52　手術開始。

　　　　開腹したところ，子宮筋層の菲薄化や胎盤の透見像は認めなかったものの，子宮表面に怒張した血管を認めたため癒着胎盤の可能性があると考え，18 G 末梢静脈ラインをさらにもう 1 本確保し，全身麻酔に必要な薬剤と器具が手元にあることを確認した。

　　　　子宮漿膜切開時に怒張血管が破綻し，出血を認めた。

8：56　子宮切開。胎盤の切開を避けるため，通常の帝王切開術より上方で子宮底部横切開とした。

8：58　児娩出。

8：59　胎盤剥離徴候を認めたため，臍帯を軽く牽引したところ，胎盤の一部剥離困難で癒着胎盤と診断された。胎盤剥離面からの出血が多く，ガーゼ圧迫を行ったが止血困難であった。縫合止血を試みるも，出血により視野確保困難であった。出血量が多いため子宮摘出術の方針となり，術者から患者にその旨が説明された。ボルベン® の急速輸液を開始。手の空いている麻酔科医と看護師を招集した。

9：00　輸液加温装置・動脈圧ライン・全身麻酔の準備を開始し，RBC と FFP6 単位ずつをオーダーした。酸素化開始。

9：02　術者と相談のうえ，オキシトシン 5 単位をボルベン 500 mL に混注して投与を開始。

9：03　術野では子宮内にガーゼを充填して胎盤剥離面を圧迫し，子宮切開創を縫合し子宮摘出術が開始された。

9：05　出血量は羊水込で 1,800 mL。血圧 70〜80 mmHg，心拍数 110〜120 bpm。クロスマッチを省略して輸血を手術室に届けてもらうこととし，さらに輸血の追加オーダーも行った。

9：10　チオペンタール 225 mg，スキサメトニウム 60 mg にて全身麻酔を導入し，気管挿管。酸素・空気・セボフルランで麻酔維持を開始したが，レミフェンタニルとプロポフォールの持続静注の準備ができ次第，静脈麻酔へと移行した。

9：11　動脈血ライン確保。

9：17　RBC 輸血開始。

RBC と輸液で血圧は持ち直したが，血液検査で凝固能の低下が認められ，

9：58　FFP 輸血開始。

　　　急速輸血により収縮期血圧は 80〜90 mmHg，心拍数は 80 bpm を保ち循環動態は安定していた。しかし膀胱を子宮壁から鈍的に剥離した際，破綻した増生血管から多量に出血し，止血を試みるも出血により術野確保困難で，収縮期血圧は 60 mmHg まで急速に低下した。膀胱を一部切除し，腟上部切断術とした。腹腔内の止血を確認後，ダグラス窩にドレーンを挿入し，閉腹とした。

12：47　手術終了。血圧 80〜90/40〜50 mmHg，心拍数 70〜80 bpm。総出血量は 8,400 mL，手術中に RBC が 28 単位，FFP が 22 単位，膠質液 2,500 mL，晶質液 1,700 mL が投与された。手術終了間際の検査では Hb 7.1 g/dL，血小板数 68,000/μL，PT-INR 1.23，aPTT 52 秒であった。血液凝固能を改善し，さらなる出血がないことを確認し，循環動態を安定させてから抜管する方針となり，ICU 入室となった。

　ICU では RBC を 2 単位，FFP を 4 単位投与し，貧血と凝固能障害は改善した。性器出血や術野ドレーンからの出血がないことを確認して，15：00 すぎに抜管した。

〈症例 5-2 コメント〉

● 術前に癒着胎盤が疑われていなかったにもかかわらず，胎盤剥離を試みて初めて癒着胎盤と判明した症例である。前回子宮切開創を胎盤が覆うような前置胎盤症例では癒着胎盤の可能性があるため，超音波断層法検査などにより癒着胎盤の術前評価を詳細に行う必要がある。しかしながら確実な術前診断は困難であるため，癒着胎盤の可能性を絶えず念頭に置き，帝王切開術の際には十分な出血対策を行うことが必要である。

● 前述の北里大学病院における 2007〜2012 年の前置胎盤症例の統計では，術前に癒着胎盤を疑っていなかったにもかかわらず術中に癒着胎盤と診断された症例は，157 例中 5 例であった。北里大学病院では幸いにして多くはないが，このような症例があることに注意したい。とはいえ，このような症例があるからといって，すべての前置胎盤症例において癒着胎盤を想定した血管確保や血液製剤などの準備することも避けるべきと考えている。

● どのような症例に対してどの程度の事前準備を行うかは，施設の診断精度や，緊急時に対応できる人的・物質的資源によって施設で判断されるべきであろう。

癒着胎盤 5 例の平均出血量 7,265 mL と比べて有意に減少しており，IVR を用いた癒着胎盤管理は有用であると思われた[14]。

9 麻酔計画

癒着胎盤では突然の性器出血を起こして緊急帝王切開術が必要となる場合もあるので，癒着胎盤の診断がついた時点で，癒着胎盤以外の麻酔科的問題点がないかを確認し，麻酔計画をたてておきたい。計画には夜間や休日などマンパワーが不足しがちな時間帯に手術が行われる場合の対応も含まれる。

子宮筋腫に対する単純子宮全摘出術は多くの麻酔科医が見慣れた手術であるが，これと cesarean hysterectomy とではまったく様相が異なる。胎盤を剥離していない子宮は大きく，血流も豊富なため，摘出に時間を要し出血量も多い。

1) 麻酔法の選択

癒着胎盤を疑う症例で全身麻酔と区域麻酔のどちらの麻酔法を選択すべきかについて，答えは出ていない。それぞれの麻酔法には利点と欠点があるため，個々の症例を取り巻く状況によって選択すべきである[4]（表2）。しか

し癒着胎盤の管理法が改善し，さらに麻酔科医も癒着胎盤の管理に慣れてきたことも加わり，全身麻酔から区域麻酔への比重が大きくなっている傾向が窺われる[25,26]。

- 区域麻酔にて手術を開始し児娩出後に全身麻酔を導入する方法は，区域麻酔と全身麻酔両者の利点をうまく活かす方法であるが，手術中に全身麻酔を導入するのはストレスと感じる麻酔科医が少なくないかもしれない。また出血が始まるのは児娩出直後であり，出血に対する処置と全身麻酔の導入の時期が重なりやすい。マンパワーが不十分な場合には全身麻酔下に手術を開始すべきであろう。

- どちらの麻酔方法を選択するにしても硬膜外カテーテル留置の利点は大きい。区域麻酔のみで麻酔を行う場合には手術時間がやや長くなっても対応が可能であり，全身麻酔と併用して手術を行う場合には術前に必要な処置（尿管カテーテル，動脈閉塞バルーンカテーテルの挿入など）に用いることも可能である。さらに術後に処置（子宮動脈塞栓など）が必要になった場合や，術後鎮痛においても有効な手段となりうる。Cesarean hysterectomyでは皮膚縦切開創が臍上までに及ぶことも多く，通常の帝王切開術よりも術後創部痛は強い。

- 尿管カテーテル挿入や動脈閉塞バルーンカテーテルの挿入前より全身麻酔を導入すると，麻酔薬の児への移行量が多くなり，娩出時に蘇生処置が必要になることが通常である。

- 動脈閉塞バルーンカテーテル留置を血管造影室で行った後に手術室に入室する施設もあると思われるが，動脈閉塞バルーンカテーテル留置後は体位交換が制限されることに注意が必要である。硬膜外カテーテルを留置する場合には，動脈閉塞バルーンカテーテルの留置前に行う必要がある。

- 北里大学病院では，予定のレベルⅢ症例の手術では下部胸椎硬膜外腔に硬膜外カテーテルを留置したのち，脊髄くも膜下麻酔を導入し，尿管ステントと内腸骨動脈閉塞バルーンカテーテルを挿入している。帝王切開術の開始前に麻酔レベルを評価し，必要があれば硬膜外より麻酔薬を追加して手術を開始し，母児面会後に全身麻酔を導入している。レベルⅡの症例の麻酔法については個別に判断している。

2）麻酔科医が行うべき出血対策

（大量出血時の管理は，Ⅱ章14. 弛緩出血，p. 194 も参照）

a. 麻酔担当医

- 緊急手術などでやむをえない場合を除き複数の麻酔科医で麻酔を担当し，少なくとも一人は経験を積んだ麻酔科医であることが望ましいと考える。

b. 輸血製剤の準備

- 自己血を含め，輸血の準備が必要である[18]。自己血とクロスマッチされた RBC・FFP を手術室内に置き，加温輸液装置を用いてすぐに輸血開始できるような状態で準備しておくことは最低限必要である[25]。また輸血備蓄量の多くない施設では，施設内に準備する血液製剤の量や，院外からの供給体制を確認しておくことも必要である。

c. ライン確保

- 手術開始前に 18G 以上の太さの静脈ラインを 2 本以上確保する。

- 動脈圧ラインは，出血によって急激に変化する血圧を連続モニタリングするうえでも，頻回の採血検査を行ううえでも欠かせない。

d. 子宮収縮薬

- 児娩出後に子宮収縮薬を使用するか否かは術者との相談が必要である。胎盤を剥離しないことが出血量の減少につながる。そのため慌てて子宮収縮薬を投与し胎盤剥離を助長しないようにしたい。しかしいったん剥離してしまったら，胎盤剥離面からの出血を抑えるた

めには子宮収縮が必要になるかもしれない。

e. 回収式自己血

- 羊水塞栓症発症の危険性から，過去には帝王切開術における回収式自己血の使用が禁忌と考えられてきた。しかし帝王切開術時の回収式自己血の使用が容認されるようになり，米国麻酔科学会は輸血製剤がない場合や同種他家血輸血拒否の場合に使用を考慮することを推奨している[27]。

- 英国では，他家血輸血が可能な場合でも回収式自己血が積極的に用いられている。しかし2018年のガイドラインには，「出血リスクの高い帝王切開術において，回収式自己血のルーチン使用を推奨しない」と記された[28]。

- 北里大学病院では輸血製剤の備蓄量が多いため，他家血輸血拒否の場合にのみ使用を考慮している。

- 帝王切開術中に自己血回収を行う場合の注意点として，①羊水成分の混入を最小限にするため，胎児と胎盤の娩出後に回収を始めること，②感染のリスクを減らすため，性器出血は回収しないこと，③白血球除去フィルターを用いること，④Rh不適合妊娠では抗D抗体を投与することが挙げられている[27]。

f. 術野でカウントされない出血の評価

- 癒着胎盤における cesarean hysterectomy では子宮の胎盤剥離面からの出血も多くなりやすい。この出血は，子宮切開創の縫合後には性器出血として現れるため，術野ではカウントされないことに注意が必要である。北里大学病院では行っていないが，手術中に性器出血を評価しやすくするために開脚位で手術を行うことも考慮すべきであろう。

おわりに

　本項では癒着胎盤の中でも前置癒着胎盤を中心に解説した。しかし前置胎盤以外でも，胎盤が既往帝王切開術創にかかっている場合などには癒着胎盤の可能性があり，術前に十分な精査が必要となる。いずれにしても癒着胎盤を術前に確実に診断することは困難であり，癒着胎盤と診断された際には速やかな出血対策が必要となる。

参考文献・・・・・・・・・・・・・・・・・・・・・・・・・・・・・・

1) 日本産科婦人科学会，編. 日本産科婦人科用語集・用語解説集. 改訂第4版. 東京：日本産科婦人科学会；2018.

2) Obstetric hemorrhage. In：Cunningham FG, Leveno KJ, Bloom SL, eds. Williams obstetrics. 24rd ed. New York：McGraw-Hill；2014. pp.780-828.

3) Thierstein ST, Jahn HC, Lange K. Routine third-stage exploration of the uterus. Obstet Gynecol 1957；10：269-73.

4) The American college of obstetricians and Gynecologists Committee opinion no. 529：placenta accreta. Obstet Gynecol 2012；120：207-11.

5) Sumigama S, Itakura A, Ota T, et al. Placenta previa increta/accreta in Japan-a retrospective study of ultrasound findings, management and clinical course. J Obstet Gynecol Res 2007；33：606-11.

6) Clark SL, Koonings PP, Phelan JP. Placenta previa/accreta and prior cesarean section. Obstet Gynecol 1985；66：89-92.

7) Comstock CH, Lee W, Vettraino IM, et al. The early sonographic appearance of placenta accreta. J Ultrasound Med 2003；22：19-23.

8) Yang JI, Lim YK, Kim HS, et al. Sonographic findings of placental lacunae and the prediction of adherent placenta in women with placenta previa totalis and prior cesarean section. Ultrasound Obstet Gynecol 2006；28：178-82.

9) Finberg HJ, Williams JW. Placenta accreta：prospective sonographic diagnosis in patients with placenta previa and prior cesarean section. J Ultrasound Med 1992；11：333-43.

10) Twickler DM, Lucas MJ, Balis AB, et al. Color flow mapping for myometrial invasion in women with a prior cesarean delivery. J Matern Fetal Med 2000；9：330-5.

11) Chou MM, Ho ES, Lee YH. Prenatal diagnosis of placenta previa accreta by transabdominal color Doppler ultrasound. Ultrasound Obstet Gynecol 2000；15：28-35.

12) Lerner JP, Deane S, Timor-Tritsch IE. Characterization of placenta accreta using transvaginal sonography and color Doppler imaging. Ultrasound Obstet Gynecol 1995；5：198-201.

13) Comstock CH, Love JJ Jr, Bronsteen RA, et al. Sonographic detection of placenta accreta in the second and third trimesters of pregnancy. Am J Obstet Gynecol 2004；190：1135-40.

14) 大西庸子, 天野　完, ウッドハムス玲子, ほか. 前置癒着胎盤に対する Interventional radiology. 日周産期・新生児会誌 2014；50：8-10.

15) Dwyer BK, Belogolovkin V, Tran L, et al. Prenatal diagnosis of placenta accreta：sonography or magnetic resonance imaging? J Ultrasound Med 2008；27：1275-81.

16) Clausen C, Lönn L, Langhoff-Roos J. Management of placenta percreta：a review of published cases. Acta Obstet Gynecol Scand 2014；93：138-43.

17) Fitzpatrick KE, Sellers S, Spark P, et al. The management and outcomes of placenta accreta, increta, and percreta in the UK：a population-based descriptive study. BJOG 2014；121：62-71.

18) 日本産科婦人科学会, 日本産婦人科医会, 編. CQ304　前置胎盤の診断・管理は？　産婦人科診療ガイドライン産科編 2017. 東京：日本産科婦人科学会；2017. p.163-7.

19) 天野　完. 分娩時出血例の管理. 日産婦 2007；59：N389-92.

20) Pelosi MA 3rd, Pelosi MA. Modified cesarean hysterectomy for placenta previa percreta with bladder invasion：retrovesical lower uterine segment bypass. Obstet Gynecol 1999；93：830-3.

21) Matsubara S, Ohkuchi A, Yashi M, et al. Opening the bladder for cesarean hysterectomy for placenta previa percreta with bladder invasion. J Obstet Gynecol Res 2009；35：359-63.

22) AbdRabbo SA. Stepwise uterine devascularization：a novel technique for management of uncontrolled postpartum hemorrhage with preservation of the uterus. Am J Obstet Gynecol 1994；171：694-700.

23) Chou MM, Ke YM, Wu HC, et al. Temporary cross-clamping of the infrarenal abdominal aorta duringcesarean hysterectomy to control operative blood loss in placenta previa increta/percreta. Taiwan J Obstet Gynecol 2010；49：72-6.

24) 大西庸子, 内田加奈子, 天野　完, ほか. 前置胎盤, とくに前置癒着胎盤の取り扱い：Management of placenta previa/accrete. 日周産期・新生児会誌；2009；45：62-6.

25) Snegovskikh D, Clebone A, Norwitz E. Anesthetic management of patients with placenta accreta and resuscitation strategies for associated massive hemorrhage. Curr Opin Anaesthesiol 2011；24：274-81.

26) Taylor NJ, Russell R. Anaesthesia for abnormally invasive placenta：a single-institution care series. Int J Obstet Anesth 2017；30：10-5.

27) Practice guidelines for obstetric anesthesia：an updated report by the American Society of Anesthesiologists Task Force on Obstetric Anesthesia. Anesthesiology 2007；106：843-63.

28) Klein AA, Bailey CR, Charlton AJ, et al. Association of Anaesthetists guidelines：cell salvage for perioperative blood conservation 2018. Anaesthesia 2018；73：1141-50.

（大西　庸子, ウッドハムス　玲子,
加藤　里絵）

6 前置血管

症例6 経過 1 麻酔依頼

　30歳，妊娠34週，前置血管の妊婦の帝王切開術の麻酔を明後日にお願いしたいという依頼があった。

1 前置血管（vasa previa）

- 卵膜上を走行する血管が内子宮口上を通過する状態のことを指す。

- このような状態が生じる場合として，まず臍帯卵膜付着が挙げられる。卵膜付着とは臍帯が直接胎盤には付着せず，胎盤実質から離れた卵膜に付着するものである（図1d）（**ミニ解説**参照）。卵膜付着した臍帯血管は，この付着部位から，卵膜上を胎盤に向かって走行する（図1）。この血管のいずれかが内子宮口を覆う場合が前置血管である。

- また，分葉胎盤あるいは副胎盤があり，その間の卵膜上を走行する血管が内子宮口上を通過する場合も前置血管となる。

- 経腟分娩時の破水により卵膜が破綻すると，同時に臍帯血管も断裂する。その結果，胎児失血を招き，児の予後はきわめて不良となる。

- 前置血管と区別すべき疾患や病態として，前置胎盤，臍帯下垂がある。前置胎盤は胎盤が内子宮口を覆っている状態である。臍帯下垂は羊水中に浮遊している臍帯（浮遊臍帯）が胎児より内子宮口に先進している状態である。週数が早く児頭がまだ下降，嵌入していない時期には胎児先進部より浮遊臍帯が内子宮口の近くに位置することはしばしばみられる。

ミニ解説　臍帯の胎盤付着部位

　臍帯の胎盤への付着部位は，臍帯が胎盤の中央に付着すれば，全体の絨毛に均等に胎児血が流れることによりガス交換，栄養供給が容易になる。その付着部位は胎児によっても異なるが，多くはほぼ胎盤中央に付着する（中央付着：20％）か，辺縁から1cm以上離れた中心側に付着（側方付着：75％）する。胎盤辺縁に付着（辺縁付着：5％程度）する場合は胎盤全体に胎児血液を循環させる必要があり，循環効率がきわめて悪くなる。また，胎盤から離れた卵膜に付着（卵膜付着：1％未満）すると，外力からの防御機構となるワルトン膠質の保護を欠くため，子宮収縮や胎動に伴って圧迫を受けやすい。胎児・胎盤系の循環障害を来すことがあり，子宮内胎児発育不全や分娩時の胎児機能不全の原因となる。走行距離が長ければ長いほどその循環障害が起こりやすい。

---

a)
卵膜
胎盤
中央付着（20％）

b)
胎盤
側方付着（75％）

c)
胎盤
辺縁付着（5％）

d)
胎盤
卵膜付着（1％未満）

―― 浮遊臍帯
―― 卵膜上を走行する臍帯静脈
―― 卵膜上を走行する臍帯動脈

図1 胎盤と臍帯付着位置の関係

症例6 経過 2 症例

　30歳，3経妊2経産。162 cm，63 kg，既往歴・家族歴に特記すべきことなし。妊娠34週3日腹緊（子宮収縮感）を主訴に前医を受診した。内診所見で子宮口は2 cm開大し，経腟超音波所見で内子宮口近くに卵膜を走行する索状物を認めたため，妊娠34週4日に紹介受診となった。

　外来受診時にも同様の所見がみられ切迫早産，前置血管疑いの診断で同日緊急入院となった。経腹超音波検査で胎児は頭位，推定体重1,748 g，妊娠31週5日相当の男児でやや小さめであるが正常範囲内の発育で特に合併奇形は認めなかった。胎盤は子宮右側壁付着であった。臍帯は動脈2本静脈1本で胎盤実質上に付着部を確認できなかった。浮遊臍帯を胎盤側へ追跡すると臍帯は子宮壁左側（図2）に付着し，そこから卵膜上（羊膜下）を3本の血管（卵膜血管）がそれぞれ個別に分枝しながら走行し右側壁の胎盤実質の表層血管に連続する様子が観察された。経腟超音波所見でそのうちの2本が内子宮口付近を通過する様子が観察され（図2），ドプラ血流計測所見で1本が動脈（図3），もう1本が静脈（図4）と考えられ，前置血管と診断した。臍帯血管の全走行を確認したところ，図5のような卵膜血管の走行と考えられた。

　破水時の血管破綻による胎児失血の危険性を考慮し，妊娠34週5日で帝王切開術を予定した。

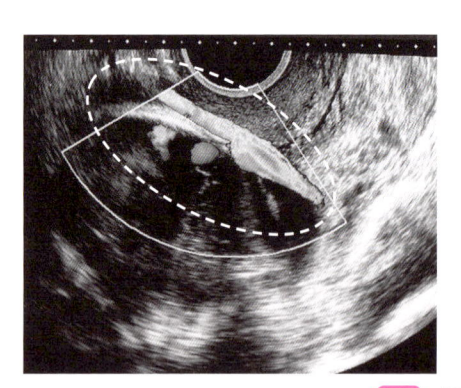
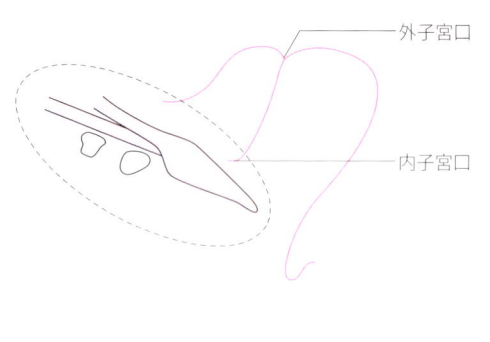

図2　経腟超音波所見
内子宮口上に血管を2本認める（点線内の色部分）。色線は子宮頸管。

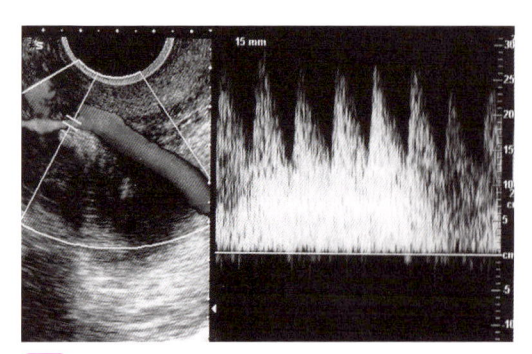

図3　図2で観察された2本の血管のうち，片方の血管の血流計測画像（動脈波形）

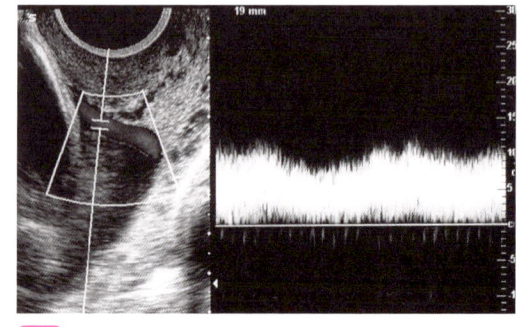

図4　図2で観察された2本の血管のうち，もう片方の血管の血流計測画像（静脈波形）

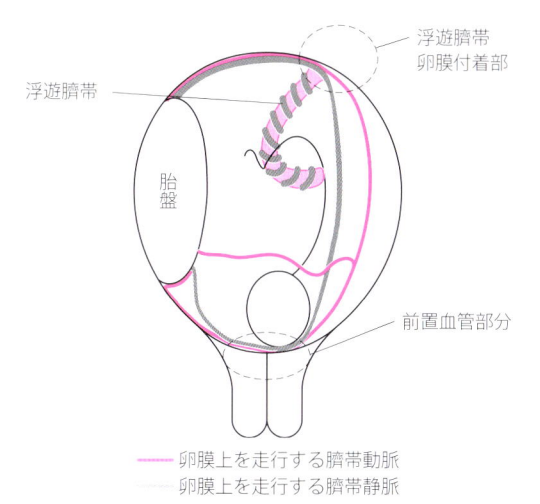

浮遊臍帯
浮遊臍帯卵膜付着部
胎盤
前置血管部分

—— 卵膜上を走行する臍帯動脈
—— 卵膜上を走行する臍帯静脈

図5　術前に想定された臍帯血管および卵膜血管走行のシェーマ

② 診断方法

● 診断には超音波診断が必要不可欠である。多くの場合，胎盤実質上または辺縁に臍帯付着部が確認できるが，そうでないときには卵膜付着を疑う。その場合，胎盤周囲を広く描出し，臍帯が子宮壁に付着する部位を見つけるか，または卵膜上を子宮壁に沿って走行する卵膜血管が胎盤表層血管につながる部位の有無を確認する。卵膜上を走行する血管もしくは，臍帯付着部位が描出できたなら子宮壁を軽くゆすり血管が浮き上がらないか，付着場所が動かないかを確かめ，診断を確定する。

● 初めて超音波診断された前置血管の報告はGianopoulosら[1]で1987年のことである。そのころはまだ超音波機器の精度も低く，あまり普及しておらず胎児超音波検査を受ける機会も少なく診断がつかないこともあった。1990年代に入り報告が散見されるようになったが前置血管では破水前で50～60%，破水後は70～100%の胎児死亡率[2]と報告され，胎児予後はきわめて不良であった。超音波の普及・進歩とともに診断率は向上し2004年Oyeleseら[3]は前置血管155例を検討し，児の死亡率は出生前診断された61例

では死亡例はわずか2例3%のみであったと報告している〔出生前診断されなかった群の死亡率は56%（53/94例）〕。また，ハイリスクグループとして妊娠中期に低置胎盤や前置胎盤であった症例，子宮下部に臍帯付着部位が存在する症例，分葉胎盤，副胎盤，多胎，体外受精（*in vitro* fertilization：IVF）妊娠が挙げられこのような症例を診る場合には前置血管を念頭に置いた診療が必要となる[4]。

③ 管理方針

● 前置血管症例において安全に児を娩出するためには，分娩前の超音波診断と，陣痛発来および破水前の帝王切開術が必須である。

● 2009年にカナダ産科婦人科学会で前置血管に対する診療ガイドラインが発表された[5]。それによると，前置血管が診断された場合，妊娠28～32週で胎児肺成熟のための副腎皮質ステロイド投与を行い，妊娠30～32週で入院管理を検討するべきとしている。Robinsonらの2011年の報告では妊娠32～39週までの死亡率や呼吸窮迫症候群，脳性麻痺，精神発達遅滞を含めた児の予後を検討し，34～35週での分娩がもっとも児の予後が良いだろうと結論づけている[6]。

● しかし，その後に1,000例の前置血管を合併した妊婦を対象としたコホート研究では，分娩時期を33週にしたことで，児の死亡率が約7/1,000，脳性麻痺が約12/1,000で最小であったと報告されている[7]。別の後方視的研究では[8]，単胎の場合と双胎の場合とでは前置血管を合併した妊婦の娩出時期は，後者のほうが3週間早かったとされており，これには42%の出血例も含まれており，それらを考慮すると，前置血管妊婦の娩出時期は一律に決められず，最終的には個々の症例で詳細な検討が必要になる。

症例6 経過 3 帝王切開術

　妊娠 34 週 5 日に予定どおり帝王切開術となった。産婦人科医によると，子宮収縮は認めず，3 経産婦であるが子宮口の開大傾向もなく，緊急性はないとのことであった。

　麻酔は脊髄くも膜下麻酔単独で行った。$L_{3/4}$ より穿刺し，0.5％高比重ブピバカイン 2.4 mL にフェンタニル 10 µg とモルヒネ 0.15 mg を添加したものを脊髄くも膜下に投与した。ピンプリックテストにて両側 T_2 までの痛覚低下域を得て手術を開始した。

　子宮は下部横切開で卵膜を膨隆させた。その部分に卵膜を走行する臍帯静脈をみとめ（図 6a）その血管をよけて人工破膜し児を娩出（図 6b）した。児は 1,850 g，男児，アプガースコア 1/5 分値は 8/10 点，臍帯動脈血 pH 7.34。その後胎盤を娩出した（図 7）。

　手術は型どおりに終了し，麻酔管理上の問題もなかった。

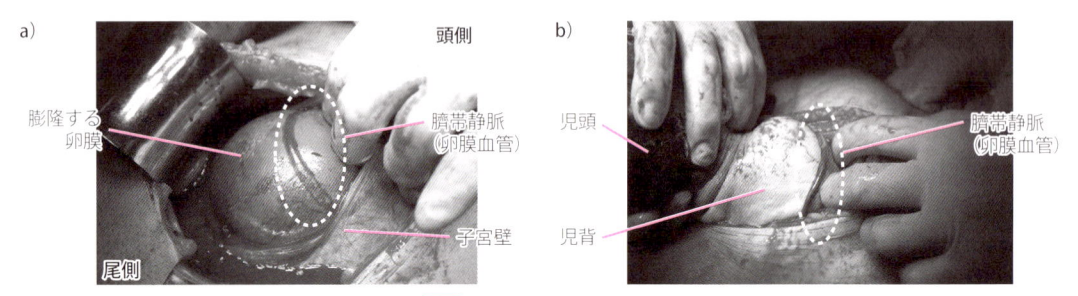

a)

頭側

膨隆する卵膜
臍帯静脈（卵膜血管）
子宮壁
尾側

b)

児頭
児背
臍帯静脈（卵膜血管）

図6　帝王切開術時の所見
a）膨隆した卵膜中央に走る臍帯静脈（卵膜血管）
b）臍帯静脈をよけて児を娩出

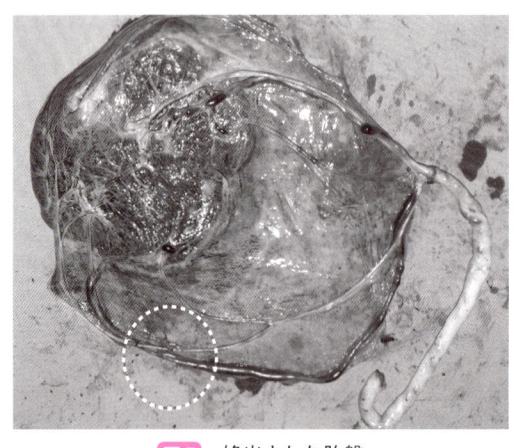

図7　娩出された胎盤
〇印の部分が内子宮口上を走行していた。

4 手術の緊急度

●あらかじめ診断されている症例で子宮収縮がなく状態が落ち着いている場合には緊急度は高くないが，陣痛発来，破水している症例では可及的速やかに帝王切開術とすべきである。出生前診断されている症例において血性羊水を認めた場合には，卵膜血管の破綻による胎児血の失血もが考えられるので，超緊急手術とすべきであろう。診断がついていない

症例で前置血管が破綻すれば，胎児失血により胎児遷延徐脈に陥り，原因が分からないまま超緊急帝王切開術が必要になる。

- 血性羊水は，常位胎盤早期剝離，前置胎盤などでもみられるが，母体血由来の出血である。一方，前置血管では胎児血由来の出血であるため，母体血と胎児血の鑑別には Apt 試験，Kleihauer–Betke 試験などを用いればよいが，現実的にはそれらを行う時間的余裕がないことが多い。

いる症例で前置血管の破綻が起これば胎児救命のために超緊急手術となる。他院からの搬送例などで前置血管の診断が遅れた場合，母体のバイタルサインが安定していても児の生命が手遅れになる場合もあることに注意をする。

- 前置血管が破綻すれば娩出児は蘇生が必要となる場合も多く，児の出血性ショックに対する輸液・輸血を含めた対応が必要となることを念頭に準備をしておくべきである。

⑤ 麻酔計画

- 前置血管の症例は，理想的には，陣痛発来や破水する前で，児の発育がある程度十分な時期に予定手術として行えるとよい。その場合には合併症のない予定帝王切開術に対する麻酔法として確立した脊髄くも膜下麻酔法で行うことが可能となる。一方，前置血管症例には，まったく時間の余裕がない緊急帝王切開術が必要になる場合がある。前置血管の診断がついたら産婦人科医より事前に連絡を受け，麻酔前評価を済ませ，緊急度別に麻酔計画を立てておくべきである。卵膜血管破綻による胎児失血でまったく時間の猶予のない超緊急帝王切開術では全身麻酔が第一選択となる。陣痛発来のみで分娩が進行していなければ，多くの場合区域麻酔の選択が可能と思われる。そのため予定外手術の際には，手術の緊急度を産科医に確認することを勧めたい。

- 前置血管の破綻は胎児循環に深刻な影響を与えるが，母体循環への影響はほとんどない。前置胎盤と異なり，太い複数の静脈ラインや，母体のモニターとしての観血的動脈圧ラインの必要性はないことが通常である。

- そのためにあらかじめ前置血管と診断されて

参考文献・・・・・・・・・・・・・・・・・・・・・・・・・・・・

1) Gianopoulos J, Carver T, Tomich PG, et al. Diagnosis of vasa previa with ultrasonography. Obstet Gynecol 1987；69：488-91.

2) Sherer DM, Anyaegbnam A. Prenatal ultrasonographic morphologic assessment of the umbilical cord：A review. Part I. Obstet Gynecol Surv CME Review Article 1997；52：506-14.

3) Oyelese Y, Catanzarite V, Prefumo F, et al. Vasa previa：the impact of prenatal diagnosis on outcomes. Obstet Gynecol 2004；103：937-42.

4) Oyelese Y, Smulian JC. Placenta previa, placenta accrete, and vasa previa. Obstet Gynecol 2006；107：927-41.

5) Gagnon R, Morin L, Bly S, et al. Guidelines for the management of vasa previa. J Obstet Gynecol Can 2009；31：748-60.

6) Robinson BK, grobman WA. Effectiveness of timing strategies for delivery of individuals with vasa previa. Obstet Gynecol 2011；117：542-9.

7) Hoover MA, Allen A, La Rochelle F, et al. Timing delivery of vasa previa：a decision analysis. Obstet Gynecol 2014；123（Suppl 1）：148S-9S.

8) Bronsteen R, Whitten A, Balasubramanian M, et al. Vasa previa：clinical presentations, outcomes, and implications for management. Obstet Gynecol 2013；122：352-7.

（金井　雄二，奥富　俊之）

7 骨盤位の陣痛発来

症例 7 経過 1 麻酔依頼

　33 歳，0 経妊 0 経産。159 cm，58 kg（非妊時体重 49 kg）。既往歴なし。胎位が骨盤位のままであったため，妊娠 39 週に帝王切開術の予定であった。妊娠 37 週，腹痛を主訴に来院した。内診上，子宮口 3 cm 開大，先進部は浮動で足（踵）を触れた。未破水で，経腟超音波断層法で臍帯下垂の所見がみられた。胎児心拍数陣痛図上，子宮収縮を 3〜4 分間隔で認めたが，胎児は well-being の状態であった。経腹超音波断層法で，胎児推定体重は 2,716 g であった。足位・陣痛発来の適応で，緊急帝王切開術の方針となり，麻酔依頼があった。

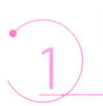 ## 胎位異常（abnormal presentation）

- 胎位とは，胎児の縦軸と子宮縦軸（母体縦軸）との位置的関係をいい，一致したものが縦位（頭位，骨盤位），両者が直角に交差した状態が横位，斜めに交わるものが斜位である。頭位以外を胎位異常という。
- 原因として，子宮筋腫，子宮奇形，羊水過多・過少，多胎，胎児奇形，前置胎盤などがある。胎位異常は妊娠の経過とともに減少し，妊娠正期の胎位は約 95％が頭位である。

1）胎位異常の分類・頻度（図 1）

a. 骨盤位[1]（breech presentation）

- 全分娩の 5％である。
  - ①単殿位（franck breech）：全骨盤位の 50〜70％で，両側股関節が屈曲し両側膝関節が伸展し，殿部が先進した状態である。
  - ②複殿位（complete breech）：両側股関節，膝関節ともに屈曲し殿部と足趾が先進する。全骨盤位の 5〜10％である。
  - ③膝位（kneeling breech）：少なくとも一方の脚の股関節が伸展し，膝関節が屈曲した状態である。
  - ④足位（footling breech）：片側または両側の足が先進した状態である。

b. 横位（transeverse lie）

- 全分娩の 0.3％で，背側が上方に位置する "back up" transeverse lie と下方に位置する "back down" transeverse lie に分類される。
- 分娩時に横位の状態であることはまれであるがそのままの状態で分娩が進行すれば遷延横位となる可能性があり帝王切開術が不可避で

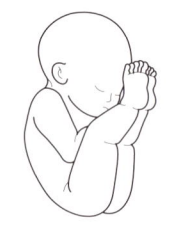
単殿位

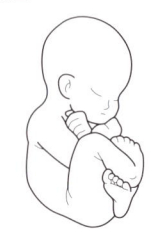
複殿位

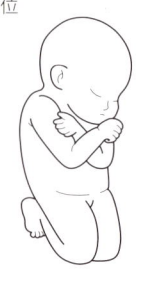
全膝位

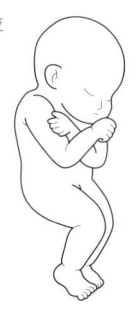
全足位

図1 骨盤位の種類

ある。

c. 斜位（oblique lie）
- 斜位のままであることはきわめてまれである。

 骨盤位の診断

①Leopold 外診法で，胎位の確認をする。

②内診で，子宮口開大，先進部，臍帯下垂の有無を確認する。

③超音波断層法で胎位や脚の伸展状態，児頭が屈曲位か反屈位か，胎盤・臍帯の位置，臍帯巻絡の有無，臍帯下垂の有無を診断する。

 妊娠時の管理（胎位矯正）

1）自然矯正
- 妊娠 32 週ごろまでは胎児は羊水腔に浮遊し胎位は固定することなく骨盤位の頻度も高い。胎位矯正の目的以外に仰臥位低血圧症候群を回避する意味でも，児背方向を上向きにして側臥位を指示する。
- 妊娠 32 週以降に骨盤位の場合は胸膝位を指導することが多いが，自然矯正の可能性もありその意義は疑問視されている。

2）外回転術
- Ⅱ章 18. 外回転術の項（p. 226）を参照。

3）鍼 灸
- 鍼灸を連日行うと高率に骨盤位が矯正されるとの報告がみられるが，北里大学病院で妊娠 33 週以降の妊婦を対象として 1 日 1 回 1 週間ごとに，左右の至陰，三陰交への鍼灸を行ったところ明らかに胎動，胎児一過性頻脈は増加するものの胎位矯正率はそれほど高くなかった[2]。鍼灸の連日適応ができなくとも鍼灸療法後に外回転術を行えば矯正がスムーズにいくかもしれない。

 分娩様式の選択

- 骨盤位の分娩様式（経腟分娩か帝王切開術か）の選択および外回転術を施行するかどうかについては，患者と家族の意向を尊重し，それらのリスクについて十分に説明したうえで方針を決定し，文書による同意を得るべきである。
- 骨盤位の分娩様式の選択について統一された見解はないが，Hannah ら[3]が正期産単胎骨盤位は予定（選択的）帝王切開術分娩の児の短期的予後は経腟分娩例に比べ良好であったことを報告して以来，帝王切開術が選択されることが多い。胎児リスクに伴う医療訴訟などを回避する意味でも帝王切開術が容易に選択される傾向にある。

1）経腟分娩
- 骨盤位を経腟分娩とした場合は，分娩第 2 期時間は延長する。臍帯圧迫，牽引により胎児低酸素症に陥る危険性があり，臍帯動脈血は pH7.19±0.15 と頭位分娩例の 7.30±0.04 に比べて有意に低値である[4]。また，胎児躯幹の娩出後に，児頭娩出に難渋する場合があり，骨折や上腕神経麻痺などの分娩外傷のリスクは頭位分娩に比べて高い。
- 「産婦人科診療ガイドライン産科編 2017」では，「1. 骨盤位妊娠に対する分娩様式の決定時に経腟分娩を選択する際には，1）骨盤位娩出術への十分な技術を有するスタッフが常駐している，2）妊婦に経腟分娩の有益性と危険性について説明し，同意が得られている，の両者の条件を満たす。2. 経腟分娩を選択する際には，あらかじめ経腟分娩ともに緊急帝王切開術について文書による説明と同意を取得する」としている[5]。ただし，膝位，足位，低出生体重児，早産，児頭骨盤不均衡のいずれかまたはそれを疑わせる場合は，経腟分娩ではなく帝王切開術を選択することを

表1 予定帝切（全胎位）の妊娠週数と新生児の呼吸障害

週数	児数	呼吸障害児数（%）
36	16	9（56.3）
37	53	16（30.2）
38	113	7（6.2）
39	127	1（0.8）
40	9	0（0.0）
41	11	0（0.0）
計	329	33（10.0）

（野田清史，平野友美加．予定帝切の時期．周産期医学：2010；40：1482-4 より引用）

推奨している。

- 一般的に，経腟分娩を選択する場合の条件として，以下が必要とされる[6]。
  ①骨盤位娩出術の技術を十分に有した医師が施行し，その際にはいつでも緊急帝王切開術に移行できる体制が整っている。
  ②前置胎盤や児頭骨盤不均衡などの，経腟分娩の禁忌がない。
  ③妊娠36週以降で，児の推定体重が2,000〜3,500 g 未満である。
  ④単殿位もしくは複殿位であり，児頭の過伸展（反屈位）がない。
  ⑤破水および分娩開始時に臍帯下垂がない。
- 骨盤位の娩出術[6,7]は，先進部が十分に下降し殿部が排臨近くになったら，陣痛発作時に先進部を押し上げるようにして胎児の屈位を保つ。発露状態となっても急ぐ必要はなく，陣痛発作時に躯幹を把持し回転させるようにして娩出する。娩出法には以下の手技がある。
  ①横8字型骨盤位娩出法（竹岡式）
  ②古典的上肢解出術
  ③Veit-Smellie 法
- 後続児頭の娩出には後続児頭鉗子（Piper 鉗子）を用いることもある。

2）選択的帝王切開術

- Tita らは2009年米国の多施設による大規模なコホート研究で，妊娠39週と比較し妊娠37週・38週での帝切分娩で児の呼吸障害や新生児低血糖などの頻度が優位に増加したとし，帝王切開術の時期は妊娠39週にするべきとしている[8]。妊娠週数と新生児の呼吸障害（新生児一過性多呼吸など）の頻度について，妊娠週数が経過するに従い呼吸障害の率は低下したとの報告もある（表1）[9]。しかし妊娠39週以降に予定をすれば，陣痛発来や自然破水により緊急帝王切開術が必要になる可能性が高まり，妊娠38週および39週で帝王切開術が予定されていた287例のうち，陣痛発来または前期破水のため緊急帝王切開術が必要になった頻度は，妊娠38週の予定では18%，妊娠39週では32%であったという[10]。
- 帝王切開術が選択される傾向にあるが，その場合には術中出血や他臓器損傷，肺血栓塞栓症，感染症，腸閉塞，縫合不全・創部離開などや次回妊娠時の子宮破裂，癒着胎盤など周術期母体リスクが高まることを忘れてはならない。

5）多胎における骨盤位の対応

- 品胎以上では帝王切開術が原則である。双胎の場合，北里大学病院では先進児が頭位以外であれば，後続児の胎位にかかわらず帝王切開術としている。先進児が頭位で後続児が骨盤位の場合，妊娠32週未満では帝王切開術を選択し，妊娠32週以降では個別に評価して分娩様式を決めている。
- しかし Blickstein らの研究によると，先進児が骨盤位であった双胎妊娠に対して経腟分娩を試みた例と帝王切開術を行った例とを比較すると先進児の体重が1,500 g 以下では特に，低アプガースコアや新生児死亡が有意に多かったと報告している[10]。一方，後続児が骨盤位の双胎経腟分娩でも，胎位異常や臍帯因子により，先進児と比較し新生児予後が不

良であることは広く知られている。しかし，妊娠 35 週以降の先進児頭位・後続児骨盤位の双胎経腟分娩 60 例について，予定帝王切開術群と試験経腟分娩群の両群で新生児予後に差はなかったとする報告がある[11]。経腟分娩で先進児娩出後に後続児が横位の場合などの緊急事態では，内回転術により骨盤位として遂娩する場合がある。

6　緊急時の対応

- 骨盤位分娩は必ずしも帝王切開術とは限らない。しかし陣痛発来後に経腟分娩を試み，経過中に児の娩出機転がうまく働かず回旋異常を生じた場合などには分娩停止で帝王切開術が必要となる。
- 陣発，破水時に単殿位で先進部が固定・嵌入した状態であれば帝王切開術までの時間的余裕はあるが，足位の場合は未破水であっても，破水に伴い，臍帯脱出の可能性もあるので緊急帝王切開術が必要になる。
- 破水前に臍帯が胎児先進部より下方（内子宮口側）に存在する臍帯下垂が，超音波断層法あるいは内診所見で確認できれば，破水時の臍帯脱出を回避するため，未破水の状態で帝王切開術を急ぐ必要がある。子宮収縮に伴い臍帯圧迫に起因する変動一過性徐脈がみられれば，帝王切開術まで子宮内胎児蘇生として子宮収縮を抑制することも考慮される。
- 破水後に胎児の先進部分よりも先に臍帯が脱出し，子宮外に懸垂してきた状態を臍帯脱出といい，その場合は遷延性徐脈を来すような超緊急事態である。そのため，胎児心拍数陣痛図で急激な徐脈が出現した場合は，内診により臍帯脱出の有無を確認する必要がある。臍帯脱出の場合は，物理的には臍帯を子宮内に戻せば胎児低酸素は回避されるが，成功率はきわめて低く[12]，臍帯の用手的還納は通常困難であるが，内診指で胎児先進部を押し上

げ膀胱充満として臍帯圧迫を緩和しながら手術室に急行することになる。

7　骨盤位に対する帝王切開術の麻酔

- 臍帯や児の状態いかんで時間的余裕が異なり，麻酔法の選択に多少の幅がある。
- 時間的余裕がある場合には，禁忌がないかぎり通常どおりに区域麻酔を行うことができる。
- 単殿位で先進部が固定・嵌入した状態であれば，陣発や破水時であっても区域麻酔が可能である。
- しかし本症のごとく未破水であっても，足位で陣発している場合にはのんびりと麻酔を確立する余裕はない。迅速に麻酔を確立するためには熟練した麻酔科医により脊髄くも膜下麻酔を行う。
- 同様に，臍帯下垂の場合も，未破水の場合は迅速な脊髄くも膜下麻酔の確立が要求される。
- しかし一度破水が起これば臍帯脱出となり，それまで胎児の状態がよくても瞬時に子宮頸管内で臍帯が圧迫され胎児低酸素，遷延性徐脈となるので，その場合にはきわめて緊急度は高くなり，区域麻酔をしている余裕はまったくなく全身麻酔を余儀なく強いられる。
- このようなさまざまな緊急事態であっても無痛分娩のための硬膜外カテーテルが留置されている場合には，それを利用する余裕があるかを瞬時に判断する。
- いかなる状況になっても安全に麻酔を遂行するためには，理想的には骨盤位の妊婦は妊娠後期あるいは正期に達した場合は，分娩様式（経腟分娩か帝王切開術）にかかわらず，陣発・破水の前に術前診察（Ⅰ章　麻酔術前評価の項参照）を行っておくことが望ましい。

参考文献 ·

1）Cunningham FG, Leveno KJ, Bloom SL, et al. eds.

Breech Presentation and Delivery. Williams Obstetrics. 23rd ed. New York：McGraw Hill；2010. p.527–43.

2）荒井忠士，奥富俊之，天野　完，ほか．鍼灸療法で骨盤位を矯正できるか？　日産婦誌 2001；53：1217–20.

3）Hannah, ME, Hanaah WJ, Hewson SA, et al. Planned cesarean section versus Planned Vaginal birth for breech presentation at term：A randomized multi-centre trial. Lancet 2000；356：1375–83.

4）天野　完．骨盤位分娩の産科麻酔．臨婦産 1994；48：650–1.

5）日本産科婦人科学会，日本産婦人科医会編．CQ402 単胎骨盤位の取り扱いは？　産科婦人科診療ガイドライン産科編 2017．p.246–9.

6）正岡直樹，佐藤和雄．胎児異常．新女性医学体系26 異常分娩．東京：中山書店；1999，p.95–112.

7）平松祐司．骨盤位娩出術．豊田長康，監．コア・ローテーション産婦人科．京都：金芳堂；2007．p.303–5.

8）Tita AT, Landon MB, Spong CY, et al. Timing of elective repeat cesarean delivery at term and neonatal outcomes. N Engl J Med 2009；360：111–20.

9）野田清史，平野友美加．予定帝切の時期．周産期医 2010；40：1482–4.

10）Blickstein I, Goldman RD, Kupfermine M. Delivery of breech first twins：A multicenter retrospective study. Obstet Gynecol 2000；95：37–42.

11）Rabinovici J, Barkai G, Reichman B, et al. Randomized management of the second nonvertex twin：Vaginal Delivery or cesarean section. Am J Obstet Gynecol 1987；156：52–6.

12）Lin MG. Umbilical cord prollapse. Obstet Gynecol Surv 2006；61：269–77.

（松澤　晃代，奥富　俊之）

8 帝王切開術既往妊婦の陣痛発来

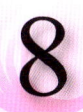

症例 8 経過 1 麻酔依頼

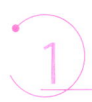

　30歳，1経妊1経産。157 cm，50 kg，既往歴・家族歴に特記すべきことはない。前回妊娠は27歳時，妊娠26週で前期破水，骨盤位のため帝王切開術となっている。その際，子宮筋層を逆T字切開して児を娩出している。術後経過は順調で発熱などは認めなかった。今回は初期より北里大学病院で経過観察をしているが特に異常を認めず，妊娠38週で帝王切開術が予定されていた。

　妊娠37週3日，不規則な腹緊と下腹痛を訴えて受診。子宮口は1 cm開大，羊水流出はない。胎児心拍数陣痛図所見に異常はなく入院，経過観察としていたが次第に腹緊が増強し7〜8分間欠と短縮してきたため予定を早めて緊急帝王切開術の方針となり麻酔科に依頼をした。内診所見は子宮口2 cm開大，未破水。腹緊は自制内だが下腹部の痛みを軽度訴えている。血圧110/56 mmHg，心拍数70 bpm，体温36.2℃。

1 帝王切開術既往妊婦の取り扱い

● 帝王切開術の頻度は世界的に上昇傾向にあり（図1）[1]，わが国でも20%を超えている。北里大学病院では30年前は15%前後であったが，現在は常に30%を超えている（2018年は37.8%）。

● 骨盤位，多胎妊娠や分娩異常，胎児機能不全の適応で容易に帝王切開術を選択する傾向にあるが，医療訴訟の増加など社会的背景の変化により保身医療を展開せざるをえないことが背景にあると思われる。

● 極小，超未熟児の救命・生存が可能となり胎児適応による帝王切開術の頻度が増加したことや，高齢妊娠の増加に伴い合併症妊娠が増加したこと，従来は妊娠が困難であった合併症例の妊娠が可能になったことにも起因する。

● 帝王切開術既往例は次回妊娠時も反復帝王切開術となる可能性が高くさらに頻度が増加することになる。

● 既往帝王切開術症例の取り扱いは20世紀はじめから論議を呼び，1916年にCraginは"Once a cesarean, always a cesarean"と提言している[2]。当時は子宮体部縦切開が一般的

であり子宮破裂を回避する意味では妥当と考えられた。1921年にKerrが子宮下部横切開を行い，その後1966年，Pauersteinは"Once a cesarean, always a trial of labor?"と経腟分娩の可能性を指摘している。反復帝王切開術とすべきか経腟分娩を考慮すべきかに関しFlammが1997年に"Once a cesarean, always a controversy"と記述しているが，いまだにその取り扱いは定まってはいない。

2 既往帝王切開術後の経腟分娩（表1）[3]

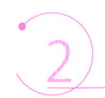

● 米国では1985年には帝王切開率は20%以上に上昇し，手術に伴う血栓塞栓症などの母体リスクや医療費の高騰などの問題が生じてきた。そこで，帝王切開率の減少を目指し帝王切開術後の試験分娩（trial of labor：TOL）による，経腟分娩（vaginal birth after cesarean section：VBAC）が試みられるようになってきた（trial of labor after cesarean section：TOLAC）。1988年 米国産婦人科学会（American College of Obstetricians and Gynecologists：ACOG）が積極的なTOLACを勧告[4]して以来，経腟分娩が積極的に試みられるよう

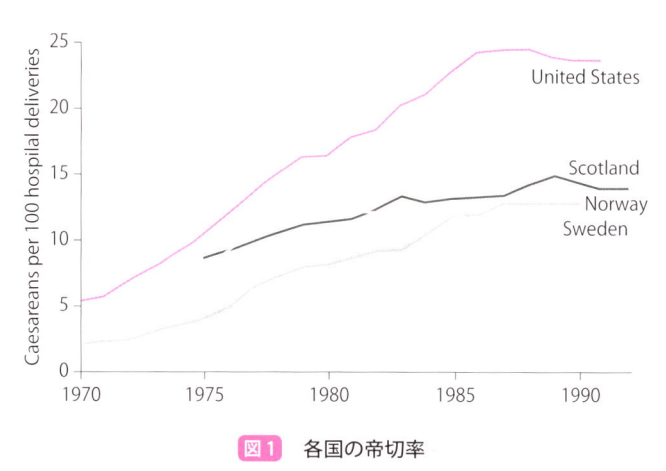

図1 各国の帝切率

（Macfarlane A, Chamberlain G. What is happening to caesarean section rates? Lancet 1993 ; 342 : 1005-6 より引用）

表1 分娩様式と母児の合併症

合併症	TOL（17,898 例）症例数（%）	予定帝王切開（15,801 例）症例数（%）	オッズ比（95%信頼区間）	P 値
子宮破裂	124（0.7）	0	—	<0.001
瘢痕離開	119（0.7）	76（0.5）	1.38（1.04–1.85）	0.03
子宮摘出術	41（0.2）	47（0.3）	0.77（0.51–1.17）	0.22
血栓塞栓症	7（0.04）	10（0.1）	0.62（0.24–1.62）	0.32
輸血	304（1.7）	158（1.0）	1.71（1.41–2.08）	<0.001
子宮内感染	517（2.9）	285（1.8）	1.62（1.40–1.87）	<0.001
母体死亡	3（0.02）	7（0.04）	0.38（0.10–1.46）	0.21
分娩前胎児死亡 37〜38 週 ≧39 週	18（0.4） 16（0.2）	8（0.1） 5（0.1）	2.93（1.27–6.75） 2.70（0.99–7.38）	0.008 0.07
分娩時死産	2	0	—	NS
低酸素虚血性脳症（正期）	12（0.08）	0	—	<0.001
新生児死亡（正期）	13（0.08）	7（0.05）	1.82（0.73–4.57）	0.19

National Institute of Child Health and Human Development
Material–Fetal Medicine Units Network, 1999–2002
（Landon MB, Hauth JC, Leveno KJ, et al.：Maternal and perinatal outcomes associated with a trial of labor after prior cesarean delivery. N Engl J Med 2004 ; 351 : 3581-89 より引用）

になり，1980 年には 3.4％であった TOLAC の割合は 1996 年には 28.3％にまで増加した。

- 1990 年代中期〜後期になって，子宮破裂の増加，それに伴う新生児と母体の罹患率と死亡率の増加，などの報告が相次ぎ TOLAC を回避する傾向がみられるようになった。2010 年には TOLAC 率は 8％に低下し，帝王切開術率は 32.8％と再び増加傾向がみられている。

 ## TOLAC 適応例の選択

- TOLAC でもっとも問題になるのは子宮破裂であり，試験分娩に伴うリスクについて文書によるインフォームドコンセントをえておく

コラム① 北里大学病院の誘発 TOLAC のデータ

北里大学病院では 1994 年より VBAC を試み，2001 年の総帝切率は 18.5% で TOLAC 率は 24.1% であった（図 A）。1994〜2001 年までに北里大学病院では全分娩数の約 8%，820 例が帝王切開術既往妊婦であった。そのうち 130 例に TOLAC が試みられた。約 8 割の 105 例が正期産であり，これに対する TOLAC 成功率は 87% であった。子宮破裂は 1 例もなかった。この 105 例を TOLAC 成功例と非成功例，さらに予定帝王切開術とした 587 例と 3 群で比較した結果を表 A に示す[*1]。母体背景としての年齢，妊娠週数，分娩誘発の頻度，硬膜外鎮痛/麻酔の頻度に差はなかった。しかし TOLAC 成功例では出血量が有意に少なかった。新生児予後は 3 群で有意差がなかった。これら正期産 TOLAC の 105 例を硬膜外鎮痛のありなしで TOLAC 成功率，母体出血量，児の体重，アプガースコア，臍帯動脈血 pH を比較したところ有意差はなかった。したがってわれわれの臨床結果からも TOLAC に対して分娩誘発，硬膜外鎮痛は問題なく適応できるものと考えている。

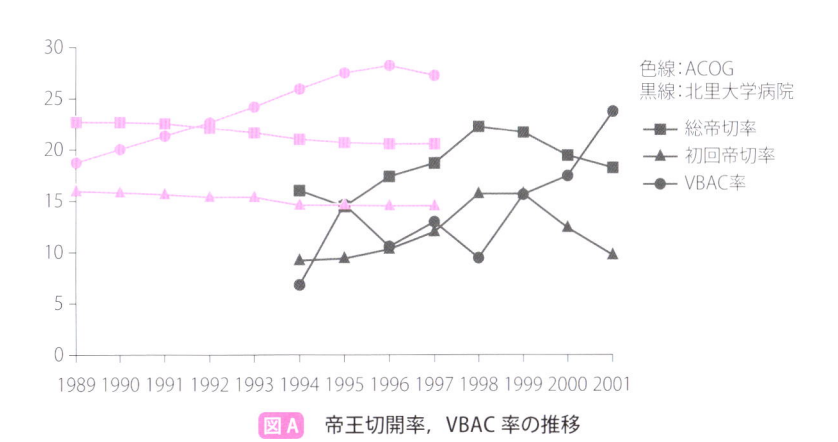

色線：ACOG
黒線：北里大学病院

■ 総帝切率
▲ 初回帝切率
● VBAC 率

図A 帝王切開率，VBAC 率の推移

表A 北里大学病院における TOLAC 例の母体および新生児背景

	TOLAC 成功例	TOLAC から帝王切開術へ	予定帝王切開術
例数	91	14	587
年齢（歳）	32（21〜45）	33（21〜38）	33（20〜45）
妊娠週数（週）	39±1	39±1	38±1
分娩誘発	70（77）	10（71）	—
硬膜外鎮痛/麻酔	65（71）	14（100）	570（97）
母体出血量（g）	235±409[*]	775±353	670±4,172
児体重（g）	2,998±411	3,120±307	2,962±395
アプガースコア 1 分値<7	4（4）	0	26（4）
アプガースコア 5 分値<7	3（3）	0	1（0.2）
臍帯動脈血 pH<7.1	2（2）	0	23（4）

年齢；中央値（範囲），分娩誘発/硬膜外鎮痛/麻酔/アプガースコア/臍帯動脈血 pH；例（%），
妊娠週数/母体出血量/児体重；平均±標準偏差，[*]P<0.05 vs 他 2 群

表B TOLAC の成功予測スコア

			ポイント	成功率（%）
≦40 歳		2	0〜2	49.1
既往経腟分娩歴	前回帝王切開術の前後	4	3	59.9
	前回帝王切開術の後	2	4	66.7
	前回帝王切開術の前	1	5	77.0
前回帝王切開術理由が難産以外		1	6	88.6
入院時の展退	75%〜	2	7	92.6
	25〜75%	1	8〜10	94.9
入院時の開大	≧4 cm	1		

(Flamm BL, Geiger AM. Vaginal birth after cesarean delivery：an admission scoring system. Obstet Gynecol 1997；90：907-10 より改変引用)

　経腟分娩（VBAC）後は母体のバイタルサイン，下腹痛の有無に留意し，用手的に子宮破裂がないことを確認する。分娩第2期にクリステレル圧出法により急速遂娩が必要になる場合は特に十分な注意が必要になる。

　Flamm らは既往分娩歴を詳細に分類し，さらに母体年齢をパラメータとして追加し**表B**のような TOLAC 成功予測スコアを発表した[*2]。このようなスコアリングは妊婦に分娩様式選択に関する同意をえるうえで有用と考えている。

＊1）金井雄二．帝王切開術既往のある産婦の分娩．日本産科婦人科学会神奈川地方部会誌 2003；40：33-6.
＊2）Flamm BL, Geiger AM. Vaginal birth after cesarean delivery：an admission scoring system. Obstet Gynecol 1997；90：907-10.

必要がある。適応症例の選択が重要で「産婦人科診療ガイドライン産科編 2017」では，
①児頭骨盤不均衡がない
②緊急帝王切開術および子宮破裂に対する緊急手術が可能である
③既往帝王切開術が1回である
④既往帝王切開術の術式が子宮下部横切開で術後経過が良好であった
⑤子宮体部筋層まで達する手術既往あるいは子宮破裂の既往がないこと
を条件としている。
● 米国産婦人科学会では子宮下部横切開による2回の帝王切開術の既往や双胎も TOLAC が可能としている。

4　TOLAC の管理

● TOLAC 適応症例では陣痛発来を待つことが原則であるが，分娩誘発や促進は禁忌ではな

い。プロスタグランジン製剤を用いた場合には子宮破裂の相対リスクは 15.6（95%CI8.1〜30.0）と，それ以外を用いた陣痛誘発例の 4.9（95%CI2.4〜9.7）に比べて高く禁忌とされる[5]。

5　TOLAC のリスク

● 帝王切開術既往妊婦の最大の危険は子宮破裂である。諸家の報告によると，子宮破裂の頻度は 0.5%程度である。子宮破裂を起こすと 7%の児死亡と 1%の母体死亡の可能性があり児に対して特に危険性が高いと報告されている[6]。子宮破裂が起こった際は，速やかに児を娩出しないかぎり子宮内胎児死亡を回避できても高頻度に中枢神経後遺障害を残すことになる。

● 前回帝王切開術時の子宮切開創に関しては子宮下部横切開以外の切開法の既往は子宮破裂

表2 子宮筋切開創と子宮破裂のリスク

古典的体部縦切開	2〜9%
T字切開	4〜9%
下部縦切開	1〜7%
1回の下部横切開	0.2〜0.9%
複数回の下部横切開	0.9〜1.8%
早期産帝王切開術既往	上昇
子宮破裂既往　子宮下部	2〜6%
上部	9〜32%

(Cunningham FG, Levano KJ, Bloom SL, et al. Williams Obstetrics 24 ed. New York：McGraw-Hill Professional, 2014. p.613 より引用)

のハイリスクである。子宮切開法別の子宮破裂頻度は，子宮体部縦切開（古典的縦切開）4〜9%，逆T字切開4〜9%，下部縦切開1〜7%，下部横切開は0.2〜1.5%であった（表2）[7,8]。

● 子宮体部に切開創が及ぶ切開創の既往例は子宮破裂のリスクが高くTOLACは禁忌であり，妊娠陣痛により子宮破裂を来す可能性もあるので，北里大学病院では新生児罹病率が低下する34週ごろに予定帝王切開術としている。

● 子宮破裂の危険因子として，既往帝王切開術数の回数が増えれば，子宮破裂の危険性が増加する。前1回と前2回での子宮破裂の頻度はそれぞれ0.8%（31/3,757例），3.6%（5/137例）であったという[9]。また子宮下部切開層の厚さを超音波断層法で計測しその厚さが薄い症例ほど子宮破裂が起こりやすいとされる。TOLAC 642例について妊娠36〜38週での切開創の厚みが4.5 mm以上あった妊婦からは子宮破裂は起こらず3.6〜4.5 mmでは0.6%，2.6〜3.5 mm，2.5 mm以下ではそれぞれ10.8%と10%に子宮破裂が起こった[10]。

● 既往帝王切開術の下節切開創が1層縫合の場合は2層縫合に比べて子宮破裂のリスクが高く，前回帝王切開術からの期間に関しては前回帝王切開術から今回の分娩までの期間が

コラム②　TOLACにおける硬膜外鎮痛法

　TOLACの際に，無痛分娩としての硬膜外鎮痛の是非が長い間議論されてきた。第一に鎮痛が子宮破裂のサインである腹痛をマスクするのではという疑問があった。しかし子宮破裂で腹痛を起こす例は必ずしも多くないこと，起こしても現在使用しているような低濃度にオピオイドを加えた硬膜外鎮痛では破裂に起因する腹痛はマスクされないことが明らかになってきた。ちなみに北里大学病院では，0.08%のロピバカインまたはレボブピバカインに2 μg/mLのフェンタニルを加えた溶液を基本として用い，分娩経過中にさらなる疼痛を訴えた場合には0.15%前後のロピバカインまたはレボブピバカインを追加注入している。このようにTOLACでも硬膜外鎮痛のよい適応と考えられる[*3]。ただし，Cahillらは試験分娩の経過中，硬膜外鎮痛の必要量が多い場合は注意を要するとしている[*4]。

　硬膜外鎮痛下では，緊急帝王切開術時に留置した硬膜外カテーテルを用いることができる利点もある。

[*3] American College of Obstetricians and Gynecologists. ACOG Practice bulletin no. 115：Vaginal birth after previous cesarean delivery. Obstet Gynecol 2010；116：450-63.

[*4] Cahill AG, Odibo AO, Allsworth JE, et al. Frequent epidural dosing as a marker for impending uterine rupture in patients who attempt vaginal birth after cesarean delivery. Am J Obstet Gynecol. 2010；202：355. e1-5.

18カ月以内と19カ月以上の群に分けると，子宮破裂の頻度は2.25%（7/311例），1.05%（22/2,098）で，オッズ比は3.0であった[11]。

 6　子宮破裂の診断

● 激烈な疼痛，ショック症状が子宮破裂の症状とされるが，必ずしも特異的な症状があるとはかぎらない。下腹痛，出血，血尿などの症

症例 8 経過 2　手術経過

前回子宮切開が逆 T 字切開であり下腹痛も出てきていることから麻酔科へ依頼しできるだけ速やかに帝王切開術を行う方針となった。20 分後，児は 3,100 g，女児，アプガースコア 1/5 分値 8/9 点，臍帯動脈血 pH 7.26，正常新生児室に入室となった。子宮切開創に菲薄化している所見はなく手術は問題なく終了した。

状に先立って，早期診断には胎児心拍数図所見がもっとも重要と考えられている。変動一過性徐脈，遅発一過性徐脈から遷延徐脈に移行する。Holmgren らの報告では子宮破裂 35 例の検討で徐脈出現から 18 分以内に児を娩出できた 17 例では神経後遺障害を残した症例はみられなかったが，18 分以上で娩出した 18 例では新生児死亡は回避できたものの 3 例に神経後遺障害を残している（それぞれ徐脈から 31 分，40 分，42 分後の娩出）[12]。TOLAC では分娩経過中に変動一過性徐脈，遅発一過性徐脈をみる場合には帝王切開術を躊躇わないことが子宮破裂を回避することに繋がると思われる。

- 子宮破裂を生じると内診所見で先進児頭が挙上したり，子宮収縮が消失する場合もある。頻収縮，過収縮が子宮破裂に繋がることもあるが子宮収縮モニタリングに変化がみられない場合もある。TOLAC では緊急帝王切開術が必要になる可能性を念頭に置いた分娩管理が必要になる。施設としても，いつでも緊急帝王切開術ができるような体制にあることが TOLAC を行える条件である[13]。

分娩予定日に近い 39〜40 週で設定すると破水や陣痛発来で緊急手術となる頻度が高くなる。新生児予後を考慮して前回の帝王切開術が下部横切開の場合は妊娠 39 週 0〜6 日の間に，古典的縦切開の場合は妊娠 36 週 0 日〜37 週 6 日の間に行うことが推奨される[14,15]。

- 米国では ACOG Committee Opinion も医学的適応がない場合，妊娠 39 週以前に予定帝王切開術を行うことを勧めていない。ただし，妊娠 37 週と 39 週では大きな差があるが，38 週と 39 週では有意差はあるもののその差は小さい[15]とも記されており妊娠 38 週の帝王切開術でも事情により許容しうると考えられる。
- 現在のわが国の産婦人科医師不足の状況下では緊急帝王切開術そのものが負担と考えられ，緊急手術を避けたい開業医であればやや早めの週数設定となるであろう。遅めの週数で設定する施設はやはり緊急帝王切開術となる可能性があることを手術室や麻酔科へ理解してもらう必要がある。
- 予定帝王切開術とした場合の母児の罹病率は TOLAC に比べて有意に低いが[3]産婦，家族の意向を組み入れ慎重に検討すべきである。

7　反復帝王切開術：帝王切開術を予定するタイミング

- 妊娠 37 週 0 日以降が正期産であるが，帝王切開術をいつ予定するかに関しては施設の条件により異なる。37 週台で早めに出産となると出生した児に新生児一過性多呼吸症候群などの呼吸トラブルが起こるが，その一方で

8　前回帝王切開術の陣痛発来に対する麻酔管理

- 前回帝王切開術の妊婦が陣発した場合には，本症例のようにあらかじめ TOLAC の計画を立てていない場合はできるだけ速やかに帝王切開術が必要となる。

- 胎児の状態がよい場合には迅速に区域麻酔を行える状況下では区域麻酔で行う。
- ひとたび子宮破裂が診断された場合には，通常はきわめて緊急度は高く区域麻酔をしている余裕なく全身麻酔を余儀なくされる。
- いずれの麻酔法を選択する場合でも，手術の準備とともに最低限の妊婦の評価（既往歴，合併症の有無，絶飲食の期間，気道の評価）が必要となる。
- 子宮破裂が起これば母体出血量も増加する可能性があり緊急輸血確保が必要となる。その準備ができるまでは必要に応じて急速輸液負荷が必要となる。そのような場合には晶質液よりむしろ膠質液のほうが望ましい。

参考文献

1) Macfarlane A, Chamberlain G. What is happening to caesareans section rates? Lancet 1993；342：1005-6.
2) Cragin B. Conservatism in obstetrics. New York Medical Journal 1916；104：1-3.
3) Landon MB, Hauth JC, Leveno KJ, et al. Maternal and perinatal outcomes associated with a trial of labor after prior cesarean delivery. N Engl J Med 2004；351：2581-9.
4) ACOG：Vaginal delivery after previous cesarean birth. Int J Gynecol Obstet 1996；52：90-8.
5) Lydon-Rochelle M, Holt VL, Easterling TR, et al. Risk of uterine rupture during labor among women with a prior cesarean delivery. N Engl J Med 2001；345：3-8.
6) Leung AS, Farmer RM, Leung EK, et al. Risk factors associated with uterine rupture during trial of labor after cesarean delivery：A case-control study. Am J Obstet Gynecol 1993；168：1358-63.
7) ACOG practice bulletin, Vaginal birth after previous cesarean delivery. No 5, July 1999, Clinical management guideline for obstetricians-gynecologists. Int J Gynecol Obstet 1999；66：197-204.
8) Cunningham FG, Levano KJ, Bloom SL, et al. Williams Obstetrics 24 edition. New York：McGraw-Hill Professional；2014. pp.613.
9) Caughey AB, Shipp TD, Reple JT, et al. Rate of uterine rupture during a trial of labor in women with one or two prior cesarean deliveries. Am J Obstet Gynecol 1999；181：872-6.
10) Rozenberg P, Goffinet F, Phillippe HJ, et al. Ultrasonographic measurement of lower uterine segment to assess risk of defects of scarred uterus. Lancet 1996；347：281-4.
11) Shipp TD, Zelop CM, Repke JT, et al. Interdelivery interval and risk of symptomatic uterine rupture. Obstet Gynecol 2001；97：175-7.
12) Holmgren C, Scott JR, Porter TF, et al. Uterine rupture with attempted vaginal birth after cesarean delivery. Obstet Gynecol 2012；119：725-31.
13) ACOG Committee on Obstetric Practice. ACOG committee opinion No. 433：optimal goals for anesthesia care in obstetrics. Obstet Gynecol 2009；113：1197-9.
14) Spong CY, Mercer BM, D'alton M, et al. Timing of indicated late-preterm and early-term birth. Obstet Gynecol 2011：118：323.
15) American College of Obstetricians and Gynecolotists：ACOG committee opinion no. 561：non medically indicated early-term deliveries. Obstet Gynecol 2013；121：911-5.

（金井　雄二，奥富　俊之）

9 困難気道と肥満

　34歳，0経妊0経産，158 cm，132 kg（非妊娠時129 kg，BMI 51 kg/m^2，除脂肪体重52 kg）。2型糖尿病（インスリン90単位/日），高血圧（メチルドパ750 mg/日），高脂血症を合併していた。児推定体重3,230 g（妊娠39週3日）。

　妊娠40週2日朝6時ごろに陣痛発来し，入院となった。分娩は問題なく進行し，15：00には子宮口が6 cm開大していた。しかし16：00ごろより変動一過性徐脈が散発し始め，17：00すぎに胎児心拍数低下（80 bpm）が5分間継続したため，胎児機能不全の診断で超緊急の帝王切開術の準備を開始した。

17：05　産婦人科医より「BMI 51 kg/m^{2}の妊婦で，胎児機能不全の診断で超緊急の帝王切開術を行いたい」と切迫した様子で手術室に連絡が入った。手の空いている麻酔科医，看護師数人で急いで準備を始めた。

17：10　患者が入室。陣痛に悶える肥満妊婦を何とか手術台へ移動させ，Mallampati分類を確認したのち（Ⅲ），100%酸素10 L/分により前酸素化を開始。入室後にドプラ胎児診断装置で確認した胎児心拍数は70 bpmであった。尿道カテーテル挿入しながら，同時に術野消毒を開始。

17：14　覆布がかかり術野の準備が整ったため，プロポフォール110 mg（除脂肪体重あたり2 mg/kg）静注後，輪状軟骨圧迫を加えながらスキサメトニウム130 mg（実体重あたり1 mg/kg）静注。

17：15　SpO_2が低下し始めたところで顔面に弱い筋攣縮を認めたため，喉頭鏡にて喉頭展開したところ，喉頭蓋は確認できるが，声門は見えず（CormackⅢ）。そのまま挿管を試みたものの，食道挿管であったため，いったん気管チューブを抜去。

17：16　SpO_2が70%台となったため，輪状圧迫を続けながらマスク換気を行い，SpO_2 80%台まで回復。このころより徐々に自発呼吸が出現し始めたものの，2人法にても有効なマスク換気ができず，SpO_2は80%台後半から上昇せず。

17：19　LMAを挿入したところ換気可能となり，徐々にSpO_2は上昇し，17：20にSpO_2 98%（FiO_2＝1）となった。

17：20　帝王切開術開始。麻酔は100%酸素とセボフルランにより維持。児娩出までの呼気中セボフルラン濃度は1.5%とした。胃管挿入。

17：27　児娩出（アプガースコア1分値4点，5分値8点，臍帯動脈血pH 7.02）。皮下脂肪層が厚く術野が深いうえに，腹圧が高く腸管が妨げとなって手術続行が困難との訴えが術者からあった。経LMA的にファイバー挿管を行ったのち，非脱分極性の筋弛緩薬を投与し，調節呼吸とした。

1 妊婦の困難気道

- 妊産婦の挿管不能の頻度は0.26%である[1]。妊婦の困難気道では，妊婦の救命がかなわなければ母体と胎児の命を同時に失うことになるため，麻酔科医にとっては非常にストレスがかかる状況である。

1）困難気道に関連する妊婦特有の問題点

- 困難気道に関連する妊婦の解剖学的，生理学的な特徴は表1のとおりである。解剖学的な問題のほかに，低酸素血症へ陥りやすい点，誤嚥のリスクが高い点などが重要である。

a. 妊婦に伴う上気道変化

- 妊娠による体内水分量や体重増加に伴い，咽

表1　困難気道の関連する妊婦特有の問題点

問題点		主な原因
解剖学的	咽頭・喉頭の容積低下	気道の浮腫 妊娠高血圧腎症
	乳房の発達	
	体重増加	
生理学的 低酸素血症の危険性	機能的残気量の減少	妊娠子宮による横隔膜挙上
	酸素消費量の増大	代謝の亢進
誤嚥の危険性	下部食道括約筋の緊張低下 胃酸分泌亢進	プロゲステロン
	消化管の蠕動運動抑制	プロゲステロン・陣痛
	緊急手術	

頭容積は減少する[3]。特に妊娠高血圧腎症でその変化は顕著である[4]。さらに，分娩中は上気道の浮腫が進行する[5]。これは，「いきみ」(努責)や分娩進行に伴う炎症性サイトカインによるものと想像される。同一の妊婦で分娩前後に Mallampati 分類を比較した報告では，分娩前に比べて分娩直後にクラスが上がる傾向があり，おおよそ半数の妊婦で Mallampati 分類IIIおよびIVという結果であった[6]。

- 産科患者でも Mallampati 分類が上がるほど困難気道のリスクが増加する。Mallampati I の妊婦を1とした困難気道の相対危険度は Mallampati 分類II，III，IVと増加するにつれ，3.2，7.6，11.3 と上昇すると報告されている[7]。

b. 容易に陥る低酸素血症

- 妊娠末期には増大した妊娠子宮により横隔膜が押し上げられ，機能的残気量（functional residual capacity：FRC）が約20％減少する。特に手術中の体位である仰臥位では，FRC がさらに減少しクロージングキャパシティを下回る。その結果として肺胞の虚脱を引き起こし，換気血流不均衡が増大して低酸素血症を招く。
- また，母体の代謝増加と，胎児・胎盤，子宮

による代謝部分が加わるため，妊娠末期の酸素消費量は非妊娠時と比較して40〜60％増加する。このため妊婦は低酸素血症に陥りやすい[8]。100％酸素を3分間吸入して酸素化を行ったのち無呼吸とし，SpO_2が95％まで減少するまでの時間は非妊婦で4分3秒であったのに対し，妊婦では2分53秒と短縮していた[9]。したがって，導入時の低酸素血症を避けるためには，前酸素化が非常に重要となる。

- 妊婦における前酸素化の方法をシミュレーションにより検討した報告によると，全身麻酔導入前に100％酸素を平常呼吸で3分間吸入した群と，30秒以内に深呼吸を4回行った群との比較では後者で前酸素化後，挿管後ともに PaO_2 が有意に高く，いずれの時点においても $PaCO_2$ には有意差がなかった[10]。また，効率的な酸素化のためには麻酔回路内の新鮮ガス流量も重要な要素となる。すなわち，5 L/分で100％酸素3分間の吸入を行うと呼気中酸素分圧（$FetO_2$）は0.86にとどまり，10 L/分では $FetO_2$ 0.92であったと指摘されている[11]。酸素流量9 L/分で深呼吸4回と15 L/分で8回を比較した場合，深呼吸8回の方が $FetO_2$ 90％以上を達成する割合が高いという報告もある[12]。時間が限られる緊急産科手術

表2　困難気道の予測因子

身体所見					困難気道と相関する所見
Mallampati分類	クラスⅠ 軟口蓋，口蓋垂，口峡，口蓋弓が見える。	クラスⅡ 軟口蓋，口峡，口蓋垂の一部が見える。	クラスⅢ 軟口蓋，口蓋垂の基部のみ見える。	クラスⅣ 軟口蓋も見えない。	クラスⅢ, Ⅳ
Thyromental distance（TMD）					＜3横指
開口障害の有無					＜2横指
頸椎可動域					＜35°
下顎可動域 Upper lip bite test（ULBT）	クラスⅠ 上唇がすべて隠れる	クラスⅡ 上唇が部分的に隠れる	クラスⅢ 上唇を噛めない		クラスⅢ

では，マスクをしっかり顔に密着させたうえで「10〜15 L/分の100％酸素吸入」のもと，「4〜8回の深呼吸」による酸素化が実際的と思われる。

c. 高い誤嚥のリスク

●妊産婦では誤嚥のリスクが高いとされる。これはプロゲステロンの影響で下部食道括約筋の緊張が低下し胃酸の分泌が亢進していること，緊急手術となることが多いため絶飲食の時間が短いこと，陣痛の影響で消化管の蠕動運動が抑制されることなどによる。

2）困難気道の予測因子

●困難気道の既往や，閉塞性無呼吸症候群の存在は困難気道の大きな予測因子となる。理学所見の主なものは，表2のとおりである。

もっともよく困難気道と相関する予測因子はMallampati分類であり，これに複数の予測因子を組み合わせることで困難気道の予測感度を高めることができる。妊婦においては，Mallampati分類ⅢもしくはⅣに加えて，上顎突出，短頸，下顎後退のすべてを認める場合，90％以上で喉頭展開が困難であった[7]。

●なお，Mallampati分類は妊娠や分娩経過とともに進むため，挿管直前に気道の再評価を行うことが大切である。換気困難，誤嚥など気道トラブルは挿管時だけでなく抜管時に多く起こっているため[13]，十分な覚醒と呼吸状態の安定を確認したうえで抜管することが重要である。

3) 困難気道が予想された場合の対策

● 米国麻酔科学会（American Society of Anesthesiologist：ASA）の産科麻酔作業部会による臨床指針[14]では，挿管困難の既往を持つ症例において麻酔科と産科の緊密な連絡の重要性が強調されている。ハイリスク妊婦の情報は，産婦人科医から伝えられることが多い。日ごろから産婦人科医と麻酔科医のコミュニケーションをよくすることで，肥満妊婦などを麻酔科的ハイリスク症例として産科医が認識し，早めの情報提供が行われるような環境を整えることが大切である。

a. 全身麻酔の回避

● 困難気道を回避する最善の策は，全身麻酔を避けることである。困難気道が予想される妊婦では，施行可能であれば硬膜外鎮痛による無痛分娩とする。緊急帝王切開術となった場合，硬膜外麻酔を使用することで困難気道に直面せずにすむからである。そのために重要な点は，緊急帝王切開術となった際に手術麻酔へ移行できるよう，確実な鎮痛を得られる硬膜外カテーテルを挿入し分娩中は持続硬膜外鎮痛を行う点である。カテーテルを留置しておくだけでは，いざというときに効かない危険性があるため好ましくないと考える。

b. 意識下挿管

● 区域麻酔を施行することができないものの，時間的余裕がある場合は意識下挿管もひとつの選択肢となる。妊婦は粘膜の浮腫のため鼻出血を起こしやすいので，経口挿管が望ましい。

● 帝王切開術でミダゾラム 15〜30 μg/kg，フェンタニル 1.5 μg/kg で鎮静後，気管支鏡による意識下挿管を行った報告では，新生児の呼吸抑制を認めなかった。またデクスメデトミジンは母体の呼吸抑制を来しにくく，意識下挿管の鎮静薬として使用しやすい。しかし，少量ながら胎盤を介して胎児へ移行することが知られているため[15]，出生後の新生児

コラム①　Nasal high flow（NHF）による前酸素化

　NHF は鼻カニューレから高流量酸素を投与する方法で，高濃度の酸素投与，呼気二酸化炭素のウォッシュアウト，PEEP の付加などによって酸素化/換気の改善をもたらすことから，集中治療や呼吸療法領域で活用されている。

　この NHF を迅速導入時に用いれば，効率的な前酸素化が実現するのではないか？　一般成人の緊急手術では，挿管操作中も NHF を使用するとマスクによる通常の酸素化よりも SpO_2 が低下する頻度が低かった[*1]。一方，正期妊婦の前酸素化における NHF の有用性は示されていない[*2,*3]。高度肥満妊婦における NHF の有用性は未検証だが，機器を準備する時間的猶予があれば使用を検討してもよいだろう。

*1) Lodenius Å, Piehl J, Östlund A, et al. Transnasal humidified rapid-insufflation ventilatory exchange (THRIVE) vs. facemask breathing pre-oxygenation for rapid sequence induction in adults：a prospective randomised non-blinded clinical trial. Anaesthesia 2018：73：564-71.

*2) Shippam W, Preston R, Douglas J, et al. High-flow nasal oxygen vs. standard flow-rate facemask pre-oxygenation in pregnant patients：a randomised physiological study. Anaesthesia 2019：74：450-6.

*3) Tan PCF, Millay OJ, Leeton L, Dennis AT. High-flow humidified nasal preoxygenation in pregnant women：a prospective observational study. Br J Anaesth 2019：122：86-91.

の観察が必要である。

4) 妊婦の予期せぬ困難気道アルゴリズム

● Obstetric Anaesthetists' Association と Difficult Airway Society から妊婦の困難気道ガイドラインが示されている[16]。概要を図 1 に示す。妊婦の困難気道管理では，一般手術患者とは異なる観点からのアプローチが必要となる。すなわち，児の状態や手術の緊急度に応じて手術続行または患者覚醒の判断を行う点である。また，「母体救命優先」という原則を

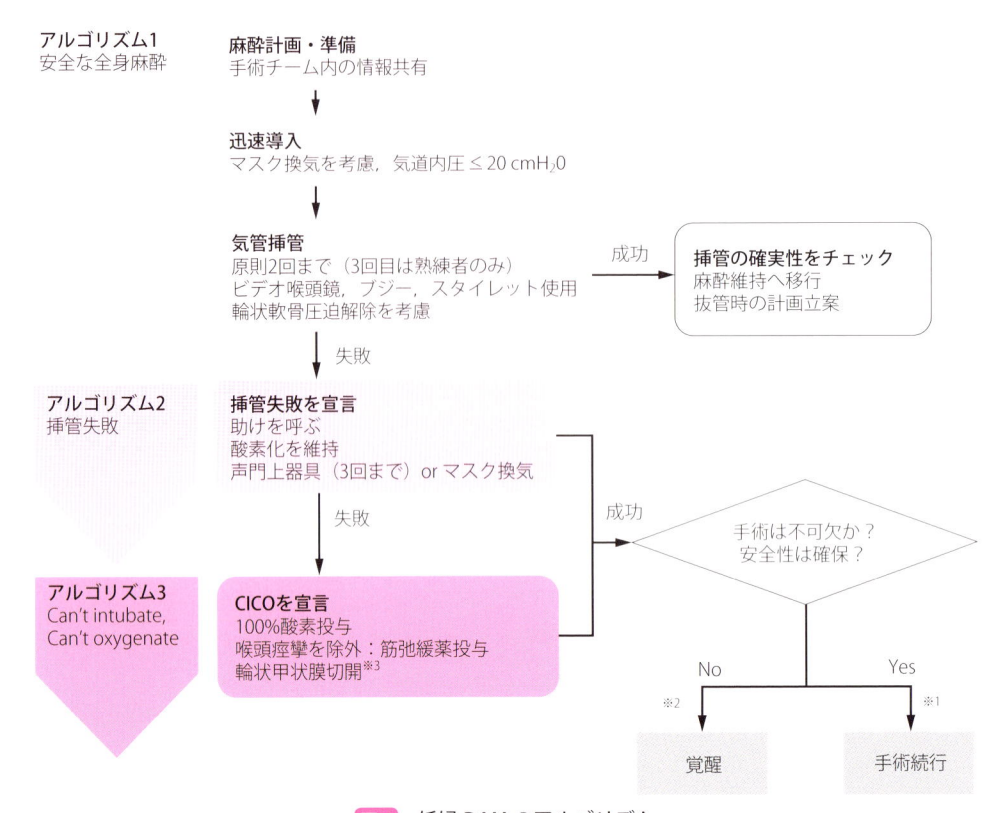

図1 妊婦 DAM のアルゴリズム

このアルゴリズムでも，妊婦の困難気道の原則として「母体優先」が強調されており，いかなる場合においても<u>母体の気道を確保したうえで帝王切開術を開始する</u>。

口腔内の操作を繰り返すことで上気道の浮腫が進行し，換気・挿管困難や誤嚥などのリスクが上がる。そのため喉頭展開操作を 2 回までとし，声門上器具もしくはマスクで母体の換気を確立する。

マスクや声門上器具による換気の際に輪状軟骨圧迫を併用するか否かは，母体の誤嚥のリスクに応じて判断する。

※ 1 児の状態が悪く娩出を急ぐ場合は，マスク・声門上器具により母体の換気が可能となった時点で，母体を覚醒させずに帝王切開術へ移行する。

※ 2 予定帝王切開術で胎児の状態が保たれている場合や，胎児の状態が不安定でも母体の救命を目的とする場合には，母体を覚醒させることを考慮する。

※ 3 挿管困難・換気困難に陥り母体の安全が確保できない場合は輪状甲状膜切開術を選択し，帝王切開術とする。

（Mushambi MC, Kinsella SM, Popat M, et al. Obstetric Anaesthetists' Association and Difficult Airway Society guidelines for the management of difficult and failed tracheal intubation in obstetrics. Anaesthesia 2015；70：1286–306 より引用）

忘れてはならない。

② 病的肥満妊娠

- 肥満の定義には，一般的に体格指数〔body mass index（BMI）＝体重（kg）÷身長（m）の 2 乗〕が用いられ，WHO による分類では BMI 25 kg/m² 以上 30 kg/m² 未満を「過体重（overweight）」，BMI 30 kg/m² 以上を「肥満（obese）」と定義するのに対し，日本肥満学会は BMI 25 kg/m² 以上を「肥満」と定義し

ており，若干異なる点に注意を要する（表3）。

- 妊婦の肥満度は非妊娠時の体重で判定する。
- 日本では BMI 25 kg/m² 以上の 20〜39 歳の女性は 2 割にとどまる。麻酔科医が病的肥満妊婦（BMI 35 kg/m² 以上）に出会う確率は低く，肥満妊婦の扱いに不慣れであるため，日ごろからの備えが大切となる。

1）肥満妊娠の産科的問題点（表 4）

- 妊婦の肥満は産科的にハイリスクである。通常の妊婦と比較して不妊の罹患率が高く，早

表3　肥満の定義

BMI（kg/m²）	日本肥満学会	WHO	
18.5 未満	やせ	低体重	
18.5 以上 25 未満	ふつう	標準	
25 以上 30 未満	肥満　1度	過体重	
30 以上 35 未満	2度	肥満　Class I	
35 以上 40 未満	3度	Class II	
40 以上 50 未満	4度	Class III	morbid obesity
50 以上	4度	Class III	super obesity

期に流産となる率も高い。また，原因不明の死産のもっとも重要な危険因子としても妊娠前の肥満が指摘されている[17]。その理由としては，動脈硬化による子宮胎盤血流の減少，睡眠時無呼吸症による低酸素血症などが考えられている。

- 肥満妊婦では妊娠前から高血圧，糖尿病を合併することが多いうえ，妊娠糖尿病，妊娠高血圧症候群につながる危険因子でもある。胎児の先天異常の頻度も高く，特に糖尿病と神経管閉鎖異常（髄膜瘤など）の関係が指摘されている。巨大児の危険因子でもあり，肩甲難産や産道裂傷のリスクが高まる。
- 肥満妊婦では腹壁の厚い脂肪に阻まれ，超音波検査による胎児の評価が難しい。分娩中のモニタリングとして外測法による陣痛・児心音の正確なモニタリングが難しく，内測法がすすめられる。

2）肥満妊婦と緊急帝王切開術

- 肥満妊婦では微弱陣痛のため分娩促進を必要とすることが多く，最終的に分娩停止で緊急帝王切開術となる割合も高い。正常妊婦の分娩中の緊急帝王切開術率は9％であるのに対し，病的肥満妊婦では48％にのぼっていた[8]。また，単胎妊娠における帝王切開術率は，妊娠前のBMIと相関していた[18]。帝王切開術となった場合，肥満妊婦では術中出血量

表4　肥満妊婦における産科的問題点

自然流産・死産	
児の先天異常 巨大児	神経管欠損（髄膜瘤など）
妊娠前からの合併症	高血圧 糖尿病 深部静脈血栓症
妊娠中の合併症	妊娠高血圧症候群 妊娠糖尿病
分娩時の異常	微弱陣痛 肩甲難産 弛緩出血 高い帝王切開率

（Suresh MS, Segal BS, Preston RL, et al（eds）. Shnider and Levinson's Anesthesia for Obstetrics 5th ed. Lippincott Williams & Wilkins；2012. p.585-8 より引用）

が多く，手術時間が延長し，術後創部感染（縦切開では12％）や子宮内感染の頻度が高まる。

- 一般的に肥満妊婦の帝王切開術は下腹部の横切開（Pfannenstiel 法）で行われる。これは，恥骨上の脂肪組織が少なく創離開が少ないとされるためである。麻酔や手術準備に時間がかかり，手術開始後も厚い脂肪組織のために児娩出まで時間を要する。

3）肥満妊娠の麻酔科的問題点

- 肥満と妊娠は気道，呼吸，心血管系などの生理的変化をもたらし，その変化の多くは相加的である。そのため，肥満妊婦では通常の妊婦以上に生理的予備量が減少しており，麻酔

表5　無呼吸として $Spo_2 < 90\%$ となるまでの時間（秒）

	正常妊婦	肥満妊婦	
		BMI 35 kg/m²	BMI 50 kg/m²
陣痛なし	292	266	156
陣痛あり	217	166	98

（McClelland SH, Bogod DG, Hardman JG. Pre-oxygenation and apnoea in pregnancy：changes during labour and with obstetric morbidity in a computational simulation. Anaesthesia 2009；64：371-7 より引用）

管理上のリスクが高まっている。

a. 肥満/体重増加

- 妊娠に伴う体重増加にさらに肥満が加わると困難気道のリスクが増加する。非妊婦では、体重が 26 kg/m² を上回るとマスク換気困難の頻度が 3 倍に増加すると報告されている[19]。妊婦に関するカナダにおける研究では、妊娠中の体重増加は Mallampati 分類の増加と相関し、年齢 35 歳以上、体重 90～99 kg では挿管困難の割合が高かった[20]。また、BMI 35 kg/m² 以上の病的肥満妊婦では 1/3 が挿管困難で、6% が挿管不成功であった[8]。

b. 高い誤嚥のリスク

- 肥満妊婦は正常妊婦よりもさらに誤嚥のリスクが高い。これは、緊急帝王切開術となりやすいこと、困難気道であること、胃食道逆流症や糖尿病の合併などの理由による。したがって術前の H_2 ブロッカー、メトクロプラミドの術前投与の意義は非肥満妊婦よりさらに大きい。

c. 無呼吸への予備力の低さ

- 妊婦では一般成人と比較して低酸素血症になりやすいが、肥満が加わると低酸素血症に陥るまでの時間はさらに短くなる。全身麻酔導入時には、思いもよらぬスピードで低酸素血症が進むため、十分な前酸素化と 1 回目の挿管を確実に成功させることが重要となる。
- 肥満妊婦における無呼吸時間と Sao_2 の関係をシミュレーションした研究では、前酸素化ののち無呼吸とした場合、BMI 50 kg/m² の

妊婦では Sao_2 が 90% へ低下するまでの時間が陣痛がない場合は 156 秒であったのに対し、陣痛がある場合は 98 秒であった[10]（表5）。これは、挿管可能な筋弛緩状態を得たのち、挿管に費やすことのできる時間が非常にかぎられることを意味する。

d. 循環への負荷

- 肥満妊婦では、心拍出量が増加していることに加え（脂肪 100 g につき 30～35 mL/分）、高い後負荷のために左室肥大傾向となり、周産期心筋症のリスクが高まっている[21]。妊娠子宮に加え、脂肪組織の重量もあるため、肥満妊婦では仰臥位低血圧症候群が重篤な低血圧につながる場合があり、子宮左方移動がより重要となる。

e. 麻酔薬の投与量

- 肥満妊婦では心拍出量の増加や、細胞外液量の増加による体組成の変化などにより薬物動態に影響を及ぼす。体重増加の大部分は脂肪が占めるため、実体重（true body weight：TBW）では薬剤の過剰投与となる場合が多い。一方、年齢、性別、身長から求める標準体重（ideal body weight：IBW）に基づく薬剤投与では、過少投与となる場合がある。そこで、心拍出量や薬剤のクリアランスと相関するとされる除脂肪体重（lean body weight：LBW）が用いられることが多い。Janmahasatian らの報告によると女性の LBW は（$9.27 \times 10^3 \times TBW$）/（$8.78 \times 10^3 + 244 \times BMI$）で求められる[22]（図2）。麻酔薬によって基準とすべき体重が異なる[23]（表6）。

4）肥満妊婦の麻酔計画

a. 術前評価

- たとえ経腟分娩予定であっても、緊急帝王切開術となる可能性が高いため、妊娠中から産科医と情報共有を図り、妊娠 32～36 週ごろに術前評価を行う。高血圧、糖尿病、虚血性心疾患、肺高血圧症、喘息、妊娠高血圧症候

群，妊娠糖尿病など肥満に起因する合併症はもちろんのこと，肥満妊婦は困難気道のリスクが高いため麻酔前評価の最大のポイントは呼吸器系の評価である。睡眠時無呼吸症候群や，仰臥位での低酸素血症の有無を確認する（Ⅰ章2．麻酔術前評価，p.20参照）。

● 喉頭展開が難しかった病的肥満症例の半数は，Mallampati分類のみでは困難気道を予測できなかったという報告[24]もあり，複数の身体所見を用いた評価が重要である。

b. 麻酔法と準備

● 肥満妊婦の帝王切開術では麻酔開始から手術終了まで通常よりも時間を要するため，それを見越した麻酔計画が必要となる。肥満による困難気道や低酸素血症，術後の気道トラブルが予測されるため区域麻酔が望ましい。また，手術終了までに時間がかかる可能性もあるため，脊髄くも膜下硬膜外併用麻酔（combined spinal epidural anesthesia：CSEA）や硬膜外麻酔など調節性のよい麻酔法が第一選択となる。

● 手術に際して末梢静脈路は必須であるが，肥満妊婦では末梢静脈路の確保が難しいため，必要であれば超音波ガイド下での末梢静脈穿刺や上半身からの中心静脈路も考慮する。

● 血圧測定のためには適正サイズのカフの準備が必要となる。上腕でなく前腕でも血圧測定が可能であるが，場合によっては観血的動脈圧測定ができるように準備しておく。

● 手術台は，それによって耐荷重が異なるため，自施設の手術台についてあらかじめ調査しておく。

c. 肥満妊婦の区域麻酔

①肥満妊婦の区域麻酔：薬剤投与量

● 脊髄くも膜下麻酔：肥満妊婦では動脈硬化や腹部の脂肪のため，脊髄くも膜下麻酔後の血圧低下がより重篤となる可能性があるため[25]，特に注意を要する。従来，肥満妊婦では脊髄くも膜下麻酔の麻酔域が広がりやすい

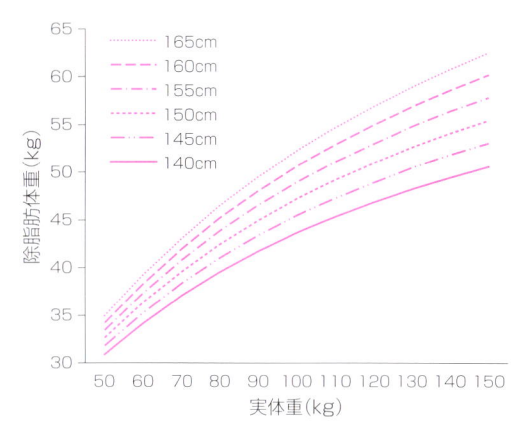

図2　身長別の実体重と除脂肪体重の関係

（Janmahasatian S, Duffull SB, Ash S, et al. Quantification of lean bodyweight. Clin Pharmacokinet 2005；44：1051-65 より引用）

表6　薬剤投与量算出の基準となる体重

	薬剤	基準体重
導入薬	チオペンタール プロポフォール	LBW 導入：LBW 維持：TBW
オピオイド	フェンタニル レミフェンタニル	LBW LBW
筋弛緩薬	スキサメトニウム ロクロニウム	TBW IBW
筋弛緩拮抗薬	スガマデクス	IBW～IBW×1.4

LBW：lean body weight，　TBW：true body weight，
IBW：ideal body weight
（Ingrande J, Lemmens HJ. Dose adjustment of anaesthetics in the morbidly obese. Br J Anaesth 2010；105：i16-23 より引用）

コラム②　手術台での座位

　足をしっかり踏ん張れるように足台を置く。膝の裏が手術台の端に来るよう，深く腰掛ける。患者が抱えられるように大きめの枕もしくは，補助台などを置き，上半身を預けられるようにするとよい。

　上半身を起こすことができる手術台であれば，座位から仰臥位までの体位変換を速やかに行うことができるうえ，その後ramped positionとするのに便利である。

コラム③　肥満妊婦の迅速導入

　導入に関しては通常の帝王切開術に準じ迅速導入が基本となる。導入薬は表6の体重にしたがって投与する。プロポフォール 2 mg/kg（除脂肪体重）もしくはチオペンタール 4〜5 mg/kg（除脂肪体重）にて導入し，輪状軟骨圧迫を加える。筋弛緩薬は，禁忌がない限りスキサメトニウム 1〜1.5 mg/kg（実体重）を用いる。ロクロニウム 0.9〜1.2 mg/kg（理想体重）も使用可能であるが，スキサメトニウムよりも作用発現が遅い[*4]。妊婦においてロクロニウム 1.2 mg/kg を用いた場合，挿管に適した筋弛緩状態を得るまでに 71 秒を要した[*5]。無呼吸による低酸素血症に陥るまでの時間が短縮している肥満妊婦では，スキサメトニウムのほうが有利と考える。

＊4) Hemmerling TM, Schmidt J, Wolf T, et al. Comparison of succinylcholine with two doses of rocuronium using a new method of monitoring neuromuscular block at the laryngeal muscles by surface laryngeal electromyography. Br J Anaesth 2000；85：251-5.

＊5) Williamson RM, Mallaiah S, Barclay P. Rocuronium and sugammadex for rapid sequence induction of obstetric general anaesthesia. Acta Anaesthesiol Scand 2011；55：694-9.

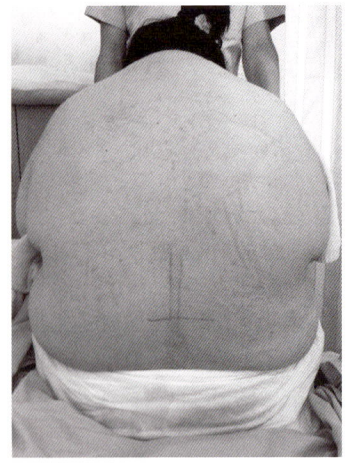

図3　区域麻酔の穿刺体位（座位）
座位では，頸椎の真下が正中線として認識できる。また，触診にて腰椎の棘突起が触れづらくても，C_7 の棘突起は同定できる症例が多い。
写真上の縦の 2 本線は棘突起の右縁と左縁を示し，横線は $L_{3/4}$ である。

とされてきた。しかし，肥満妊婦の高比重ブピバカインの ED（95）は 15 mg（10〜20 mg）で，正常妊婦のそれと変わらなかった[26]という報告もある。

● 硬膜外麻酔：肥満妊婦では一般妊婦と比べて麻酔域が広がりやすいため[27]，初回量は非肥満妊婦に比べて 80％程度減量し，必要に応じて追加投与する。

● CSEA：脊髄くも膜下腔への局所麻酔薬の投与量を減らし，必要に応じて硬膜外麻酔を追加投与することで，血圧低下を抑えつつ麻酔域の調整が可能となる。

②肥満妊婦の区域麻酔：穿刺手技の実際

● 肥満妊婦では穿刺体位が取りづらいうえに正中や椎間の同定も難しく，区域麻酔の穿刺は困難を極める。脂肪組織により硬膜外腔同定のための抵抗消失が偽陽性となりやすく，硬膜穿刺，血管穿刺も正常妊婦より頻度が高くなる。そこで正常妊婦より工夫が必要となる。

● 穿刺を成功させる一つのポイントは体位である。肥満妊婦では，正中線同定のため座位が好ましい（図3）。また超音波装置によるプレスキャンも，正中や椎間の同定，硬膜外腔までの深さの推定に有用である。このようにすれば 120 kg 程度までの妊婦に対しては通常の硬膜外針（8 cm）で硬膜外腔に到達できる。

● 皮膚から硬膜外腔までの距離は背中を丸めた穿刺体位の時が最短で，側臥位や仰臥位では長くなる[28]。穿刺体位のままカテーテルを皮膚に固定すると，背部の進展とともに引っ張られ，硬膜外腔内に留置しているカテーテル長が短くなる。対策として，カテーテル挿入後に頭をあげてもらい，カテーテルが刺入部から体内へ引きこまれたところで固定する。また，硬膜外カテーテルの留置に関しては，通常よりも 1 cm 程度長めに留置するとよい。

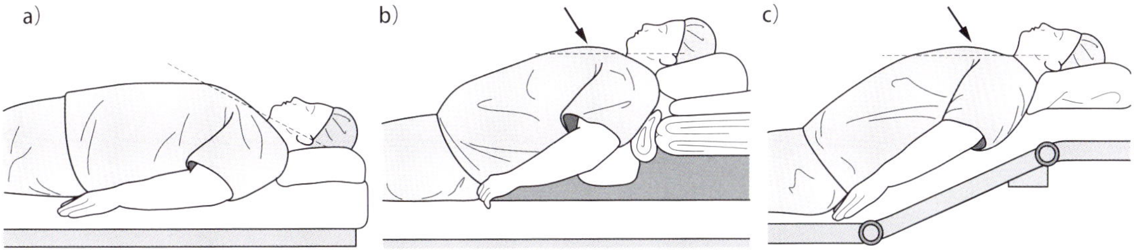

図4 肥満妊婦の術中体位（ramped position）

患者の上半身を起こして頸部の後屈を行うことで，スニッフィングポジションをとることができる(b)。
この体位のポイントは，外耳孔と胸骨前面を同じ高さに置くことである(破線)。
上半身を起こすことと頸部後屈のできる手術台を用いると，比較的容易に体位をとることができる(c)。

d. 肥満妊婦の全身麻酔

（Ⅰ章 3-1）全身麻酔，p. 27 も参照）

● 非肥満妊婦の帝王切開術以上に，前酸素化が重要となる。その際，酸素流量を高流量（10 L/分）とすることで，より有効な酸素化を行うことができる。時間的余裕があれば通常呼吸で3分以上吸入，緊急時には30秒間で4回の深呼吸法とする。酸素飽和度が低下するまでの時間を延長させる方法として，前酸素化の際に25度の逆トレンデレンブルグ位[29]または持続気道陽圧呼吸（continuous positive airway pressure：CPAP）10cmH$_2$O[30]も有用との報告がある。

● 体位は ramped position（図4）とする。ramped position は気道開通や気管挿管の際に有利となる。

● 肥満妊婦では術後の創感染や子宮内感染が増えるため，緊急手術であっても抗菌薬は帝王切開術開始前に投与することを特に心がけたい。

● Paco$_2$は 32～35 mmHg 前後となるよう，終末呼気二酸化炭素分圧（end-tidal CO$_2$：Etco$_2$）で 32 mmHg 前後を目標として人工呼吸を行う。ただし，肥満妊婦では換気血流不均衡により，Paco$_2$と Etco$_2$の乖離が大きいため，正確な調節は難しい。

● 児娩出後の子宮収縮薬投与時は，動脈硬化のため，その反応が強く出る可能性があり，注意を要する。すなわち，オキシトシンによる低血圧，メチルエルゴメトリンによる高血圧，冠動脈攣縮である。

● 肥満妊婦は特に弛緩出血のリスクが高いため，吸入麻酔薬は極力控え，児娩出後は速やかに静脈麻酔に変更するほうが望ましい。静脈麻酔薬投与量の基準となる体重は，表6のとおりである。

● 麻酔関連の母体死亡の多くが肥満症例であり，抜管後の呼吸不全に対し再挿管できなかったことによる死亡例も報告されている[31,32]。したがって，肥満妊婦における抜管は特に慎重を期すべきである。十分に覚醒させて，筋弛緩薬も拮抗する。スガマデクスについては，理想体重に基づく投与量では過少投与となる可能性があり，理想体重の40％増しの体重に基づくほうがよいという報告もある[33]ため，筋弛緩モニターを用いて，確実な拮抗を行う。術前から睡眠時無呼吸症候群でCPAPを使用している患者では，抜管後すぐさまCPAPを装着する。少しでも呼吸状態の悪化が懸念される場合には，挿管のままICU管理とする。

● 術後は，肥満妊婦では特に早期離床が望ましい。そのために術後鎮痛は重要である。肥満妊婦では血栓塞栓症のリスクが2.5％で，正常妊婦の0.6％と比べて4倍であるため[34]，術後の抗凝固療法を行う可能性が高い。したがって硬膜外鎮痛は行いづらい。また，オピオイドを使用する場合は思わぬ呼吸抑制を来

症例9 経過 2 麻酔科医と産婦人科医で事前に対策を講じると……

　34歳，0経妊0経産，158 cm，132 kg（非妊娠時 129 kg，BMI 51 kg/m^2，除脂肪体重 52 kg）。2型糖尿病（インスリン 90 単位/日），高血圧（メチルドパ 750 mg/日），高脂血症を合併していた。

　経腟分娩を予定していたが，肥満のため産婦人科よりコンサルトがあり妊娠 33 週に麻酔科診察を行った。夜間就寝時は仰臥位では苦しくて眠れず，側臥位で寝ているという情報があったため，覚醒時仰臥位で SpO_2 を測定したところ 92% であった。術前の気道評価では，夜間閉塞性無呼吸があり，Mallampati 分類 II，TMD 3 横指，開口制限はないものの小顎であった。

　患者からは無痛分娩の希望は特になかったが，麻酔科医と産婦人科医による協議の結果，安全な分娩のために無痛分娩を行うことが適切と判断し，患者より承諾を得た。児推定体重は 3,230 g（妊娠 39 週 3 日）。

　妊娠 40 週 2 日，6：00 ごろに陣痛発来し，入院となった。

　8：10　子宮収縮痛が少し強くなってきたため，超音波装置にて硬膜外穿刺部位と方向を同定した後，硬膜外穿刺を行った。硬膜外腔までの深さは 7.8 cm で，硬膜外カテーテルを硬膜外腔内へ 6 cm 留置した。

　硬膜外鎮痛にて T$_9$〜S の冷覚が消失しており，良好な鎮痛効果を得ていた。分娩は問題なく進行し，15：00 には子宮口が 6 cm 開大していた。しかし 16：00 ごろより変動一過性徐脈が散発し始めた。

　17：00　胎児心拍数低下（80 bpm）に気づき，産婦人科医とともに体位交換，酸素投与を行い，超緊急の帝王切開術に備えて硬膜外麻酔薬の準備を開始した。

　17：04　帝王切開術が決定され，硬膜外カテーテルより，炭酸水素ナトリウムとアドレナリンを添加した 2%リドカイン（I章 3-3 無痛分娩から帝王切開術へ，p. 50 参照）分割投与を開始し，ファモチジン 20 mg を静注した。

　17：05　産科より手術室に超緊急帝王切開術の申し込みの連絡を入れ，手術室の麻酔科医に無痛分娩の硬膜外カテーテルを用いておそらく手術が可能であると伝えた。

　17：10　血圧と SpO_2 をモニターしながら手術室に到着。それまでにアドレナリンと炭酸水素ナトリウムを添加したリドカインを 10 mL 投与していた。Ramped position としたうえで，100%酸素 10 L/分により前酸素化を開始。入室後にドプラ胎児診断装置で確認した胎児心拍数は 70 bpm であった。尿道カテーテル挿入しながら，同時に術野消毒を開始。T$_6$ までの冷覚低下域が得られていた。

　17：14　帝王切開術開始。

　17：21　児娩出（アプガースコア 1 分値 6 点，5 分値 8 点，臍帯動脈血 pH 7.16）。

す可能性があるため，慎重な呼吸のモニタリングが必要である。

- Multimodal pain management（I章 4. 帝王切開術後鎮痛，p. 60 参照）は肥満妊婦でも有用である。腹横筋膜面を神経ブロックや創部への持続浸潤麻酔，アセトアミノフェンと NSAIDs の定時投与などの呼吸に影響を及ぼしにくい方法を組み合わせ，呼吸に影響を及ぼしやすいオピオイドの用量を減らし，積極的な鎮痛を図ることが望ましい。

参考文献

1) Kinsella SM, Winton AL, Mushambi MC, et al. Failed tracheal intubation during obstetric general anaesthesia : a literature review. Int J Obstet Anesth 2015 ; 24 : 356-74.

2) Samsoon GL, Young JR. Difficult tracheal intubation : a retrospective study. Anaesthesia 1987 ; 42 : 487-90.

3) Leboulanger N, Louvet N, Rigouzzo A, et al. Pregnancy is associated with a decrease in pharyngeal but not tracheal or laryngeal cross-sectional area :

a pilot study using the acoustic reflection method. Int J Obstet Anesth 2014；23：35-9.

4）Izci B, Riha RL, Martin SE, et al. The upper airway in pregnancy and pre-eclampsia. Am J Respir Crit Care Med 2003；167：137-40.

5）Kodali BS, Chandrasekhar S, Bulich LN, et al. Airway changes during labor and delivery. Anesthesiology 2008；108：357-62.

6）Boutonnet M, Faitot V, Katz A, et al. Mallampati class changes during pregnancy, labour, and after delivery：can these be predicted? Br J Anaesth 2010；104：67-70.

7）Rocke DA, Murray WB, Rout CC, et al. Relative risk analysis of factors associated with difficult intubation in obstetric anesthesia. Anesthesiology 1992；77：67-73.

8）Hood DD, Dewan DM. Anesthetic and obstetric outcome in morbidly obese parturients. Anesthesiology 1993；79：1210-8.

9）Baraka AS, Hanna MT, Jabbour SI, et al. Preoxygenation of pregnant and nonpregnant women in the head-up versus supine position. Anesth Analg 1992；75：757-9.

10）McClelland SH, Bogod DG, Hardman JG. Pre-oxygenation and apnoea in pregnancy：changes during labour and with obstetric morbidity in a computational simulation. Anaesthesia 2009；64：371-7.

11）Russell EC, Wrench I, Feast M, et al. Pre-oxygenation in pregnancy：the effect of fresh gas flow rates within a circle breathing system. Anaesthesia 2008；63：833-6.

12）Chiron B, Laffon M, Ferrandiere M, et al. Standard preoxygenation technique versus two rapid techniques in pregnant patients. Int J Obstet Anesth 2004；13：11-4.

13）Mhyre JM, Riesner MN, Polley LS, et al. A series of anesthesia-related maternal deaths in Michigan, 1985-2003. Anesthesiology 2007；106：1096-104.

14）Practice guidelines for obstetric anesthesia：an updated report by the American Society of Anesthesiologists Task Force on Obstetric Anesthesia. Anesthesiology 2007；106：843-63.

15）Ala-Kokko TI, Pienimaki P, Lampela E, et al. Transfer of clonidine and dexmedetomidine across the isolated perfused human placenta. Acta Anaesthesiol Scand 1997；41：313-9.

16）Mushambi MC, Kinsella SM, Popat M, et al. Obstetric Anaesthetists' Association and Difficult Airway Society guidelines for the management of difficult and failed tracheal intubation in obstetrics. Anaesthesia 2015；70：1286-306.

17）Fretts RC. Etiology and prevention of stillbirth. Am J Obstet Gynecol 2005；193：1923-35.

18）Barau G, Robillard PY, Hulsey TC, et al. Linear association between maternal pre-pregnancy body mass index and risk of caesarean section in term deliveries. BJOG 2006；113：1173-7.

19）Langeron O, Masso E, Huraux C, et al. Prediction of difficult mask ventilation. Anesthesiology 2000；92：1229-36.

20）McKeen DM, George RB, O'Connell CM, et al. Difficult and failed intubation：Incident rates and maternal, obstetrical, and anesthetic predictors. Can J Anaesth 2011；58：514-24.

21）Grotegut C, Kuklina E, Anstrom K, et al. Factors associated with the change in prevalence of cardiomyopathy at delivery in the period 2000-2009：a population-based prevalence study. BJOG 2014.

22）Janmahasatian S, Duffull SB, Ash S, et al. Quantification of lean bodyweight. Clin Pharmacokinet 2005；44：1051-65.

23）Ingrande J, Lemmens HJ. Dose adjustment of anaesthetics in the morbidly obese. Br J Anaesth 2010；105：i16-23.

24）Voyagis GS, Kyriakis KP, Dimitriou V, et al. Value of oropharyngeal Mallampati classification in predicting difficult laryngoscopy among obese patients. Eur J Anaesthesiol 1998；15：330-4.

25）Nani FS, Torres ML. Correlation between the body mass index（BMI）of pregnant women and the development of hypotension after spinal anesthesia for cesarean section. Rev Bras Anestesiol 2011；61：21-30.

26）Carvalho B, Collins J, Drover DR, et al. ED（50）and ED（95）of intrathecal bupivacaine in morbidly obese patients undergoing cesarean delivery. Anesthesiology 2011；114：529-35.

27）Panni MK, Columb MO. Obese parturients have lower epidural local anaesthetic requirements for analgesia in labour. Br J Anaesth 2006；96：106-10.

28）Hamilton CL, Riley ET, Cohen SE. Changes in the position of epidural catheters associated with patient movement. Anesthesiology 1997；86：778-84.

29）Dixon BJ, Dixon JB, Carden JR, et al. Preoxygenation is more effective in the 25 degrees head-up position than in the supine position in severely obese patients：a randomized controlled study. Anesthesiology 2005；102：1110-5；discussion 5 A.

30）Gander S, Frascarolo P, Suter M, et al. Positive end-expiratory pressure during induction of general anesthesia increases duration of nonhypoxic apnea in morbidly obese patients. Anesth Analg 2005；100：580-4.

31）Cooper GM, McClure JH. Anaesthesia chapter from Saving mothers' lives；reviewing maternal deaths to make pregnancy safer. Br J Anaesth 2008；100：17-22.

32）McClure JH, Cooper GM, Clutton-Brock TH. Saving mothers' lives：reviewing maternal deaths to make motherhood safer：2006-8：a review. Br J Anaesth 2011；107：127-32.

33）Sanfilippo M, Alessandri F, Wefki Abdelgawwad Shousha AA, et al. Sugammadex and ideal body weight in bariatric surgery. Anesthesiol Res Pract 2013；2013：389782.

34）Edwards LE, Hellerstedt WL, Alton IR, et al. Pregnancy complications and birth outcomes in obese and normal-weight women：effects of gestational weight change. Obstet Gynecol 1996；87：389-94.

（細川　幸希）

10 胎児心拍数低下

39 歳，156 cm　71 kg，0 経妊 0 経産。

妊娠 40 週を過ぎて陣痛発来がないためオキシトシンを用いた分娩誘発が計画された。分娩誘発 5 時間後，心拍数基線は 150 bpm で，基線細変動は保たれていたが，軽等度変動一過性徐脈出現，内診したところ子宮口は 6 cm 開大していた。さらに 2 時間後子宮口は 8 cm 開大となったが高度変動一過性徐脈が出現し，体位変換を行い経過観察とした。一応，緊急帝王切開術の可能性もあるので，麻酔科医に余裕があれば術前診察にきて欲しいと産科医から伝えられた。

1 胎児心拍数（FHR）モニタリングとは？

1) 胎児心拍数（fetal heart rate：FHR）の制御機構

●胎児心臓も自律的拍動能力をもつが，拍動のペースは延髄に存在する拍動中枢（心臓調節中枢）から出る交感神経と副交感神経（迷走神経）による遠心性支配を受けている。延髄の心臓調節中枢への求心性刺激は，頸動脈の化学受容器および大動脈の圧受容器を介して行われる。血液の酸素含量の低下や pH の低下，Pco_2 の上昇などによって，化学受容器は刺激を受け，交感神経系を緊張させる。血圧の上昇は圧受容器を刺激し副交感神経を興奮させる。また，延髄の心臓調節中枢は上位の中枢である視床下部，大脳辺縁系の刺激も受けており種々の要素が複合的に胎児の心拍数を変動させている。

2) FHR モニタリングの意義

●FHR モニタリングの当初の目的は，胎児の低酸素状態およびアシドーシスを早期に診断し，適切な対応によって分娩中の児死亡と，新生児仮死の発症および児の神経学的後遺症を防止することであった。

●1979 年の文献の 14 万例のレビューでは，分娩中の児死亡の頻度は FHR モニタリングをしていない例で 0.176％に対し，実施例では 0.05％と有意に低かったことから FHR の有用性が報告された[1]。一方で低リスク妊婦においては，妊婦一人一人に助産師が間欠的心拍数聴取（分娩第 1 期は 15 分ごと，第 2 期は 5 分ごと）で胎児の心拍数を監視すれば児死亡率は変わらないとの報告もされている。しかし，5〜15 分ごとの FHR 聴取は一般病院ではあまり実践的でないことを考慮すると，児死亡の予防として FHR モニタリング意義は十分あると考えられる。

●一方，FHR モニタリングの神経学的後遺症を減少させる効果については明らかではない。1996 年 Nelson らは後方的に 78 例の脳性麻痺例を対照群と比較検討した結果，頻発する遅発一過性徐脈および基線細変動の減少が脳性麻痺と関連する因子であると報告している[2]。ただし，それらのパターンが出現したときに児が脳性麻痺となる予測率は低く，低リスク症例で 0.05％，高リスク症例で 0.25％であり，偽陽性率が非常に高い。また計算上では脳性麻痺 1 人に対して 2,324 例の帝王切開術が施行されることになるため，児の長期予後の改善という観点からみた場合，帝王切開術率の上昇と帝王切開術の母体合併症を考慮すると FHR の有用性には疑問があ

　　1997年の米国National Institute of Child Health and Human Development のリサーチガイドラインでは胎児健康度に関して，「心拍数基線，基線細変動が正常であり，一過性頻脈があり，一過性徐脈がない時，児は健康である」と「基線細変動の消失を伴った繰り返す遅発性一過性徐脈や高度変動一過性徐脈，または高度遷延一過性徐脈や高度徐脈が出現するとき，胎児well-beingは障害されていると判断する」の2点に言及した。しかしこれ以外のパターンをも加味する必要があり，英国・北米では3つのカテゴリーを提唱した。しかしわが国ではこのうち中間のカテゴリーⅡの範囲が広く，むしろわが国のレベル分類〔Ⅰ章1の表3（p.10）参照〕のほうがUA-pHと相関することから産科医療従事者にとって共通認識に立脚した標準治療のためにはそれが有用と結論された。

　　母体に絨毛膜羊膜炎などの子宮内感染があると高熱となり胎児頻脈となる。長時間の硬膜外麻酔も母体発熱を起こし胎児頻脈の原因となる。一方，胎児が感染しているときは母体の発熱に先立って，頻脈が認められるとの報告がある。また，軽度の低酸素状態の持続や低酸素状態からの回復期に頻脈を呈することも知られている。その他，胎児の上室性頻拍症などの不整脈や母体の低血圧，母体への薬剤投与（交感神経刺激剤：リトドリンなど，副交感神経遮断剤：アトロピンなど）も胎児頻脈の原因となる。

ると結論している。近年の研究から，分娩中の低酸素状態・アシドーシスは脳性麻痺の10％程度であることも指摘されており，元来症例数の少ない脳性麻痺を分娩中のFHRモニタリングで予防することに関しては効率が悪い。

② 胎児心拍数陣痛図の読み方

- FHRモニタリングは胎児のwell-beingを評価するための検査である。そのため，低酸素状態・アシドーシスといった特定の病態を指すよりも広義の胎児の状態が悪いことを指す用語として従来使用されていた"胎児ジストレス"から"胎児機能不全（non-reassuring fetus status：NRFS）"，へと変更になった。
- 実際の臨床では，すでに他項で述べたごとく胎児心拍数波形のレベル分類（Ⅰ章1の表3，p. 10参照）により急速遂娩の必要性を検討することが勧められている[3]。このレベル分類のうちレベル3〜5の場合に"NRFS"と診断する。
- これらの診断には胎児心拍数陣痛図を読むことが必要となる。基本的には，①子宮収縮の間隔と収縮圧，②心拍数基線（頻脈，正常，徐脈），③基線細変動（消失，減少，中等度，高度），④一過性頻脈と徐脈の有無（有る場合には種類）の順に読む習慣をつけるとよい。以下にこの分類判定に必要なFHRモニタリングの基礎知識を述べる。

1）胎児心拍数基線（図1）

- 胎児心拍数基線は，10分の区画におけるおおよその平均心拍数であり，5の倍数として表す。10分の区画内で，基線を読む場所は少なくとも2分以上続かなければならない。そうでなければその区画の基線は不確定とする。この場合は，直前の10分間の心拍数陣痛図から判定する。胎児心拍数基線が110

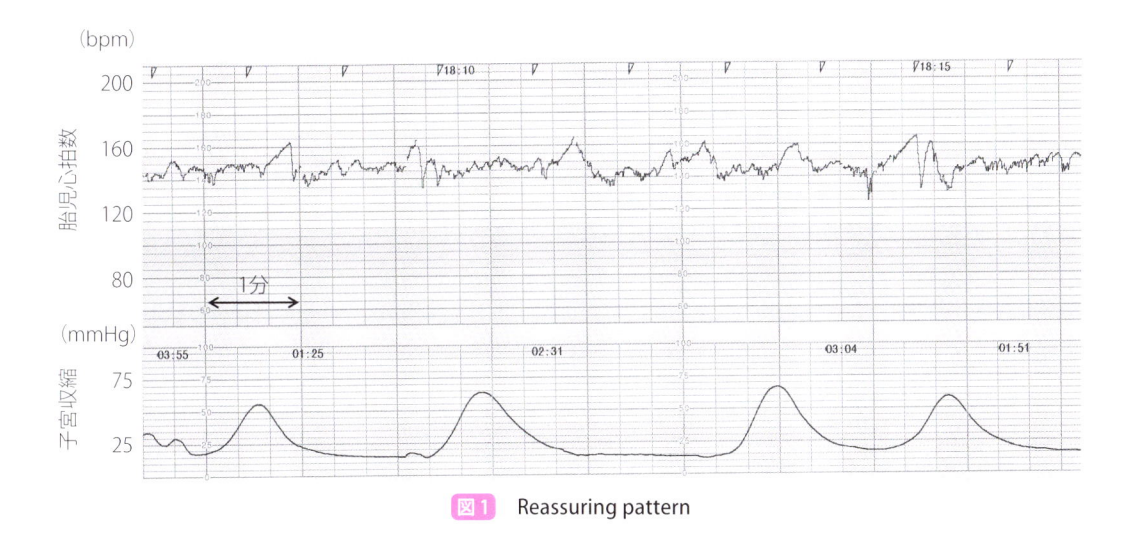

図1 Reassuring pattern

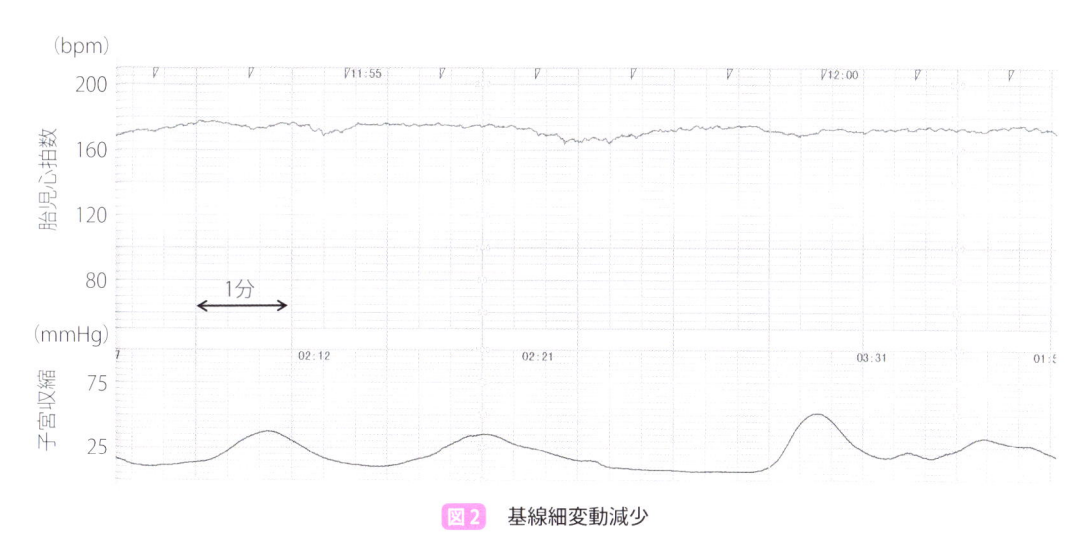

図2 基線細変動減少

bpm 未満（10 分以上持続）であれば徐脈（bradycardia），80 bpm 未満であれば高度徐脈（severe bradycardia），160 bpm を超える場合は頻脈（tachycardia）とする。ただし，妊娠週数の早い例では正常でも頻脈傾向を呈する。

判定においては，

・一過性変動の部分は除外する。

・26 bpm 以上の胎児心拍数細変動の部分は除外する。

・10 分間に複数の基線があり，その基線が26 bpm 以上の差を持つ場合は，この部分

での基線判定はしない。

2) 胎児心拍数基線細変動（図2）

FHR の細かい心拍数の変動を指す。1 分間に2 サイクル以上の FHR の変動であり，振幅，周波数ともに規則性がないものをいう。

胎動や呼吸様運動は基線細変動を増加させる。胎児の行動状態も基線細変動に影響を与える。一般に睡眠時の REM 状態では non-REM 状態より基線細変動が大きい。また基線細変動は妊娠週数が進むにつれ増加する。これは自律神経の機能発達のためと考えられて

コラム③　徐脈の原因

　　分娩中の低酸素状態やアシドーシスでは交感神経興奮から血管収縮，血圧上昇の結果，反射性に迷走神経を刺激し徐脈を呈する。この場合，通常は徐脈出現前に心拍数パターンの何らかの異常が認められ，徐々に胎児状態悪化が進行し重度に陥った結果徐脈となる。多くは基線細変動の減少または消失を伴う。ただし，急性で一時的な低酸素状態のときは基線細変動が保たれているかむしろ増加していることもある。一方，それまで正常の心拍数パターンを示していた例が突然高度の徐脈を呈するとき，常位胎盤早期剝離や子宮破裂などの重篤な原因が存在することがあるので注意が必要である。

　　オキシトシン投与による過強陣痛などのように原因が除去できる場合はそれにより徐脈は回復する。その他の原因としては，胎児の房室ブロックなどの心疾患，母体への薬剤投与などが挙げられる。

いる。

● 病的には，胎児の急性の低酸素状態では一時基線細変動は増加するが，低酸素状態が持続し代謝性アシドーシスに陥ると減少・消失する。

● 厳密にはこの基線細変動に分類されないが，心拍数曲線がなめらかな曲線を示す"sinusoidal pattern（サイン曲線状パターン）"がまれに見られる。Rh不適合妊娠や母児間輸血症候群における重症胎児貧血で認められると報告されたが，それ以外でも，母体へのある種の薬剤投与，臍帯圧迫，子宮内感染，胎児機能不全，胎児低酸素症などでも見られる。1分間に2～6サイクルで振幅は平均5～15 bpmであり，大きくても36 bpm以下の波形を呈する。

3）胎児心拍数一過性頻脈・徐脈

a. 一過性頻脈

● 心拍数の開始からピークまで30秒未満の急速な増加で開始から頂点までが15 bpm以上（妊娠32週未満では10 bpm以上），元に戻るまでの持続が15秒以上（妊娠32週未満では10秒以上）2分未満のものをいう。この存在は胎児の生理的反応が維持されていることを意味する。

b. 一過性徐脈（図3）

①早発一過性徐脈

● 子宮収縮に伴って，心拍数減少の開始から最下点まで30秒以上の経過で緩やかに下降し，その後子宮収縮の消退に伴い元に戻るもので，その最下点と子宮収縮の最強点が一致するものをいう。心拍数減少の程度は軽度で100 bpm以下に低下することはほとんどない。

● 発生機序は，児頭の圧迫のための頭蓋内圧の上昇による迷走神経反射により心拍数の低下が起こると考えられている。分娩第1期後半に見られることが多く，胎児の低酸素状態やアシドーシスを示唆するものではない。

②遅発一過性徐脈

● 子宮収縮に伴って，心拍数の開始から最下点まで30秒以上の経過で緩やかに下降し，その後子宮収縮の消退に伴い元に戻る心拍数低下で子宮収縮の最強点に遅れて脈の最下点を示すものをいう。ほとんどの症例で，心拍数の下降開始・最下点・回復が，おのおの子宮収縮の開始・最強点・終了より遅れて出現する。

● 発生機序は，「子宮収縮→絨毛間腔への血流量減少→胎盤でのガス交換不全→胎児血 P_{O_2} 低下→化学受容器の刺激→交感神経の興奮→胎児血圧の上昇→圧受容器の刺激→迷走神経の興奮→心拍数の低下」により生ずるとされている。分娩中の子宮収縮は，通常一時的に胎盤での酸素供給を低下させるが，それはた

症例10 経過 2 麻酔依頼

　麻酔科医は胎児の状態から考え時間的猶予が10分程度あれば通常どおり脊髄くも膜下麻酔を行うつもりで準備を進め，一方で別の手の空いた麻酔科医が病棟へ診察に行こうとしていたところ，突然，胎児心拍数基線が70 bpmから戻らず5分経過した。超緊急で帝王切開術をしたいので，手術室に今から飛び込むと連絡があった。

症例10 経過 3 麻　酔

　手術室に飛び込むということで緊急性がきわめて高い緊急手術という判断をし，予定していた脊髄くも膜下麻酔は断念し，全身麻酔の準備をしていたところ7分後（徐脈開始から12分後）に患者が入室してきた。手術室で産科医が胎児心拍数を確認したところ110回/分であったため，内診をしてみると子宮口が全開となっているので，まずはしばらく経過観察したいとのことであった。15分後，再度胎児心拍数が低下したため，陰部神経ブロック下に吸引による急速遂娩となった。娩出時，児の臍帯頸部巻絡を2回認めた。児の体重は3,200 g，アプガースコア（1分値/5分値）は6/9点，UApHは7.14であった。

だちに胎児の低酸素血症を引き起こすことはない。しかし胎盤機能が低下している場合はその影響が大きくなり胎児は容易に低酸素血症になる。これらの機序に要する時間は，母体側因子（低血圧，重症の貧血，過強陣痛，子宮破裂など）や胎盤因子（胎盤早期剥離，妊娠高血圧腎症や糖尿病合併妊娠など）により影響を受ける。これらのことより遅発一過性徐脈は子宮胎盤不全を表すともいわれている。

③変動一過性徐脈

- 15 bpm以上の心拍数減少が30秒未満での経過で急速に起こり，その開始から元に戻るまで15秒以上2分未満を要するものをいう。子宮収縮に伴って出現する場合は，その発現は一定の形をとらず下降度，持続時間は子宮収縮ごとに変動する。
- 原因は，臍帯圧迫とされており，子宮収縮時に胎児と子宮壁の間に挟まれ，それにより臍帯血流の障害が心拍数低下を引き起こす。破水後など羊水が少ない場合や臍帯の異常（卵

膜付着，巻絡，過捻転など）では起こりやすい。変動一過性徐脈の発生機序は，臍帯圧迫による動脈の血流障害が胎児の血圧上昇を引き起こし，圧受容器を介した迷走神経反射により心拍数が低下すると考えられている。圧迫の程度が軽く静脈の血流のみ障害された時は血圧の低下により一過性の心拍数上昇を示すことがある。

- 原因・発生機序からすると変動一過性徐脈自体は胎児状態の悪化を意味するわけではない。しかし，血流障害が長く続く場合や繰り返し発生する場合は胎児血 P_{O_2} が低下し，胎児は低酸素状態・アシドーシスに陥る可能性がある。

④遷延一過性徐脈

- 心拍数の減少が15 bpm以上で，開始から元に戻るまでの時間が2分以上10分未満のものをいう。
- 心拍数は通常100 bpm以下となる。分娩経過中にみられるが，単発か，繰り返すか，また原因によりリスクは異なる。

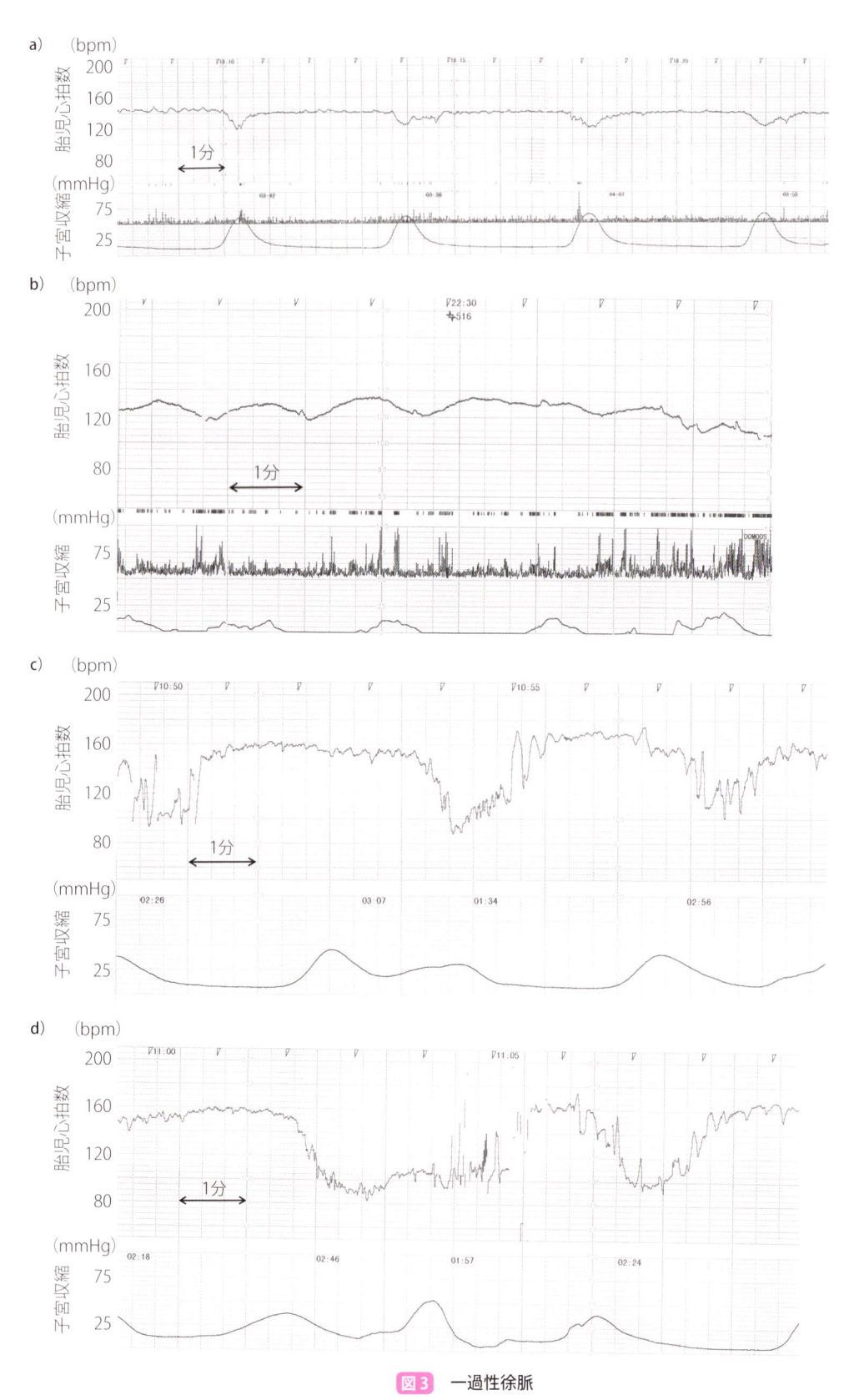

図3　一過性徐脈

a）早発一過性徐脈，b）遅発一過性徐脈，c）変動一過性徐脈，d）遷延一過性徐脈

- 原因としては，内診などによる刺激，過強陣痛，臍帯圧迫，臍帯脱出，仰臥位低血圧症候群，母体低血圧，常位胎盤早期剥離，子癇発作などが挙げられる。
- FHR 低下が長引く機序は単純な低酸素血症以外に迷走神経反射で生じた低心拍数による心拍出量の減少が低酸素状態を引き起こし，低心拍出量であることがさらに低酸素からの回復を遅らせることなどが考えられている。
- 原因がなくなり単発で正常パターンに回復する時は児の予後はよいことが多いと報告されている。
- 急速遂娩するかは，その時の状況により判断されるべきである。

③ FHR モニタリングに基づく分娩管理の基本方針

- FHR 異常を認めた場合，基本的には前述のレベル分類に従い対応していくべきである。
- 本症例では，遅発一過性徐脈を頻回に認めているものの心拍数基線は 150 bpm と正常脈で基線細変動も保たれているため監視を強化しながら原因検察しつつ，原因によっては急速遂娩の準備を行う。基線細変動が減少してくれば急速遂娩の実行や新生児蘇生の準備を視野に入れる必要がある。また基線細変動の消失となれば，新生児蘇生を覚悟のうえ，急速遂娩を遂行する。
- このように FHR モニタリングにおける基線細変動は胎児 well-being の予測ではかなり重要な項目であることを認識すべきである。

④ FHR モニタリングに基づく分娩管理の問題点

分娩施設は助産院から周産期母子医療センターまでさまざまな規模の施設がある。また分娩室で緊急帝王切開術まで迅速にできるご

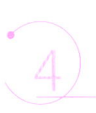
コラム④　無痛分娩中の FHR 低下による緊急帝王切開術

　症例 10 でもし仮にすでに無痛分娩用としての硬膜外カテーテルが留置されている場合には，分娩室から手術室の手術台に移動まで 5 分程度の時間的な猶予があれば，すでに留置されているカテーテルから局所麻酔薬を用いて帝王切開術の麻酔を確立することも考慮されるべきである[*1,*2]（Ⅰ章 3-3）無痛分娩から帝王切開術へ，p. 48 参照）。

　わが国では無痛分娩の実施率は依然数％と先進国の中でもきわめて低いが，本症例のような事態には硬膜外カテーテルは有用な帝王切開術の手段となりうることを認識する必要がある。また，産科的には合併症のない場合でも分娩中に特に臍帯因子などにより緊急事態に陥る可能性があり，一過性徐脈の出現時には麻酔科医と緊急時の対応を話し合っておく必要がある。分娩エリアに無痛分娩を行っている麻酔科医がいればこのような情報共有もスムーズに行えるというメリットもある。

*1) Gaiser RR, Cheek TG, Adams HK, et al. Epidural lidocaine for cesarean delivery of the distressed fetus. Int J Obstet Anesth 1998；7：27-31.
*2) Hillyard SG, Bate TE, Corcoran TB, et al. Extending epidural analgesia for emergency Caesarean section：a meta-analysis. Br J Anaesth 2011；107：668-78.

く少数の施設もあるが，通常は手術室まで搬送の後に手術となる。利用できる人材も十分な産科医がいる施設もあればそうでない施設もある。麻酔科医や新生児科医の人材も同様にさまざまである。日中と夜間，平日と休日で体制が異なる場合は，それを考慮しないといけないし，麻酔科医がいてもすべての緊急手術に対応できない場合や，新生児科医がいても新生児集中治療室で扱える週数が限定される場合（例えば妊娠 36 週以降の児しか扱わないなど）もある。

● これらを考慮すると同様の胎児心拍数陣痛図所見であっても施設・運営規模・人材資源により対応方法が異なるのが当然である。このような場合に緊急帝王切開術決定後から児娩出までをどのようにするかをシミュレーションして，所要時間を把握しておく必要がある。

● また，助産院あるいは帝王切開術ができない個人病院では，他院への搬送の時間も考慮しながら方針を決定しなければならない。

5　FHR 低下で緊急手術が必要な場合の麻酔管理

● FHR 低下で麻酔依頼があった場合，FHR モニタリングの情報を産科医との共通認識として把握していればおよその緊急度の推測は可能である。それにより遷延徐脈のようなきわめて緊急度が高いと判断されれば全身麻酔の準備を進めるというのは間違ってはいない。その場合でも既往歴，合併症の有無，絶飲食の期間を確認し，気道の評価をすることは怠ってはいけない。

● 申し込み時の緊急度によってのみ麻酔法を決定することは最良の麻酔提供・麻酔管理には通じない。特に一過性徐脈で緊急手術が必要である場合，時間的猶予はさまざまであるが，原因が何であるかによっても麻酔法の選択が異なる。特に一過性徐脈の原因が常位胎盤早期剝離，妊娠高血圧症候群（腎症），HELLP 症候群であった場合には時間的猶予だけでなく血液凝固異常の有無をも考慮しながらでないと安全な区域麻酔は提供できない。

● 過強陣痛では陣痛の程度が変われば一過性徐脈の程度も変化する可能性があるので，申し込みがあってから緊急度が変わる可能性もある。臍帯圧迫では陣痛が発来している場合は本症例のように分娩進行，児の下降とともに圧迫が強くなり一過性徐脈は悪化することもよくある。その悪化の程度によって期間的猶予も変わってくる。

● 遷延徐脈のためきわめて緊急性が高く全身麻酔で帝王切開術をせざるをえない場合，原因が子宮破裂や常位胎盤早期剝離の時には輸血の必要性を，子癇の場合には痙攣予防対策など麻酔法そのもの以外の麻酔管理を想定しておかなければならない。胎児が不整脈を合併している場合には新生児科（あるいは小児循環器科医）とのコミュニケーションが大切である。使用した麻酔薬は胎児に移行するためにその情報を彼らに伝える必要がある。

参考文献・・・・・・・・・・・・・・・・・・・・・・・・・・・・・

1) National Institute of Child Health and Human Development：Antenatal diagnosis. Report of a Consensus Development Conference. NIH Publication No. 79-1973. Washington, D. C.：U. S. Government Printing Office；1979. p.51.

2) Nelson KB, Dambrosia JM, Ting TY, et al. Uncertain value of electronic fetal monitoring in predicting cerebral palsy. N Engl J Med 1996；334：613-8.

3) 岡井　崇，池田智明，瓦林達比古，ほか．委員会提案　胎児心拍数波形の分類に基づく分娩時胎児管理の指針（2010 年版），日本産科婦人科学会周産期委員会，胎児機能不全の診断基準作成と妥当性の検証に関する小委員会提言（2008 年）の改訂版（解説）．日産婦誌 2010；62：2068-73.

（石川　隆三，奥富　俊之）

11 急性腹症

症例 11 経過 1 術前診察依頼

38 歳，2 経妊 1 経産。

既往歴：特記すべきことなし。

他院にて妊婦健診中，妊娠 31 週 6 日，胃痛，嘔吐を主訴に前医を受診した。体温 37.5℃，血液検査にて白血球数 12,900/μL，CRP 1.8 mg/dL と炎症反応高値のため腸炎を疑い，入院管理となり抗菌薬が投与された。

翌 32 週 0 日，38.7℃の発熱および胃痛はむしろ下腹部上方の痛みとなり，疼痛の程度も増強したため，精査・加療のため北里大学病院へ母体搬送となった。来院時のバイタルサインは，体温 39.8℃，血圧 140/70 mmHg，心拍数 110 bpm であり，血液検査は，白血球数 16,800/μL，好中球 83.4%，Hb 12.4 g/dL，CRP 6.6 mg/dL と炎症反応はさらに高値となり，腹部触診では腹部全体に圧痛と反跳痛を認め，汎発性腹膜炎が疑われた。胎児心拍数陣痛図モニタリングで不規則な子宮収縮を認め，胎児心拍数は 180 bpm と頻脈であったが基線細変動は保たれていた。産科的超音波検査では明らかな腹痛の産科的原因は不明であった。すでに腹膜炎症状がみられ，汎発性腹膜炎の疑いがあるため，外科に診療依頼が行われた。外科的には試験開腹術の可能性もあり，麻酔科にも術前診察の依頼があった。

 ## 1 妊娠中の急性腹症とは

● 急性腹症とは，「急激な腹痛を主症状とし，早急な診断・処置を要する疾患の総称」である。特に妊婦の急性腹症の特徴は，胎児の発育に伴って腹部の筋肉が伸展していくことで弾力を失い，腹膜刺激症状が出現しにくいことである。また，妊娠特有の消化器症状（悪心・嘔吐など）を認めるため，症状の出現に気づくまでに時間がかかってしまうことが多いことに注意する。

● 妊娠中の急性腹症への対応にあたっては，非妊娠時と比べ以下の点に注意する必要がある。

① 妊娠に関連する産科的原因による場合と，妊娠に関連しない非産科的原因による場合があり，また両者が併発することもありうる。

② 妊娠に伴う解剖学的，生理学的変化により，症状や血液検査値が非妊娠時と異なることが多い。

③ 胎児への影響を考慮して検査を進める必要があるため，実施可能な検査が限られ，診断が困難となる場合がある。

④ 治療に関して，妊娠週数により胎児への対応が異なるため，母体のみならず，胎児状況も評価したうえで適切に対応を行う必要がある。

 ## 2 妊娠中の急性腹症の診断から治療まで

1）原　因

● 妊娠中に起こりうる急性腹症の主な原因は多岐に渡る（表1）。

● 産科的原因による急性腹症では，胎児が胎外生存可能な週数となっている場合は，急速遂娩を考慮する場合もある。新生児死亡率・罹病率が著しく低下する妊娠 34 週以降では問題は少ないが，それ以前の妊娠早期では胎児状況に問題がなければ治療と平行して妊娠継

表1 急性腹症の主要な原因疾患

産科的原因	非産科的原因
妊娠初期 ・切迫流産，流産 ・異所性妊娠 妊娠中後期 ・陣痛発来 ・常位胎盤早期剝離 ・子宮破裂 ・HELLP 症候群 ・急性妊娠脂肪肝	婦人科系 ・卵巣腫瘍茎捻転・破裂 ・子宮筋腫の変性 消化器系 ・急性虫垂炎 ・急性胆囊炎，胆石 ・イレウス ・急性膵炎 ・腸間膜動脈血栓症 ・消化管穿孔 ・腸重積 ・憩室炎 ・潰瘍性大腸炎 泌尿器系 ・尿路結石 ・急性腎盂腎炎 外傷

続が必要になるが切迫早産管理が不可欠となる。また非産科的原因による急性腹症は妊娠中どの時期にも発症しうる。婦人科疾患をはじめ，消化器系，泌尿器系に至るまでさまざまである。

- 診断は詳細な問診（病歴や現症の病状経過の聴取），触診，視診による身体所見，検査所見の収集が基本であり，系統的な診察を行い（表2，図1），ショック症状の有無を判断し，開腹手術の必要性を総合的に判断する必要がある。以下にそれらをさらに詳しく述べる。

2) 診　察

- 問診は患者の状態によるが，発症の時期や経過，腹痛の部位や性状，既往歴などを聴取する。また，バイタルサイン（呼吸，血圧，脈拍，体温，意識レベルなど）を確認し緊急性を判断する。ショックの場合は，まずはショックの治療（気道確保，酸素投与，ルート確保など）を最優先に行う。発症の時期，疼痛の性状，誘因の有無，疼痛の部位と経過，消化器症状の有無（悪心・嘔吐，便秘など），既往歴（開腹歴など）を確認する。
- 妊娠時の体温は 37℃ 前後であるため，病的

に発熱しているかの判断が困難な場合がある。軽度の圧痛の症例もあるが緊急手術が必要な場合は，妊娠時期により妊娠子宮の大きさが変化して腹痛の位置が異なるものの（図2），腹部全体に腹膜刺激症状を呈し，やがて板状硬となる。腸音聴取は，高度に亢進している場合は機械的腸閉塞などの可能性が高く，消失時は汎発性腹膜炎を強く疑う必要がある。腹痛や炎症の波及により子宮収縮が誘発され流早産の原因となりうる。

3) 血液検査

a. 白血球

- 妊娠することで白血球増加（12,000/μL 程度）がみられることが多い。そのため，炎症所見の有無は，好中球の左方移動や CRP の上昇などで判断する。

b. ヘモグロビン濃度

- ヘマトクリット値（Ht）は低値となり，妊娠に伴う希釈性の貧血を考慮する必要がある。

c. 生化学検査

- 中性脂肪，コレステロール，アルカリフォスファターゼは妊娠の影響を受け高値となる。

4) 画像診断

- 急性腹症の診断においては，血液検査に加え画像診断が必要になるが，超音波断層法が有用である。図3には妊娠初期の腹痛を経腟超音波検査で鑑別する方法を示した。
- 超音波検査は，非侵襲的でありその簡便さから，妊婦に施行する画像診断モダリティとして第一選択であり，臨床現場で頻用されることが多い。理学的所見を観察しながらの検査が可能である。
- 緊急手術を決める要因としては，腹水貯留（ダグラス窩やモリソン窩，横隔膜下など）の増加や腸管の浮腫および壁肥厚などがある。
- 超音波検査は，客観性に乏しいことと，体型や消化管ガスなどの構造物によって観察でき

表2 急性腹症の診断

Ⅰ）全身状態の把握
  1 発症時期や経過，疼痛の部位や性質。バイタルサインの確認（ショックの有無）
  2 ショックの治療を最優先，輸液開始
  3 必要に応じて酸素投与，気道確保，胃管挿入，導尿など
  4 経時的なこまめな観察
  5 腹膜刺激症状（圧痛），反跳痛，筋性防御の有無
Ⅱ）問診，鑑別診断
  1 発症の様式
    突然：穿孔，破裂，胆石症，尿路結石など
    徐々：腹膜炎などの炎症性疾患
  2 疼痛の性質
    内臓痛（周期的な疝痛）：胃腸炎，腸閉塞，胆石など
    体性痛（持続的な激痛）：汎発性腹膜炎
  3 腹痛の部位
    限局性かびまん性か
    痛みの性質や部位の変化はないか

腹痛を訴える妊婦

   ・妊娠週数とリスク因子の確認
   ・十分な問診

母体のバイタルサインと胎児心拍数モニタリングのチェック

   ・腹部診察（視診，聴診，触診：圧痛点，反跳痛，筋性防御の有無）
   ・内診（性器出血の有無，分娩進行の程度，分娩後の軟産道の検査）
   ・血液検査所見（赤血球数，白血球数，血小板数，凝固・線溶系，肝機能，
    その他血清学的検査）
   ・超音波検査（胎児・胎盤の超音波検査，腹痛部位の超音波検査）

鑑別診断

   ・放射線検査など追加検査
   ・他科専門医への診察依頼
   ・高次施設への搬送

治療

図1 腹痛を訴える妊婦の鑑別診断の流れ

（日本産婦人科医会，編，急性腹症．日本産科婦人科医会研修ノート No.82「分娩周辺期の救急」．東京：日本産婦人科医会，2009 pp74-82 より改変引用）

ない部位があること，術者の技量により診断が左右されるのが欠点である。Lazarus らによると，超音波検査で所見のなかった患者の30％に CT 上異常所見が認められ，そのうち64％に外科的治療が必要であったと報告している[1]。

超音波検査で診断が困難な場合は，CT 検査，MRI 検査が必要になる場合がある。近年の CT の多列化，高速化とともに，急性疾患の診断における CT の役割は重要になっている。

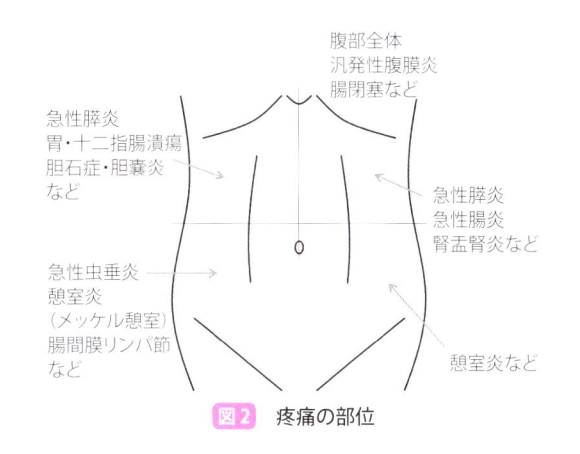

図2 疼痛の部位

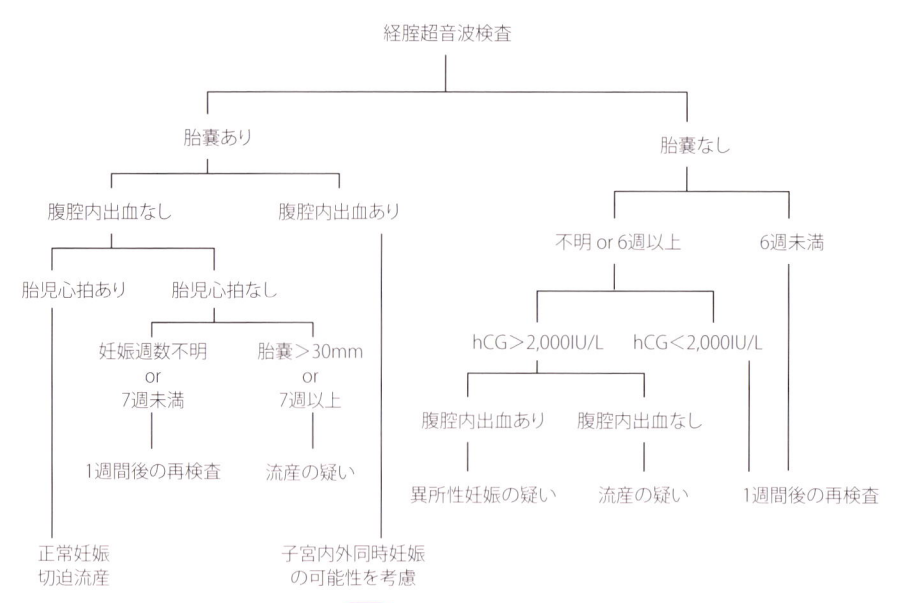

図3　妊娠初期の腹痛

CT施行の目的は，腹腔内，後腹膜，骨盤内の実質臓器，管腔臓器，血管系などの障害の描出，腹水の貯留，腹腔内出血，腹腔内遊離ガスの描出である。CTは客観性に優れ，空間分解能に優れており，体型に影響されることなく，ほぼすべての臓器が観察可能である。妊婦に対する造影剤の使用も可能であり，より詳細で正確な画像診断につながる[2]。ただし，造影剤使用時にはヨードアレルギーや喘息の既往など，造影剤禁忌事項に注意する。

5）治　療

- 妊婦においては，診断や治療が遅れがちで，予後は非妊娠時と比較し不良である。したがって，妊娠中の急性腹症は，母体および胎児の生命を守るため可及的速やかに侵襲が少ない診断，治療が行われるべきである。
- 急性腹症の治療は，病態により異なるものの診断および治療方針の決定のため緊急手術を行う以外に，内視鏡的な診断・治療やIVRなどがあり，その病態に合わせた専門医へコンサルテーションも考慮する。もし，治療が待機的にできるものであれば，妊娠中はできる

だけ姑息的に処置すべきである。
- 一般的には，急性腹症では母体の原疾患の治療が最優先され，緊急外科手術が必要な場合は，母体および胎児の状態を十分把握したうえで術式を決定する。その際に妊娠継続とするか，分娩とするかを産科医が決定する。その判断は，妊娠週数，胎児状況により異なる。妊娠正期であれば，娩出を躊躇う必要はないが，妊娠早期では，妊娠継続を考慮する。妊娠継続に当たっては切迫早産治療など厳重な周産期管理が必要となる。ただし妊婦の状態が非常に悪化し発熱や炎症が児に及べば児が感染症から死に瀕することもあり，妊娠早期でも娩出せざるをえない。児娩出の際には，術前，術後の胎児や母体の状態の評価により子宮収縮抑制薬の調整を産科医が行い，麻酔科医との連携を密にする。出生児の管理は小児科医に依頼する。
- 周術期にわたり集学的治療が必要になることもあり，全身状態，胎児状況などを総合的にみて，自施設で対応可能であるかを速やかに判断する。対応が困難と判断される場合は，早期に高次施設へ母体搬送すべきである。

コラム①　　腹部 CT 撮影による被曝量

　CT 施行においてもっとも問題となるのは被曝である。被曝の影響には確定的影響と確率的影響がある。確定的影響の代表は器官形成期（受精後2〜8週）の被曝による胎児奇形と，胎児期（受精後 8〜15 週）の精神発達遅延であり，放射線被曝が 100 mGy（ミリグレイ）を上回ると影響が出るとされている。確定的影響においては，閾値を下回る被曝量では影響はでないとされている。一方，確率的影響は悪性腫瘍や遺伝的影響であり，発生率が被曝の量に比例すると考えられている。米国放射線防護測定協議会（National Council on Radiation Protection and Measurement：NCRPM）によると，150 mGy 以上の被曝で悪性腫瘍発生のリスクが高くなると述べている。

　放射線検査における胎児被曝の量は妊婦の体型と体表から胎児までの距離により異なり，体壁が薄くなるほど胎児の被曝量は増加する。Angel らによると，multidetector low CT による胎児被曝は，7.3〜14.3 mGy/100 mAs である。例えば，腹囲 101 cm で，胎児の体表からの深度が 7 cm の場合，GE Light Speed 16 列，120 kVp，pitch 1.375，300 mAs（220 effective mAs），total nominal colli-mation 1.25-mm の条件で撮影すると，約 27 mGy の被曝と計算される[1]。つまり，1 回の CT 撮影による被曝が閾値を上回る可能性はきわめて低い。よって米国産婦人科学会（American College of Obstetricians and Gynecologists：ACOG）は，"100 mGy 以下の被曝では，妊娠中絶をすべきではない"，また産婦人科診療ガイドラインは "50 mGy 以下の被曝量による胎児への影響はない"，との見解を示している。日本医学放射線学会によるガイドラインでは，「妊娠中の女性患者の場合でも，全体像が把握しにくい場合や，さらに詳細な情報を得たい場合には，適応を十分に考慮に入れ，インフォームドコンセントを得たうえで施行する」とある[2]。すなわち，他の検査では診断が困難な場合には妊婦であっても CT 検査の適応と考えられる。

　Lazarus らによると，妊婦に対する CT 撮影の件数が増加している一方，有所見の確率はおおよそ 30％前後で変化はなく，CT 撮影の適応決定が安易に行われる結果の CT 件数増加でないことが示されている[3]。漫然と CT 検査を行うべきでは

表A　放射線検査における胎児の被曝線量

検査方法	平均被曝線量（mGy）	最大被曝線量（mGy）
単純撮影		
頭部	<0.01	<0.01
胸部	<0.01	<0.01
腹部	1.4	4.2
腰椎	1.7	10
骨盤部	1.1	4
排泄性尿路造影	1.7	10
消化管造影		
上部消化管	1.1	5.8
下部消化管	1.7	24
CT 検査		
頭部	<0.005	<0.005
胸部	0.06	0.96
腹部	8	49
腰椎	2.4	8.6
骨盤部	25	79

（日本アイソトープ協会．ICRP Publication 84．妊娠と医療放射線．東京：丸善；2002．p.15 より引用）

なく，必要性を十分に検討したうえで検査を行うべきであるが，被曝を恐れるあまり診断が遅れ，妊婦や胎児の生命が危険にさらされることがあってはならない。超音波検査で確定診断がつかない場合，あるいは超音波検査で所見がないにもかかわらず症状が持続する場合は，CT を施行することを検討すべきである。CT 施行時には，閾値未満の被曝量であっても，最大限低減を考慮して，撮影条件を決定すべきであり，胎児への影響が無視できる範囲である 50 mGy 以内にすべきである。各種照射検査を行った際の胎児の被曝線量を表 A に示す[4]。これによると各検査における胎児の被曝線量は少なく，検査による影響は低いと考えられる。

[1] Angel E, Wellnitz CV, Goodsitt MM, et al. Radiation dose to the fetus for pregnant patients undergoing multidetector CT imaging：Monte Carlo simulations estimating fetal dose for a range of gestational age and patient size. Radiology 2008；249：220-7.

[2] 日本医学放射線医学会，日本放射線科専門医学会．画像診断ガイドライン 2013 版．

[3] Lazarus E, Debenedectis C, North D, et al. Utilization of imaging in pregnant patients：10-year review of 5270 examinations in 3285 patients—1997-2006. Radiology 2009；251：517-24.

[4] ICRP 勧告翻訳検討委員会．松平寛通，編．ICRP Publication 84 日本語版；妊娠と医療放射線．東京：丸善，2002．p.15.

コラム②　妊婦の MRI 撮影

　MRI は CT と比較していくつかの利点がある。最大の利点は胎児の被曝の心配がないことである。しかし以前は妊娠初期における電磁波の胎児への影響についてのデータがなかったため，慣習的に MRI は妊娠 14 週以降に行うのが望ましいとされていた。ところが，2016 年に米国医師会雑誌（JAMA）9 月 6 日号に，妊娠初期 3 カ月までに MRI 検査を受けた 12 年間 1,737 人の妊婦から生まれた子どもを出産時から 4 歳児まで追跡し，MRI を受けなかった妊婦から生まれた子どもと比較した研究がカナダトロントにある聖ミカエル病院から発表された[*5]。論文のタイトルは，「Association between MRI exposure during pregnancy and fetal and childhood outcomes（妊娠中の MRI 検査の胎児期および幼年期への影響）」である。結論はきわめて明快で，胎児がさまざまな外界からの刺激に対してもっとも過敏性の高い妊娠初期 3 カ月に MRI を受けた場合でも，胎児の成長，発生異常，成長異常，がんの発生率などは，受けなかった妊婦の子どもと，特に大きな差異はなかったという結果であった。妊婦に対する MRI 施行の安全性を証明する貴重な報告である。しかし一方，MRI 造影剤であるガドリニウム製剤を併用して MRI 検査を行った胎児の追跡調査では，MRI を行っていない群と比較して，リウマチ様皮疹，炎症性皮膚症状などの出現が有意に高く，また新生児死亡，死産の頻度も高かったとされている。よって MRI 造影剤は，造影剤の使用が診断に必須で，使用により得られる利益が不利益を上回ると判断される場合のみ限定して使用されるべきである[*6]。

　MRI が CT と比較して優れているもう一つの点は，組織分解能が高いことである。つまり，MRI 画像は組織によって異なる信号強度を示すため，信号強度から病理組織学的背景をある程度推測することが可能である。多くの論文で妊婦の急性腹症の診断における MRI の有用性が示されており[*7,*8]，特に急性虫垂炎の診断において MRI は高い診断精度を有しており，超音波検査の次に施行が考慮されるべき画像診断モダリティである。

　MRI 施行において注意すべき点がいくつかあ

る。MRI は空間分解能と撮像範囲，撮像時間がトレードオフの関係にあるため，診断が絞れていない段階で腹部全体を漫然と撮像しても厚いスライス厚と低い空間分解能のため，有益な情報は得られないことがある。よって，MRI 施行に際しては，病変部位と診断がある程度絞られていることが望ましい。また，基本的に空間分解能が CT より劣るため，臓器によっては解剖学的詳細の観察が難しい。また，撮像時間が長いため，撮像中に急変の可能性がある患者には適応とならない。また，体動の画質への影響が大きいため，安静が保てない患者の画像は診断に十分な画質が保てない場合がある。さらに MRI の画質は撮像技術や撮像機器のスペックに大きく左右される。また 1 件の検査時間が長いため，緊急時に MRI がすぐに撮像できない場合もある。時間外の検査施行にも制限がある。よって，MRI が急性腹症に対する画像診断モダリティとして一般的に普及するうえでは，現時点ではいくつかの問題点が存在すると考える。ただ，撮像技術は日々進歩しており，検査時間を短縮したり，体動によるアーチファクトを補正する技術が次々と開発されつつある。将来的に CT 並みの検査時間で MRI 検査が施行されるようになれば，妊婦の急性腹症に対する画像検査モダリティ選択の優先順位が変わると考える。

　いずれにしても，妊婦に対する非造影 MRI の安全性が証明されたことにより，画像診断モダリティの選択肢が広がり，より精度の高い，より低侵襲な画像診断を行うことができるようになったといえる。

＊5）Ray JG, Vermeulen MJ, Bharatha A, et al. Association between MRI exposure during pregnancy and fetal and childhood outcomes. JAMA 2016；316：952-61

＊6）Kanal E, Barkovich AJ, Bell C, et al. ACR guid-ance document for safe MR practices：2007. AJR Am J Roentgenol 2007；188：1447-74.

＊7）Petkovska I, Martin DR, Covington MF, et al. Accuracy of Unenhanced MR Imaging in the Detection of Acute Appendicitis：Single-Institution Clinical Performance Review. Radiology 2016；279：451-60.

＊8）Knoepp US, Mazza MB, Chong ST, et al. MR Imaging of Pelvic Emergencies in Women. Magn Reson Imaging Clin N Am 2017；25：503-19.

症例 11 経過 **2** **周術期経過**

　　外科医により行われた腹部超音波検査では，虫垂の腫大と糞石を認め，虫垂周囲とダグラス窩に液体貯留を少量認めた。急性虫垂炎，汎発性腹膜炎の診断となった。外科医，産科医，新生児科医および麻酔科医が連携をとり母体および胎児の状態に問題がないことを確認し，帝王切開術と同時に虫垂切除術の予定とした。通常の帝王切開術の麻酔同様，児への最小限の麻酔薬曝露と，児娩出の際に母児接触が可能なように，区域麻酔で計画した。また手術時間が多少延長しても対応可能なように脊髄くも膜下硬膜外併用麻酔とした。

　　開腹したところ，腹腔内には多量の膿性腹水を認めた。病変部位の検索を行ったが，妊娠子宮のため回盲部の同定が困難であった。帝王切開術を先に行い，胎児を娩出することとした。児は 1,740 g の男児で，アプガースコアは 1 分値 7 点，5 点値 8 点であり，NICU へ入室となった。胎児娩出，子宮切開創縫合後に再度腹腔内を観察すると，回盲部周囲に炎症所見を認め，子宮背側に壊死した虫垂が確認された。虫垂切除を行い，腹腔内を十分に洗浄し，ダグラス窩に閉鎖式ドレーンを挿入して手術を終了した。術後経過は母体，新生児とともに異常所見なく母体は第 7 病日に退院となった。

6) 外科的術後管理

　手術を施行した症例は術式にもよるが，術後当日は後出血に注意する。術後 1 日目は，肺血栓塞栓症が発症することがある。2 日目以降は，肺炎や腹腔内膿瘍などの感染症が重要で縫合不全，腸閉塞などが併発する可能性がある。術後は胎児の状態にもよるが早期に歩行することが重要で，肺炎や腸閉塞の予防となる。食事の開始時期は手術内容にもよるが，腸蠕動を確認し問題がなければ飲水，柔らかめの食事から術後 2 日目ごろより開始し，5 日ほどで常食としている。

コラム③　放射線被曝について

　　放射線の確定的影響である胎児の精神発達遅延・奇形の発生する閾値は原爆被爆者の胎内被曝データをもとに設定されているが，もっとも放射線の影響が大きいとされる器官形成期においても母体被曝量は 100 mGy である。確率的影響の一つとして挙げられる小児がんのリスクを高くするが，国際放射線防護委員会（International Commission on Radiological Protection：ICRP）は 100 mGy 未満の被曝であれば，胎児被曝を理由に妊娠中絶を選択してはならないと忠告している。

3 妊娠中の急性腹症の具体例（外科疾患例）

1) 急性虫垂炎

妊娠中の急性腹症の中でも，急性虫垂炎の頻度は比較的高い。しかし，その診断は難しく骨盤腹膜炎など産婦人科疾患との鑑別診断に難渋する場合が多い。

診断の遅れが，母体や胎児の生命に危険を及ぼす可能性があり，手術適応や手術時期は迅速な判断が必要となる。

急性虫垂炎の生涯を通じての発生率は 15 人に 1 人の割合であるが，妊娠中の急性虫垂炎の頻度は 1,000～2,000 妊娠に 1 人が発症する[3,4]。

妊娠時期別の発生頻度をみると，妊娠前期（0～12 週）で 30％，妊娠中期（13～28 週）で 40％，妊娠後期（29 週以降）で 30％と，妊娠中期での発生がやや多い。

重症度は非妊婦と同様に，カタル性，蜂窩織炎性，壊疽性に分類され，壊疽性では穿孔し，

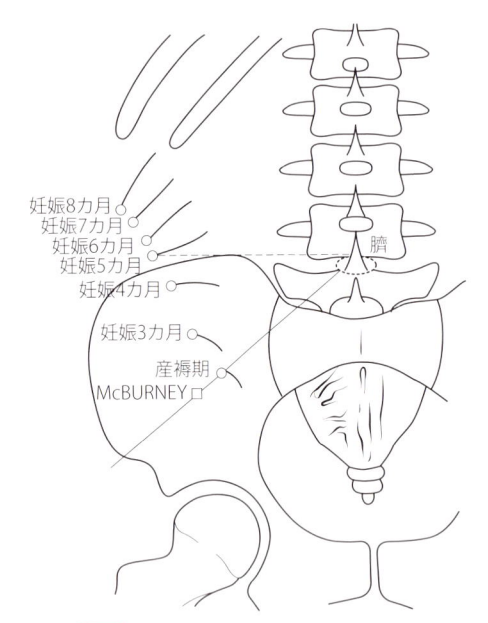

図4　妊娠月数に伴う虫垂位置の変化

（Bare JL, Reis RA, Arens RA. Appendicitis in pregnancy with changes in position and axis of the normal appendix in Pregnancy. JAMA 1932；98：1359-64 より引用）

汎発性腹膜炎となる。

- 妊娠中は壊疽性虫垂炎の穿孔率が高いとの報告もあり，穿孔例での胎児死亡は 20～36% と穿孔がない場合の 1.5% に比べ，胎児予後はきわめて不良である[5]。穿孔性腹膜炎を発症した場合の母体死亡例も報告されており，虫垂炎が疑わしい場合はためらわずに開腹手術を考慮する。そのため，早期に診断，治療を迅速に行うことは不可欠である。
- 汎発性腹膜炎の状態では児娩出をも同時に考慮せざるをえない。特に児が NRFS の状態であり急性腹症の治療により確実に改善する見込みがなければ急速遂娩を考慮する。児娩出のタイミングに関しては症例ごとに個別評価し，対応する必要がある。

a. 臨床症状

- 妊娠中の急性虫垂炎の臨床症状は，腹痛（上腹部から右下腹部への移行），発熱，悪心，嘔吐，便秘，下痢，食欲不振などであり，非妊娠時とほぼ同様の症状であるが，妊娠初期では正常でも消化器症状（悪阻）がみられるの

で診断に苦慮することが多い。
- 腹部所見は，妊娠子宮の増大に伴って虫垂突起の位置が右下腹部より右側腹部へ圧痛点が移動する（図4）。腹壁が過伸展するために筋性防御や Blumberg 徴候が不明瞭になるため診断が困難となる。妊娠 4 カ月以降になるとさらに子宮増大に伴う虫垂の上方外側への偏位とともに，自発痛は圧痛点が上方外側へ移動する[6]（図4）。妊娠後期では虫垂が子宮背側に位置し，腹膜刺激症状がとらえにくくなるため，診断には注意が必要である。進行すると腹痛は腹部全体に広がり，腸閉塞症状などを呈する。
- 鑑別診断は，下腹部を中心とした腹痛を呈する疾患として，憩室炎や腸間膜リンパ節炎などの消化器疾患に加えて，早期陣痛発来，常位胎盤早期剥離，卵巣・卵管捻転症などの産婦人科疾患が鑑別疾患として挙げられる。

b. 血液検査

- 血液検査は，白血球増加と CRP 上昇がみられるが，通常の妊娠経過中でも 10,000/μL 前後の白血球増多は通常でも認められる。そのため，検査値のみでの診断は困難である。

c. 画像検査

①腹部超音波検査

- 本検査は，非侵襲的な検査で有用な診断手段となる[7]。虫垂の腫大，虫垂壁の肥厚や糞石，虫垂周囲の膿瘍形成，腹水の存在が特徴的な所見である。しかし，妊娠時期により虫垂の位置が異なることがあるため虫垂の同定が困難なことが多く，診断率も 50～90% と施設間で差がみられる[8]。

②腹部 CT

- 超音波断層法で診断に苦慮する場合は，十分なインフォームドコンセントを得たうえで施行するべきである。正診率は，92～100% と高く，診断に苦慮する場合は有用な検査と考えられる[1]。

③MRI

- CT同様，診断に苦慮する場合には考慮する。MRIは虫垂描出能の高さ，放射線被曝がない点，高い検出率の点で有用であるとされており，American College of Radiology によると，超音波断層法で診断がつかない場合の second line のモダリティとして推奨されている[9]。造影剤であるガドリニウムは胎児への移行があるため使用しない[10]。

d. 手術治療

- 虫垂切除術単独の手術は開腹または腹腔鏡下に行う。軽度な炎症のものもあるが，穿孔性虫垂炎などで虫垂根部の処理が困難で，さらには盲腸，回腸まで炎症の波及が高度である場合は，回盲部切除を考慮する。膿瘍形成がある場合はドレナージを十分に行い必要があれば閉鎖式ドレーンを右側腹部からダグラス窩にかけて挿入する。

- 臨床症状，腹部所見，血液検査，画像検査により確定診断に至る例も多いが，その際に診断および治療が同時に可能な腹腔鏡下手術が有用である。手術時期に関しては，妊娠中の腹腔鏡下虫垂切除術は，妊娠中期（妊娠13〜28週）での腹腔鏡下手術がもっとも望ましい。その中でも，子宮底が臍高に到達する妊娠20〜23週までの手術がもっとも安全に施行できる期間である[11]。

- 従来から行われてきた開腹手術では，術野確保のために子宮を圧迫することで早産を誘発することが懸念されたり，比較的大きな切開創が必要となる。これに対して腹腔鏡下手術は，創が小さく，気腹による視野確保によって子宮の圧迫を軽減できるため，妊娠の継続と安全な出産のために有利と考えられる。

- 急性虫垂炎に対する腹腔鏡下手術は，特に妊娠中は，開腹手術と比較して良好な視野が得られ，低侵襲性，整容性もよく，また早期離床，早期社会復帰が可能となる点でメリットが大きい。しかし，短所としては，腹腔鏡下手術のための全身麻酔と気腹操作自体が母体および胎児に与える影響を考慮する必要がある。

- これまでの報告では腹腔鏡下手術は確かに術中合併症は低いが，胎児死亡率はむしろ高い[12,13]。

e. 術後管理

- 術後合併症として，術後当日は後出血が起こりやすい。術後1日前後では，歩行開始とともに肺血栓塞栓症を発症することがある。術後3〜4日の合併症として多くみられるのは創部感染や遺残膿瘍である。妊娠子宮があるため膿瘍を形成しているような虫垂炎の場合は腹腔内の洗浄およびドレナージが不十分となることが原因として挙げられる。さらには，遺残膿瘍が存在することで小腸などが癒着し腸閉塞を併発することもある。通常は，腸蠕動を確認し問題がなければ飲水，さらに術後2日目より柔らかめの食事から開始し，3〜4日目には常食としている。

2) 腸閉塞（イレウス）

- 腸閉塞は，種々の原因により腸の内容物の肛門側への通過が障害された状態で，腸管の拡張とこれに起因する循環障害，脱水，電解質バランスの異常を病態の主体とする疾患である。機械的腸閉塞としては，単純性腸閉塞（癒着など）と絞扼性腸閉塞（腸管の血流障害を伴う）の2種類がある。その他，機能的腸閉塞として麻痺性腸閉塞がある。

- 妊娠時に腸閉塞を併発する頻度は1,500〜66,431分娩に1例とまれな疾患である。妊娠前の開腹手術などの癒着が原因となることが多く，腸捻転，腸重積なども原因となる。臨床症状は腹痛，嘔吐，便秘などで非妊娠時と同様である。また，妊娠経過に伴い子宮が増大することで痛みの変位があるため診断の遅れにつながることや陣痛発来後の心窩部痛から腸閉塞と診断されることもある[14]。

a. 初発症状

- 排ガスや排便が停止し，腹部膨満感が出現し，間欠的な腹痛を認めるとともに，突発的な大量の嘔吐を認める。

b. 画像診断

- 腹部単純 X 線撮影で 78～91％の症例は診断が確定したとの報告がある[15]が，閉塞原因や閉塞部位の確定診断が困難な場合もある。一方，CT の施行により得られる情報量は，単純 X 線撮影をはるかに上回るため，CT 施行により得られる利益は被曝リスクを上回る。腸閉塞は時として診断の遅れが致死的になる場合もあり，CT 施行を躊躇すべきではない。特に造影剤投与により，より正確な腸管閉塞原因の診断と，腸管虚血の評価が可能となる。
- 腹部超音波断層法：特徴的な所見は拡張した腸管で見られ腸管の粘膜ひだがキーボードのように観察される（keyboard sign）。また拡張した腸管内の内容物の移動が見られ，急激に増悪している場合などは腹水貯留を認める。

c. 治　療

- 単純性腸閉塞の場合は，胃管やイレウス管による減圧治療が主体で輸液，電解質補正も同時に行う。保存的治療に反応しない場合や複雑性腸閉塞（絞扼性腸閉塞）は外科的治療を行う必要がある。
- 妊娠に腸閉塞が合併することはまれではあるが，母体胎児の状態の悪化や死亡などの重篤な状態に陥ることがある。予後は母体死亡が 6％，胎児死亡が 26％である。予後不良の原因は，診断が困難であることによる治療開始の遅れや妊娠中のため検査や治療に踏み切りにくいためである。予後改善のためには，腸閉塞に対する遅滞ない減圧治療または外科的治療の介入が必要なことは明白ではあるが，介入と同時に帝王切開術を行うべきかについては明確な基準がない。
- 妊娠を継続するかどうかの判断は，妊娠週数により異なる。妊娠 28 週未満の場合は，手術の際に腸閉塞の原因が除去できれば妊娠継続も可能である。また，妊娠 34 週以降で妊娠子宮が視野の妨げになるようなら外科的治療と帝王切開術を同時に施行する。
- 腹部手術の既往のある妊娠に腹痛，嘔吐，腹部膨満などの症状を認めた場合は腸閉塞も念頭におき，非妊娠時と同様の腹部 X 線撮影などの診断や適切な治療が必要であることが再確認されたとの報告がある[16]。

3）　急性胆嚢炎，胆管炎

a. 原　因

- 急性胆嚢炎は，90％以上に胆石の合併を認め，胆石陥頓による胆嚢管閉塞により胆汁うっ滞，胆嚢圧上昇を来し，胆嚢壁の血流障害，胆汁酸などの化学的刺激に感染が加わって発症することが多い。進行すると胆嚢周囲膿瘍，胆嚢壊死，穿孔，胆汁性腹膜炎などを併発して重症となる。胆嚢壊死，穿孔，胆嚢周囲膿瘍，胆汁性腹膜炎などは緊急手術の適応となる[17]。妊娠中期以降は，プロゲステロンの影響で胆嚢の運動性が減弱するため，胆嚢炎の発生率は増加する。急性胆管炎は，胆管の狭窄あるいは閉塞により，胆汁の流出障害がある場合に，主として腸管から逆行した細菌感染が加わって起こる胆管の急性炎症である。誘因として，胆管胆石症，胆道腫瘍などが挙げられる。特徴的な所見は，Charcot の三徴として悪寒戦慄を伴う発熱，腹痛，黄疸を認め，さらに重症化すると Reynolds の五徴（Charcot の三徴，意識障害，敗血症ショック）が出現する。

b. 症　状

- 初期症状は，右上腹部の痛みや吸気時の腹痛（Murphy 徴候），悪心，発熱を認める。妊娠時の場合も右上腹部痛が出現する。

c. 診　断

①血液所見

- 白血球（>14,000/μL），CRP（>10 mg/dL）

の上昇を認める。その他，ビリルビン濃度，ALP，γ-GTP，AST，ALP の上昇を認める。

② 腹部超音波

● 超音波プローブによる胆嚢圧迫で誘発される疼痛（sonographic Murphy sign），デブリスエコー，胆嚢壁の肥厚（>4 mm），胆嚢の腫大（長径 8 cm，短径 4 cm 以上），胆嚢周囲の液体貯留などが特徴的である。

③ 腹部 CT

● 胆嚢壁の肥厚，胆嚢周囲の液体貯留，胆嚢の腫大などを認める。

④ 治療

● 軽症の場合は禁食，抗菌薬投与を行い，必要に応じて経皮経肝胆管ドレナージ（percutaneous transhepatic cholangio drainage：PTCD），内視鏡的胆道ドレナージ（endoscopic biliary dranage：EBD，endoscopic nasobiliary drainage：ENBD）を行う。手術は適応があれば胆嚢摘出術を開腹または腹腔鏡下に行う。

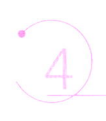

妊娠中の急性腹症の具体例（産科疾患例）

1）異所性妊娠

下腹部痛に加え，性器出血や，腹腔内出血が認められることが多い。腹腔内出血が多量である場合はショック症状を呈する。

妊娠反応は陽性で，経腟超音波検査で子宮腔内に胎嚢が認められない場合（偽胎嚢像がみられることがある）は常に本疾患を疑う。子宮外に胎嚢像や胎芽心拍を認める場合は診断が確定する。好発部位は卵管で異所性妊娠の約 95％が卵管妊娠流産・破裂であるが，間質部妊娠破裂，帝王切開術後の瘢痕部妊娠，頸管妊娠にも留意する。

また近年では生殖補助医療後の妊娠例が増加しており，3 万妊娠に 1 例と頻度は少ないが，子宮内外同時妊娠も報告されている。子宮内

腔に胎嚢が認められる場合でも，まれとはいえ異所性妊娠を完全には否定できないことは注意すべきである。異所性妊娠の治療は手術療法が基本であるが，メトトレキセート（methotrexate：MTX）の全身投与や局注療法も考慮される。

2）卵巣腫瘍茎捻転

● 卵巣腫瘍合併妊娠は全妊娠の 1〜4％程度とされ，約半数がルテイン嚢胞をはじめとする機能的嚢胞であり妊娠 12 週ごろまでに縮小する傾向がみられる。次いで皮様嚢腫，漿液性嚢胞腺腫などの良性腫瘍が多く，悪性卵巣腫瘍はまれである。

● 卵巣腫瘍合併妊娠の管理方針としては，径が 6 cm 以下の場合は経過観察を，直径 6 cm を超える場合は破裂や茎捻転の可能性があり，分娩時には分娩障害となる可能性があるので，妊娠 12〜14 週ごろに手術を考慮する。画像診断で悪性腫瘍が否定できない場合は（腫瘍マーカーの診断意義は低い）週数にかかわらず手術が必要となる。悪性腫瘍の場合の胎児救命に関しては妊娠週数により対応は異なる。妊娠早期であれば母体治療を優先し根治手術を考慮するが，胎児が胎外生活可能な時期まで妊娠継続し分娩後に根治手術とする場合もありうる。

● 急激な下腹部痛を認め，内診にて付属器領域に腫瘤を触知した場合は卵巣腫瘍の茎捻転を疑う。超音波検査が有用であり，病変部に一致した腫瘤像を認めることで，診断は比較的容易なことが多い。血流障害の評価には超音波カラードプラ法が有用である。

● 茎捻転を発症した場合，激しい疼痛を伴い，卵巣全体の血流障害，壊死を来すため，捻転解除が必要となる。そのため，卵巣嚢腫茎捻転と診断した場合は，手術治療が基本となる。卵巣，卵管のうっ血が軽度であり，その後機能回復が見込める場合は捻転解除および

囊腫の核出術を行うが，血流障害が進行し，うっ血所見や壊死所見が見られる場合は，付属器切除を行う。腫瘍摘出後も妊娠継続が可能であるが，9週未満で摘出腫瘍に妊娠黄体がみられる場合はホルモン補充が必要になる。

5 麻酔計画

一般的な麻酔前評価に基づき麻酔計画を立てることはいうまでもないが，急性腹症の妊婦の麻酔に際しての術前確認事項は，①妊娠のどの週数に，②誰（母体/児）のための，③何の手術（非産科手術/胎児娩出）を，④全身麻酔または区域麻酔のどちらを用いて，⑤気腹下あるいは開腹で行うかを知っておくべきである。これらがもし麻酔科的視点から望ましくない場合には，関連各科とそれぞれの立場を話し合っておくべきである。胎児への薬物移行を考えると全身麻酔と比較して区域麻酔のほうが圧倒的に安全であるが，手術の内容，緊急度，気腹下か開腹かによって全身麻酔しか選択できない場合もあり，その場合には以下のような点を十分考慮して麻酔を行う必要がある。

1）麻酔薬の催奇形性

妊娠4～15週（特に妊娠56日まで）までは胎児の器官形成期であり麻酔薬を使用する手術は避けたいが，急性腹症ではそうはいってられない事態もあるので，それ以外の部分で最大限母児の安全を図る。ただし，母体の状態が良好であれば，吸入麻酔薬，麻酔導入薬，筋弛緩薬，麻薬，局所麻酔薬は臨床使用の濃度では催奇形性が証明されたものはない[18,19]。

ジアゼパムの口唇口蓋裂発生の危険は古くから知られているが，臨床使用用量における発生率はきわめて低く，危険性はあっても低い[20]。亜酸化窒素はホモシステインやメチルテトラヒドロ葉酸からメチオニン合成時のメチル基転位反応を阻害することでDNA合成を抑制し，催奇形性を示すと動物実験で報告された。しかしその後の研究で奇形はこのDNA合成とは無関係の機序であることが示唆されている。しかし正確な機序はいまだに不明である。またヒトでは明らかな有害作用は証明された訳でもない[21]。これらのことから，可能ならジアゼパムおよび亜酸化窒素は使用しないと考えておけばよいと思われる。

2）全身麻酔薬の胎児移行

薬剤投与の結果，母体の血中濃度が上昇するような薬剤は，筋弛緩薬を除いて，ほぼすべてが胎児へ移行する（Ⅰ章3-1）全身麻酔，p.30を参照）。

3）薬剤の発育脳に対する影響

N-メチル-D アスパラギン酸（NMDA）受容体拮抗薬またはγ-アミノ-ブチル酸（GABA）受容体に作用する全身麻酔薬が，神経シナプス形成期にある幼若脳のアポトーシスと，その後の学習障害を引き起こすことが2000年以降，動物実験で示されてきた[22]。現在，われわれが用いる吸入麻酔薬，亜酸化窒素，ベンゾジアゼピン系薬剤はほとんどがこれらの受容体と関連するため，そのヒト脳への影響が懸念されてきた。これら動物の発達脳へ麻酔薬が及ぼす神経毒性の特徴は，神経新生抑制，シナプス形成期のアポトーシス増加，シナプス形成異常，神経系ミトコンドリア異常などがあげられている[23~25]。しかし臨床でこれを明らかに証明するには至っていない。

その理由として，動物とヒトとでは神経形成に時期的な差があること[26]，麻酔薬の感受性が異なること，ヒトにおいては手術が必要となる疾患があること，ヒトの手術では呼吸循環が管理されているが多くの動物実験ではそれらが不十分であること，学習障害の評価方

法が一定しないこと，動物実験の麻酔薬の曝露が異常に長期に及んでいることなど，動物実験の結果をヒトに単純に当てはめることがきわめて難しい。またヒトの GABA ニューロンはもともと未熟脳から成熟脳に変化する過程でアポトーシスを経るものであり，アポトーシス自体が一概に悪いともいえない[27]。

- 実際に，ラットで妊娠後期に臨床的に使用される範囲内で実験を行うと胎仔脳に影響することなく，記憶/学習障害を起こすことはないとの結果も出されている[28]。ヒト臨床結果も同様で，全身麻酔が学習障害を起こすとは限らない[29]。したがって，一元的に麻酔薬が胎児脳に常に悪影響を及ぼすとの考えは正しくない。現時点で言えるであろうことは，麻酔薬に対する確立していない危険性を恐れて麻酔をしないという選択はする必要がないが，不必要な深麻酔や頻回の全身麻酔は可能であれば避けたほうが望ましいかもしれない[30]。

- 神経毒性に対する保護作用の研究も多く，マグネシウム製剤，リチウム，キセノン，デクスメデトミジンなどが候補となっているが，現時点では臨床的にあまり現実的でない。それよりも実際には麻酔薬曝露後の環境因子を健全に整える（環境エンリッチメント）ことで神経新生，樹状突起の分枝促進，神経成長因子の増加や学習能力の改善が図られるとの動物実験が注目される[31]。

4) 全身麻酔の妊婦に対する影響

- 母体の低血圧は子宮胎盤血流を減少させるため，十分な胎児酸素供給量を保つためには低血圧を避けることが大切である。平常母体血圧の 80％程度を下限とするのが一般的な考え方である。Spo_2 は 95％程度を保ちたい。

- 妊婦は妊娠 12 週ごろまでに $Paco_2$ が 30～32 mmHg に低下し，妊娠中継続する。その結果，代償性アルカローシス（HCO_3^- が 20

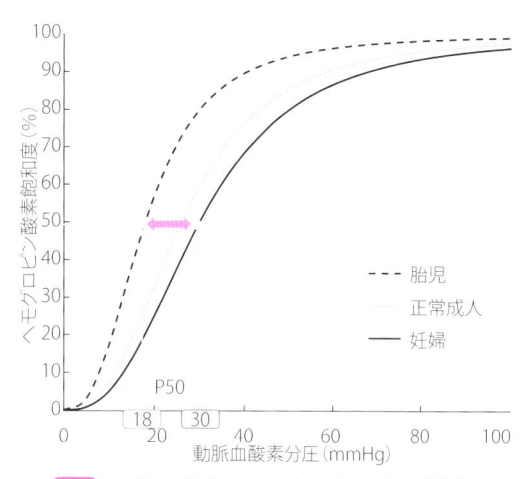

図5 母体と胎児のヘモグロビン酸素解離曲線

mEq/L 程度）となり pH を保っている。母体の酸素解離曲線は右方移動しており，母体ヘモグロビンの P_{50}（酸素飽和度 50％を与える酸素分圧）は平時の 26 mmHg から 30 mmHg へ増加している。一方，胎児ヘモグロビンの P_{50} は 18 mmHg であるので，胎盤での酸素の受け渡しが効率的に行われる（図5）。母体のアルカローシスにより酸素解離曲線は左方移動し，母体ヘモグロビンの酸素親和性が高まるため胎児への酸素供給が低下する。さらに母体のアルカローシスは子宮動脈の収縮から子宮胎盤血流を低下させ，胎児への酸素供給が低下する。一方，母体のアシドーシスは胎児アシドーシスを引き起こし，胎児の心筋抑制や低血圧を招く。したがって，全身麻酔中に $Paco_2$ を妊娠中の正常範囲に保つことが重要である。

5) 母児への気腹の影響

- 近年，外科技術の進歩により急性虫垂炎，急性胆嚢炎，付属器腫瘍に対して腹腔鏡下手術（気腹法）が行われるようになってきた。しかしながら，母体に対して腹腔内圧上昇による母体心拍出量・子宮胎盤血流の減少，深部静脈血栓症の悪化，二酸化炭素吸収によるアシドーシスなどのリスクがあることを念頭に麻

酔管理が必要である。したがって可能なかぎり，妊娠中期に産科医とコミュニケーションをとり手術計画を立案し，下肢深部静脈血栓症予防対策を立てておく必要があろう。気腹圧は 12 mmHg 以下が望ましい。

● 米国の消化器・内視鏡外科学会（Society of American Gastrointestinal and Endoscopic Surgeons）は，診断，治療のための腹腔鏡使用は妊娠のどの時期でも安全に施行可能であるとしたガイドラインを発表している[32]。妊娠中の腹腔鏡手術と開腹術とで新生児予後の有意差は認められていない[33,34]。

参考文献

1）Lazarus E, Mayo-Smith WW, Mainiero MB, et al. CT in the evaluation of nontraumatic abdominal pain in pregnant women. Radiology 2007；244：784-90.

2）Forsted DH, Kalbhen CL. CT of pregnant women for urinary tract calculi, pulmonary thromboem-bolism, and acute appendicitis. AJR Am J Roentgenol 2002；178：1285.

3）Mazze RI, Kallen B. Appendectomy during pregnancy：a Swedish registry study of 778 cases. Obstet Gynecol 1991；77：835-40.

4）Sharp HT. The acute abdomen during pregnancy. Clin Obstet Gynecol 2002；45：405-13.

5）Babaknia A, Parsa H, Woodruff JD, et al. Appendicitis during pregnancy. Obstet Gynecol 1977；50：40-4.

6）中川国利. 術後管理計画法　妊婦. 外科治療 1995；72：957-9.

7）Lim HK, Bae SH, Seo GS. Diagnosis of acute appendicitis in pregnant women：value of sonography. AJR Am J Roentgenol 1992；159：539-42.

8）Mourad J, Elliott JP, Erickson L, et al. Appendicitis in pregnancy：new information that contradicts long-heid clinical beliefs. Am J Obstet Gynecol 2000；182：1027-9.

9）American College of Radiology Website. American College of Radiology appropriateness criteria：right lower quadrant pain-suspected appendicitis. https://acsearch.acr.org/docs/69357/Narrative/（2019.7.25 アクセス）

10）McCollough CH, Schueler BA, Atwell TD. Radiation xposure and pregnancy；when should we be concerned? Radiographics 2007；27：909-18.

11）Pedrosa I, Levine D, Eyva zzadeh AD, et al. MR imaging evaluation of acute appendicitis in pregnancy. Radiology 2006；238：891-9.

12）Walsh CA, Tang T, Walsh SR. Laparoscopic versus open appendicectomy in pregnancy：a systematic review. Int J Surg 2008；6：339-44.

13）McGory ML, Zingmond DS, Tillou A, et al. Negative appendectomy in pregnant women is associated with a substantial risk of fetal loss. J Am Coll Surg 2007；205：534-40.

14）磯山　徹，杉本充弘. 妊娠虫垂炎における虫垂切除術. 手術 2004；58：159-63.

15）Meyerson S, Holz T, Ehrinpresis M, et al. Small bowel obstruction in pregnancy. Am J Gastoroen-terol 1995；90：299-302.

16）Hiromura K, Furahashi M, Minami K, et al. Life-threatening septic shock in a pregnant woman with ileus. J Matern Fetal Neonatal Med 2007；20：491-3.

17）井上松応，恩田昌彦，森山雄吉，ほか. 妊娠中の急性腹症　腹部救急診療の進歩 1992；899-901.

18）Mazze RI, Kallen B. Reproductive outcome after anesthesia and operation during pregnancy：A registry study of 5405 cases. Am J Obstet Gynecol 1989；161：1178-85.

19）Duncan PG, Pope WDB, Cohen M, et al. The safety of anesthesia and surgery during pregnancy. Anesthesiogy 1986；64：790-4.

20）Koren G, Pastuszak A, Ito S. Drugs in pregnancy. N Engl J Med 1998；338：1128-37.

21）Aldridge LM, Tunstall ME. Nitrous oxide and the fetus. A review and the results of a retrospective study of 175 cases of anaesthesia for insertion of Shirodkar suture. Br J Anaesth 1986；58：1348-56.

22）Jevtovic-Todorovic V, Hartman RE, Izumi Y, et al. Early exposure to common anesthetic agents causes widespread neurodegeneration in the developing rat brain and persistent learning deficits. J Neurosci 2003；23：876-82.

23）Brambrink AM, Back SA, Riddle A, et al. Isoflurane-induced apoptosis of oligodendrocytes in the neonatal primate brain. Ann Neurol 2012；72：525-35.

24）Stratmann G, Sall JW, May LD, et al. Isoflurane differentially affects neurogenesis and long-term neurocognitive function in 60-day-old and 7-day-old rats. Anesthesiology 2009；110：834-48.

25）Anand KJ, Soriano SG. Anesthetic agents and the immature brain：are these toxic or therapeutic? Anesthesiology 2004；101：527-30.

26）Palanisamy A. Maternal anesthesia and fetal neuro-development. Int J Obstet Anesth 2012；21：152-62.

27）Ben-Ari Y. Excitatory actions of gaba during development：the nature of the nurture. Nat Rev Neurosci 2002；3：728-39.

28）Li Y, Liang G, Wang S, et al. Effects of fetal exposure to isoflurane on postnatal memory and learning in rats. Neuropharmacology 2007；53：942-50.

29）Sprung J, Flick RP, Wilder RT, et al. Anesthesia for cesarean delivery and learning disabilities in a population-based birth cohort. Anesthesiology 2009；111：302-10.

30）Wang X, Xu Z, Miao CH. Current clinical evidence on the effect of general anesthesia on neurodevelopment in children：an updated systematic review with meta-regression. PLoS One 2014；9：e85760.

31）Shih J, May LD, Gonzalez HE, et al. Delayed environmental enrichment reverses sevoflurane-induced memory impairment in rats. Anesthesiology 2012；116：586-602.

32）Society of American Gastrointestinal and Endoscopic Surgeons. Guidelines for diagnosis, treatment, and use of laparoscopy for surgical problems during pregnancy. 2011.

33）Pearl JP, Price RR, Tonkin AE, et al. SAGES guidelines for the use of laparoscopy during pregnancy. Surg Endosc 2017；31：3767-82.

34）Lee SH, Lee JY, Choi YY, et al. Laparoscopic appendectomy versus open appendectomy for suspected appendicitis during pregnancy：a systematic review and updated meta-analysis. BMC Surg 2019；19：41.

（服部　響子，中村　隆俊，ウッドハムス玲子，
奥富　俊之）

12 妊娠関連の脳卒中

症例12経過 **1** 麻酔科への連絡

　朝5時すぎ産婦人科医より，これから脳出血のある妊婦の搬送を受けるが，おそらく緊急開頭手術になるだろうという連絡があった。

　産婦人科医によると症例は
- ・31歳，妊娠37週
- ・既往歴や妊娠経過に問題なし
- ・昨日，妊婦健診で高血圧（156/90 mmHg）とタンパク尿（3+）を認め，妊娠高血圧腎症を指摘された
- ・夜中午前1時に頭痛で目覚め，前医を受診したところ，血圧は180/95 mmHg，子宮口が8 cm開大していたため入院し，メチルドパを内服して分娩進行を待った。同時にアセトアミノフェンを内服したが頭痛は軽快せず
- ・4：40　嘔吐
- ・4：50　意識レベルが低下。脳卒中が疑われたためCT検査を施行し脳出血の診断で北里大学病院へ母体搬送となった

とのことであった。

　現在分娩進行中であるが，病院到着時すぐに経腟的分娩が可能な状況でなければ，帝王切開術を行ってから開頭血腫除去術を行うことになる予定とのことであった。

1 妊娠関連の脳卒中

● 日本脳卒中学会によるアンケート調査結果によると，妊娠中から産後6週までの脳卒中の発生頻度は10.2例/10万分娩であった。妊娠関連の脳卒中の頻度は高くないものの重篤な転帰をたどることが多い[1]。脳卒中はわが国の妊産婦死亡原因の14%を占め，産科危機的出血に続いて2番目に多い[2]。産科危機的出血などの直接産科的死亡が減少するにつれ，脳卒中などの間接産科的死亡が相対的に増加することも予測される。

2 脳卒中の診断 （図1）

● 神経学的診察が基本ではあるが，脳卒中を疑った時点で必要最低限の項目に絞って診察することが重要である。診察と検査，治療を同時にいかに迅速に行うかが重要である。ある程度診断と治療が進み，病態の把握が可能となった時点で，改めて詳細な神経学的診察を行う。その際には，初診時の状態からの変化にも留意する。脳卒中急性期においては，急速に病態が悪化し治療方針を変更する可能性を，常に念頭に置く必要がある。

● 妊娠高血圧症妊婦に痙攣が認められた場合には，子癇とみなして治療を開始しつつ，頻度は低いもののその重症度および緊急性から出血型脳卒中を除外するためにCTを考慮する[3]。

● 理学所見からCTの必要性を判断するには，意識障害（Japan Coma Scale：JCS, Glasgow Coma Scale：GCS），瞳孔所見（大きさや対光反射の有無）の他に，FASTが有用である。Facial weakness（顔面非対称），Arm weakness（上肢麻痺），Speech deficit（言語障害）などの症状が，痙攣発作消失後も持続して認められる場合には，Timely（時間失せず）に

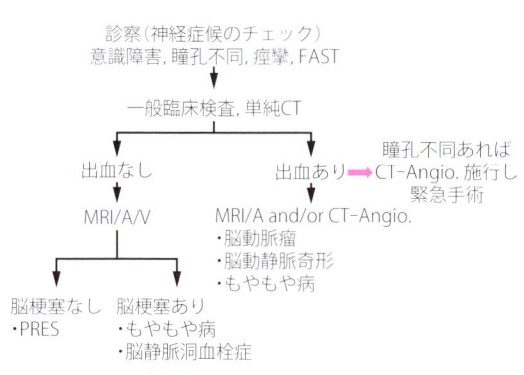

図1 脳卒中診断の流れ

FAST：Facial weakness, Arm weakness, Speech deficit が持続するときには Timely に脳卒中を疑う
PRES：posterior reversible encephalopathy syndrome

> **メモ** 「脳卒中ホットライン」
>
> 北里大学病院では院内用の「脳卒中ホットライン」のシステムがあり，専用の PHS を脳神経外科医もしくは神経内科医が 24 時間常に携帯している。医師のみならず院内の医療スタッフが脳卒中を疑った時点でホットラインをコールすることで，脳卒中の診断と治療を迅速に行うことを目的とし，意識障害，瞳孔異常所見，FAST などを認めた時点で，画像検査を待たずにすぐにコールをすることになっている。

脳卒中を疑う[4]。

- 子癇と脳卒中の鑑別は生命予後や治療方針決定において非常に重要であるが，必ずしも容易ではない。まず CT で出血型を否定し，状況が許せば MRI・MR Angiography（MRA）・MR Venography（MRV）により詳細な検討を行う。子癇の MRI 所見は PRES（posterior reversible encephalopathy syndrome）と同様，一過性血管原性浮腫（可逆性の FLAIR 画像および T2 強調画像高信号，拡散強調画像低信号，ADC map で高信号）を呈することが多い。

- 脳梗塞では，拡散強調画像の高信号域が動脈支配領域に一致する。MRA では，動脈系の精査が可能だが，末梢血管の描出には限界がある。MRV では，脳静脈洞血栓症の診断が可能である。

③ 妊婦における脳卒中の原因疾患

- 欧米における妊産婦の脳卒中の原因としては脳梗塞や脳静脈洞血栓症など虚血性脳卒中が優位であるが，わが国においては脳出血やくも膜下出血などの出血性脳卒中が多いのが特徴である（図2）[1]。出血性脳卒中の原因とし

ては，脳動脈瘤，妊娠高血圧症候群（hypertensive disorders of pregnancy：HDP）・HELLP 症候群，脳動静脈奇形（arteriovenous malformation：AVM），海綿状血管腫などが多く（図3），虚血性脳卒中の主な原因としては可逆性の血管攣縮症候群や血液凝固異常が挙げられる[1]。出血性脳卒中の器質的病変の 87％が妊娠前には診断されておらず，発症した際に初めて診断されたものであった[5]。

- 表1は 2006〜2009 年に北里大学病院で経験した妊婦の頭蓋内出血の症例（脳静脈洞血栓症を原因とするものも含む）である[6]。

- 本項では妊娠と関係の深い，あるいは妊産婦において頻度の高い，脳動脈瘤，HDP・HELLP 症候群，脳動静脈奇形，もやもや病，脳静脈洞血栓症について述べる。

1）脳動脈瘤

a. 妊娠と脳動脈瘤破裂

- 日本の妊産婦の出血型脳卒中の主な原因である（図3）[1,5,7]。

- 日本[1,5]や米国[8]からの報告でも妊娠週数が進むにつれて動脈瘤破裂が増える傾向が報告されている。その理由として循環血液量や心拍出量の増加，ホルモンの変化が指摘されてい

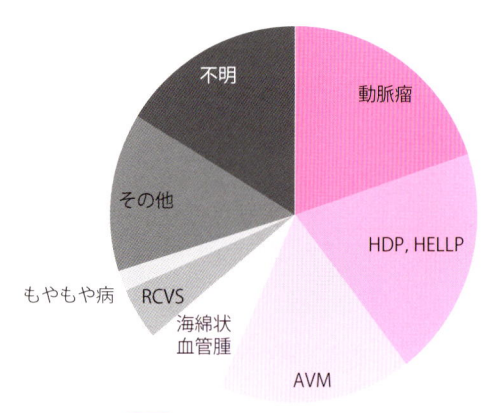

図2　妊娠関連の脳卒中の内訳

(Yoshida K, Takahashi JC, Takenobu Y, et al. Strokes Associated With Pregnancy and Puerperium：A Nationwide Study by the Japan Stroke Society. Stroke 2017；48：276-82 より作成)

図3　出血性脳卒中の内訳

(Yoshida K, Takahashi JC, Takenobu Y, et al. Strokes Associated With Pregnancy and Puerperium：A Nationwide Study by the Japan Stroke Society. Stroke 2017；48：276-82 より作成)

表1　当施設で経験した頭蓋内出血の9症例

発症週数	発症時期	産科合併症	症状	診断	治療	転帰
8	妊娠中	悪阻	意識障害	上矢状〜横静脈洞血栓症 出血性脳梗塞	脳室ドレナージ	死亡
16	妊娠中	—	頭痛・嘔吐	AVM	開頭 AVM 摘出術	38 週で経腟分娩
17	妊娠中	—	頭痛・嘔吐	AVM	保存的	34 週で帝王切開術
37	妊娠中	HDP, HELLP	頭痛・背部痛	皮質下出血 肝被膜下出血	帝王切開術後 開頭血腫除去術	
38	妊娠中	—	意識障害	脳室内出血 もやもや病	緊急帝王切開術後 脳室ドレナージ	自宅退院 母子とも経過良好
40	分娩中	HDP	頭痛	脳動脈瘤	帝王切開術 14 日後 開頭クリッピング術	
33	産褥0日	HDP, HELLP 早剥	痙攣	皮質下出血	保存的に経過観察	
37	産褥3日	HDP, HELLP	頭痛・背部痛 意識障害	皮質下出血	脳室ドレナージ	
40	産褥3日	HDP	片麻痺・構音 障害	皮質下出血	保存的に経過観察	

るが，妊娠が動脈瘤破裂の頻度を増加させるかについては意見が一致していない[9]。

b. 破裂脳動脈瘤の治療

- 母体優先で，妊娠していない場合と同様に検査・治療を行うのが原則である。
- 再破裂予防のためには，十分な鎮痛，鎮静，降圧が望ましい。CT Angiography や脳血管

カテーテル造影検査にて診断したのち，再破裂予防処置として，開頭による脳動脈瘤クリッピング術あるいは脳血管内治療（コイル塞栓術）を行う。

- クリッピング術かコイル塞栓術かの選択は，非妊娠時と同様の基準で，重症度，動脈瘤の部位，大きさ，形状などにより判断する。コ

イル塞栓術を考慮するものとして，開頭術あるいは全身麻酔のリスクが高い場合，椎骨脳底動脈系の動脈瘤である。一方，コイル塞栓術が不向きなものとして，頸部の広い動脈瘤や大型および巨大脳動脈瘤がある。

2) 妊娠高血圧症候群（HDP）・HELLP 症候群（妊娠高血圧症候群 p.73，HELLP 症候群 p.88 参照）

a. HDP・HELLP 症候群と脳卒中

- 妊娠に特有の高血圧を伴う疾患群であり，脳出血のハイリスク群である。
- 妊娠第 3 三半期から分娩直後の発症が多い[1]。
- 推測の域を出ないが，HDP や HELLP 症候群において脳出血が起きやすい理由は，HDP によって引き起こされる血管内皮障害，脳血流自動調節能の働く範囲を上回る血圧の上昇，また HELLP 症候群における血小板減少がと考えられている[10]。
- HDP や HELLP 症候群，特に HELLP 症候群を原因とする脳出血は，死亡や予後不良となる頻度が高い[1,7]。日本脳卒中学会の調査では，退院時の修正ランキンスケール≧3（中等度の障害があり何等かの介助が必要）が半数を超えた[1]。
- 米国における調査では，妊娠高血圧は脳出血のリスクを 2.4 倍増加させ，妊娠高血圧腎症は 10 倍増加させると報告されている[11]。

b. 予　防

- 妊産婦の脳出血の原因となる器質的脳血管障害のほとんどは，発症して初めて診断されるため[5]，脳出血の予防は難しい。それに対して HDP・HELLP 症候群は脳出血のハイリスクであることは明らかであり，予防策を講じることが可能である。特に HDP・HELLP 症候群合併の脳出血の予後は悪く，血圧管理を中心とした予防は重要である。
- HDP・HELLP 症候群は妊婦と褥婦のみ発症する産科特有の疾患で，共通の病態を有する。

重症化すると DIC を合併するため，脳出血合併例ではより重篤になりやすいと考えられる。妊娠の終結が回復に導く唯一の治療法であり，重症化防止には早期児娩出が重要である。HELLP 症候群の診断基準は p.90 に示すとおりであるが，突然発症するわけではなく数週間あるいは数日前から血小板の減少やアンチトロンビンⅢ（AT-Ⅲ）の低下が認められる。浮腫やタンパク尿を認めている妊婦では血小板数，AT-Ⅲ，AST，LDH の経時的変化に注目し，早期発見に努める必要がある。肝血管攣縮に伴う症状として，胃痛や心窩部痛，背部痛を訴えることがあり，この症状も早期診断の一助となる。

c. 脳出血時の治療

- 高血圧性脳出血の手術適応（ミニ解説）と同様であるが，より低侵襲な手術法として内視鏡的血腫除去術も近年行われている。

3) 脳動静脈奇形（AVM）

- 胎生期における脳血管の発生途上で，毛細血管網が形成されないために生じる血管奇形である。比較的若年において脳出血や痙攣などで発症する。

a. 妊娠と AVM

- わが国の調査によると第 2～第 3 三半期の発症が多く，産褥期の発症はなかった[1,5]。
- 妊娠中から産後にかけて，エストロゲンとプロゲステロンのバランスが変化し，また循環血液量や心拍出量が増加することが知られるため，妊産婦では AVM の破裂が多いと考えられがちであるが，米国からの調査によると妊娠による増加はなさそうである[9,11,12]。

b. 脳出血を起こしたときの治療

- 高い再出血率と死亡率から，妊娠中であることをあまり考慮することなく，母体優先で AVM の検査・治療を行うべきである。頭部 CT，MRI の他，脳血管カテーテル造影検査を行う。

脳卒中放射線治療における胎児放射線被曝と造影剤の影響

放射線学的検査および脳血管内治療を行う場合，胎児の放射線被曝と造影剤使用が問題になる。適切な放射線防護（母体の腹部をプロテクターで覆う）を行った場合，鼠径部への照射が30秒，頭部への放射線照射時間が45分までであれば，胎児への被曝は0.17〜2.8 mGyであり，放射線照射による胎児の遺伝子異常や発癌の影響は無視できる程度である[*1,*2]。造影剤についても，大量に用いれば胎児の甲状腺機能低下などの問題を生じうる[*3]。

＊1）Marshman LA, Aspoas AR, Rai MS, et al. The implications of ISAT and ISUIA for the management of cerebral aneurysms during pregnancy. Neurosurg Rev 2007；30：177-80；discussion 180.

＊2）Marshman LA, Rai MS, Aspoas AR. Comment to "Endovascular treatment of ruptured intracranial aneurysms during pregnancy：report of three cases". Arch Gynecol Obstet 2005；272：93.

＊3）Ahmet A, Lawson ML, Babyn P, et al. Hypothyroidism in neonates post-iodinated contrast media：a systematic review. Acta Paediatr 2009；98：1568-74.

● 病変の大きさ，部位，導出静脈の型によるスコアリングによってグレード分類を行い，開頭切除または脳血管内塞栓術が選択されることが通常である。

4）もやもや病

● 両側あるいは片側の内頸動脈終末部に慢性進行性の狭窄を生じる疾患であり，日本をはじめとするアジアに多発する。男女比は約1：2と女性に多く，約10〜15%の家族内発生も報告されている。好発年齢は10歳未満と30〜40歳代にかけての二峰性を呈し，成人の半数は梗塞型で，残りの半数は脳出血で発症する[13]。最近もやもや病を引き起こす物質としてミステリンタンパク質が注目され，またそれを制御する遺伝子も同定された。

a. 妊娠ともやもや病

● 妊娠がもやもや病患者の脳卒中の頻度を増加させるかは明らかでない。

● 日本の周産期母子医療センターを対象に行った調査によると，2003〜2007年に64症例が登録され，そのうち59例は妊娠前よりもやもや病と診断されており，5例は妊娠中に初めて診断に至った症例であった。妊娠前から診断されていた症例の妊娠中の脳血管イベント（脳出血，一過性脳虚血発作）は3例で，脳出血を発症した症例では重度の障害を残した。一方妊娠中に診断された5例のうち，死亡例が1例，修正ランキンスケール（mRS）2以下の軽度の障害を残した症例は2例であった[14]。

b. 虚血イベント，脳出血を起こしたときの治療

● 虚血型イベントを起こしたときの治療は，急性期は非もやもや病患者と同様である。脳保護薬エダラボン，抗血栓薬オザグレル，アルガトロバン，アスピリン，ヘパリンなどの使用が推奨されている。

● 脳出血を起こした場合，その原因がもやもや病に伴う脳動脈瘤破裂によるものであれば比較的早期の再出血予防措置（開頭クリッピング術や脳血管内コイル塞栓術）を要すると考える。脳室穿破による水頭症を合併している場合には，穿頭脳室ドレナージ術や腰椎ドレナージ留置を行う。もやもや病に特徴的ではないが，脳内血腫で発症した場合には血腫除去を行う。

5）脳静脈洞血栓症

● 脳静脈洞血栓症（図4）は，脳静脈系に血栓が生じる疾患で静脈性梗塞や脳出血を起こし得る。上矢状静脈洞に最も多い。静脈性梗塞は，静脈灌流域に一致する広がりを示すことが動脈性と異なり，主に白質が侵され両側性のこともある。症状には頭痛，悪心・嘔吐，

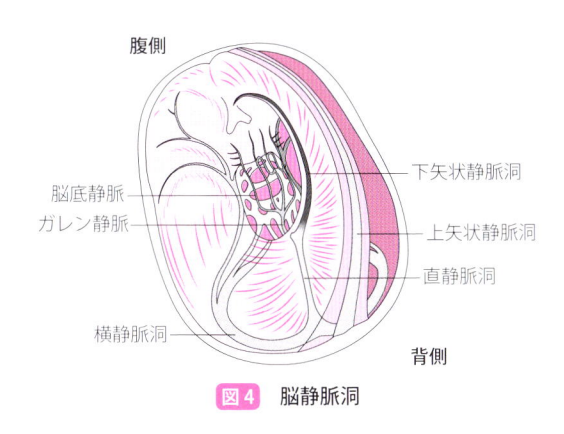

脳底静脈
ガレン静脈

腹側

下矢状静脈洞
上矢状静脈洞
直静脈洞

横静脈洞

背側

図4 脳静脈洞

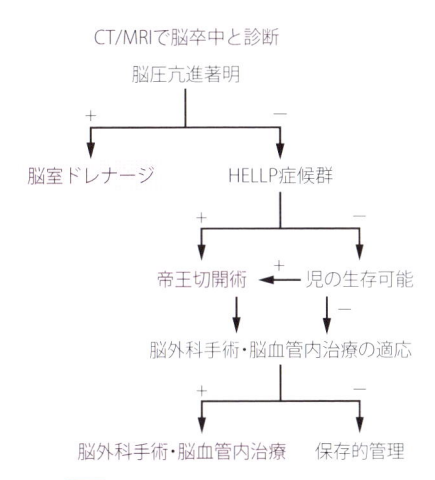

CT/MRIで脳卒中と診断
脳圧亢進著明
　＋　　　　　　　　−
脳室ドレナージ　　HELLP症候群
　　　　　　　　　＋　　　　　−
帝王切開術 ← 児の生存可能
脳外科手術・脳血管内治療の適応
　　　　＋　　　　　　　　−
脳外科手術・脳血管内治療　　保存的管理

図5 脳卒中合併妊婦の治療方針

痙攣，意識障害が挙げられる。初期症状としては頭痛，悪心・嘔吐のみが現れることが多く，妊娠悪阻と診断を誤らないのが重要である。

- 診断には MRI や MRV が用いられ，最近は画像診断技術の向上に伴い報告例が増加していると考えられている。妊娠の有無に関わらず，血栓性素因（先天性凝固異常，膠原病など）がリスク因子となる。

a. 妊娠と脳静脈洞血栓症

- 妊産婦で発症頻度が増加することが知られる[9,10,15]。発症時期は妊娠第 1 三半期から産後まであるが，産後がやや多いようである[1]。
- 妊産婦における発症が多い理由としては，妊娠に伴う凝固亢進状態が指摘されている。また妊娠初期には悪阻による脱水が発症に関わっているのかもしれない。

b. 治　療

- 高張減圧剤や抗けいれん剤などの対症療法が主体である。特に急性期の抗凝固療法は，脳出血を誘発する危険性のため慎重に行う必要がある。

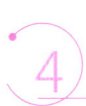 4 妊産婦が脳卒中を発症したときの治療方針

- 脳外科的な治療は一般成人と同様である。
- 脳卒中合併妊婦の産科治療方針を図5に示

す。HELLP 症候群や重症 HDP を合併している場合には妊娠週数に関わらず児娩出であり，時間的猶予がなければ帝王切開術を選択する。脳圧亢進が著明で脳外科的な治療も一刻を争う場合は同時進行もあり得るが，帝王切開術は術時間が短いことを考慮して帝王切開術を先に行う方が順当と思われる。

5 麻　酔

1) 妊娠を継続したまま手術を行う場合

- HDP，HELLP 症候群に伴う脳出血では，妊娠週数にかかわらず妊娠を終了させる方針をとることが通常である。妊娠を継続したまま開頭手術または脳血管内治療を行うのは，妊娠第 2 三半期ごろまでの AVM，脳動脈瘤破裂，もやもや病など脳血管の器質的異常を伴う疾患の場合が多い。ときに母体と胎児の利益が相反する場合があるが，原則的としては母体救命・神経学的予後の改善を優先すると考える。

a. 循環管理

- 頭蓋内出血では再出血防止のため，高血圧を避けるべきである。通常妊婦における全身麻酔導入では誤嚥防止のため，鎮静薬と筋弛緩薬のみを用いた迅速導入が広く行われるが，

症例12 経過 2　病院到着

5：42　救急外来に到着。意識レベルは Japan Coma Scale Ⅲ-300。除脳硬直があり対光反射はなく，血圧は 220/120 mmHg であった。動脈圧ラインを確保し，気管挿管を行った。前医の CT 画像を確認し，右前頭葉皮質下出血と診断した。採血を行ってニカルジピン持続静注による降圧を開始。子宮口は 8 cm 開大，胎児心拍数は 150 bpm で一過性徐脈を認めなかった。

　手術室・小児科へ連絡し，輸血の準備を行った。採血結果は，Hb 12.5 g/dL，血小板数 13.3×10^4，T-bil 1.3，ALT 461 IU/L，AST 562 IU/L，LDH 1895 IU/L，BUN：1.2 mg/dL，クレアチニン 0.56 mg/dL，フィブリノゲン 389 mg/dL，aPTT 33.0 秒，PT-INR 0.99，アンチトロンビンⅢ 75%。心電図に異常なし。仰臥位で撮影した胸部 X 線写真では明らかな異常は認められなかった。家族からの情報では既往歴はなし。

　重症 HDP，HELLP 症候群であり（ミシシッピー分類），帝王切開術を先行することとした。

頭蓋内出血では血圧管理を優先し，麻薬や静注リドカイン（1〜1.5 mg/kg）を用いて循環動態の変化の少ない導入を目標とする。

● 胎児への十分な酸素供給のためには母体の正常血圧の 80% 程度を保つべきと考えられるが，術中の脳動脈瘤破裂，AVM 摘出術後の出血予防などの理由により，低血圧での循環管理を要する場合がある。過去にはクリッピング術において低血圧管理を行い，その後健康な児を出産した症例の報告があり[16]，妊娠中に人工心肺下の手術を受け正常児を分娩した例も少なくない[17,18]。しかしどの程度，どのくらいの時間の低血圧が許容されるかの安全域は確立されていない。

● 脳動脈瘤クリッピング術後は血管攣縮予防のため高めの血圧を維持する場合があるが，高めの血圧を維持することは子宮胎盤血流に悪影響を及ぼさないと考えられる。

● 利尿剤の投与により適切な循環血液量の管理が難しい場合があるが，normovolmia を目標とする。フロートラック® などのモニタリングが勧められる。

b. 呼吸管理

● 母体のアルカローシス，アシドーシスの胎児への影響は前項（II章 11. 急性腹症 p. 169）のとおりである。頭蓋内圧亢進の治療や良好な術野の確保のために過換気を行う場合があるが，胎児への影響を考慮すれば，過換気は避け，normocapnia（Pa_{CO_2} 30〜32 mmHg）を保つ。

c. 体温管理

● 胎児の体温は母体温と同じ変化をする。手術中は母体温の維持に努める。

● 脳動脈クリッピング術などで脳虚血時間が長くなりそうな限られた症例で低体温管理を行う場合があるかもしれない。低体温の人工心肺下で心臓手術を受け，妊娠を継続できた症例の報告もあるが，胎児への低体温の影響に関するデータは乏しい[17,18]。

d. 麻酔薬の選択

● 麻酔薬の催奇形性，発達脳への影響についてはII章 11. 急性腹症，p. 170 参照。

e. 子宮左方移動

● 妊娠 20 週以降の妊婦で，開頭手術を仰臥位で行う場合には子宮左方移動を行う。

f. 胎児心拍数陣痛図モニタリング

● 術前と術後に胎児心拍数と子宮収縮のモニタリングをすることは必要であるが妊婦の非産科手術において術中，胎児心拍数陣痛図モニタリングをすべきかに関する十分なエビデンスはない。手術中のモニタリングは妊娠週数や手術の内容，施設の環境などをもとに個別

症例 12 経過 3　開頭血腫除去術と麻酔

- 6：35　ニカルジピンの投与開始後，血圧は 170/100 mmHg に低下したところで胎児徐脈が出現し（図 6）回復しなかったため，手術室へ飛び込んだ。
- 6：45　帝王切開術開始。
- 6：48　児娩出。アプガースコア 1/5 分値 5/6 点。2,434 g，臍帯動脈血 pH 6.87。腹腔内は淡血性の腹水を認めた。
- 7：20　帝王切開術終了。出血量は 250 g（すでに破水しており羊水含まず）。
- 7：43　開頭血腫除去術開始。
- 9：12　8：30 の採血結果が判明した。血小板数 $6.4×10^4$，PT−INR 1.67，aPTT＞200 秒，フィブリノゲン 80 mg/dL と重度の貧血と凝固障害を認め，FFP 輸血を開始した。
- 11：05　脳浮腫が強く，頭蓋骨を戻さずに手術を終了した。

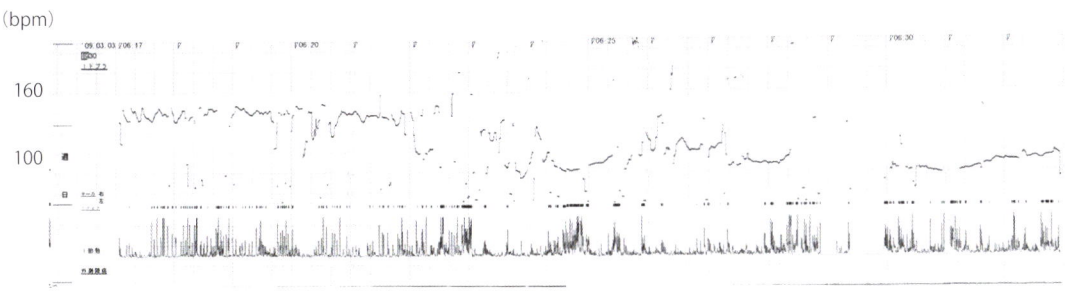

図6　胎児心拍数陣痛図所見

に判断することが多い[19,20]。妊娠 18 週ごろより胎児心拍数モニタリングが可能であり，胎児が娩出されて生存可能なのは妊娠 22 週以降である。

術中に胎児心拍数陣痛図モニタリングを行う場合には，その解釈ができるスタッフの配置が必要である。妊娠 25 週ごろより基線細変動の評価が可能となるが，基線細変動は麻酔薬やマグネシウムなどにより減少するので，麻酔中の解釈には注意が必要である。胎児心拍数低下が見られた場合には，母体の酸素化，循環血液量，血圧・心拍数，子宮左方移動の最適化を行う。それでも心拍数低下が観察される場合に緊急帝王切開術を考慮する。脳外科手術後早産リスクは腹部手術後に比べて低いと考えられるが，脳外科手術中に子宮収縮モニターにより子宮収縮を感知し，子宮収縮抑制薬の投与を要した症例もある。

g. マンニトール

動物実験において，母体に投与されたマンニトールは子宮内の仔に移行し，胎児に脱水をもたらす危険性が示されている[21]。

妊婦の外傷や AVM，脳腫瘍手術の症例報告において，0.25～1.7 g/kg のマンニトールが投与され，児に影響は認めなかったという症例報告がある[22~24]。

2）帝王切開術を行ってから開頭手術を行う場合

a. 循環管理

脳卒中に必要な循環管理に準ずるが，児娩出までは母体平常血圧の 80％以上を保ちたい。オキシトシンには血管拡張作用，メチルエルゴメトリンには血管収縮作用があるため，注

症例12 経過 4 術中術後経過

　術後ヘモグロビン値の上昇が緩慢であったため，術後1日目に腹部CTを施行したところ，肝皮膜下血腫を認めた（図7）。保存的に治療を行った。

　その後，気管切開術，頭蓋形成術，脳室腹腔シャント術を施行し，術後3カ月にリハビリ目的で転院となった。現在は自立した生活を送っている。

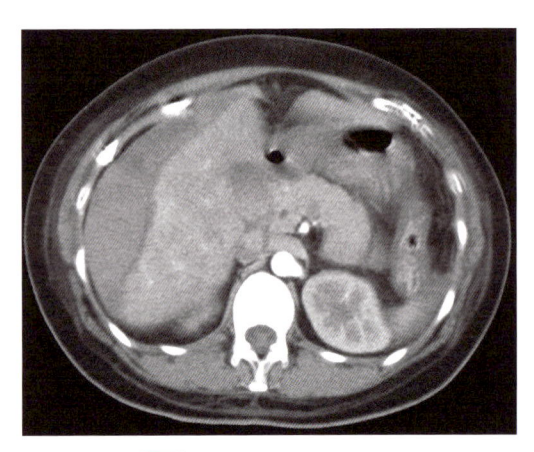

図7　腹部CT（術後1日目）

コラム　子宮収縮によるautotransfusion?

　児娩出後の子宮収縮により数百mLのautotransfusionが起こるといわれるが，臨床的にはそれを実感するような循環動態の変化を感じない。血管拡張薬であるオキシトシンの投与時期と重なっているためかもしれない。

意が必要である。オキシトシン5単位をボーラス投与すると1～2分で血圧が20%低下することも報告されている[25]。子宮収縮薬は緩徐投与をすべきである。

● 妊娠高血圧腎症では血管透過性が亢進している。水分が血管外に逃げやすく循環血液量が保ちにくい状態である。フロートラック®や中心静脈圧モニタリングが勧められる。

b. 呼吸管理

● 脳卒中に必要な管理に準ずるが，児娩出までは normocapnia（$PaCO_2$ 30～32 mmHg）を保つことが望ましい。

c. 子宮収縮の監視

● 脳外科手術・脳血管内治療中には，分娩後の子宮収縮や性器出血の監視をし，収縮不良や性器出血が多い場合には対処が必要である（対処法に関してはp. 192参照）。術中と術後の監視体制計画を事前に確認しておく。

d. 止血凝固能管理

● 提示症例のように，妊娠高血圧腎症，HELLP症候群を合併した脳出血の場合は術中に重度の凝固障害に陥る場合があるため，術野における止血状態や，血液凝固検査による監視を行う必要がある。

6 転　帰

● 出血性脳卒中の母体予後は，虚血性脳卒中に比べて悪い。日本脳卒中学会の調査では，出血性脳卒中の院内死亡率は12%，虚血性の院内死亡率は3%であった[1]。退院時の修正ランキンスケールが3以上の割合は，出血型脳卒中においては36～40%であり，虚血型の5～16%と比べて有意に高かった[1]。

参考文献

1) Yoshida K, Takahashi JC, Takenobu Y, et al. Strokes Associated With Pregnancy and Puerperium：A Nationwide Study by the Japan Stroke Society.

Stroke 2017 ; 48 : 276 82.

2) 妊産婦死亡症例検討評価委員会，日本産婦人科医会．母体安全への提言 2017．pp.11-3．http : //wwwjaogorjp/wp/wp-content/uploads/2018/09/botai_2017pdf

3) 日本産科婦人科学会，日本産婦人科医会，編．産婦人科診療ガイドライン産科編 2017．CQ309-3 妊産褥婦が痙攣を起こしたときの対応は？ p. 119-204.

4) Kothari RU, Pancioli A, Liu T, et al. Cincinnati Pre-hospital Stroke Scale : reproducibility and validity. Ann Emerg Med 1999 ; 33 : 373-8.

5) Takahashi JC, Iihara K, Ishii A, et al. Pregnancy-associated intracranial hemorrhage : results of a survey of neurosurgical institutes across Japan. J Stroke Cerebrovasc Dis 2014 ; 23 : e65-71.

6) 望月純子，庄田　隆，金井雄二．母体脳出血の背景と対応．日周産期新生児会誌 2009 ; 45 : 1137-39.

7) Yoshimatsu J, Ikeda T, Katsuragi S, et al. Factors contributing to mortality and morbidity in preg-nancy-associated intracerebral hemorrhage in Japan. J Obstet Gynaecol Res 2014 ; 40 : 1267-73.

8) Dias MS, Sekhar LN. Intracranial hemorrhage from aneurysms and arteriovenous malformations dur-ing pregnancy and the puerperium. Neurosurgery 1990 ; 27 : 855-65 ; discussion 865-6.

9) Khan M, Wasay M. Haemorrhagic strokes in preg-nancy and puerperium. Int J Stroke 2013 ; 8 : 265-72.

10) Sidorov EV, Feng W, Caplan LR. Stroke in pregnant and postpartum women. Expert Rev Cardiovasc Ther 2011 ; 9 : 1235-47.

11) Bateman BT, Schumacher HC, Bushnell CD, et al. Intracerebral hemorrhage in pregnancy : fre-quency, risk factors, and outcome. Neurology 2006 ; 67 : 424-9.

12) Agarwal N, Guerra JC, Gala NB, et al. Current treat-ment options for cerebral arteriovenous malforma-tions in pregnancy : a review of the literature. World Neurosurg 2014 ; 81 : 83-90.

13) 佐藤公俊，藤井清孝．もやもや病．医と薬学 2012 ; 68 : 41-5.

14) Takahashi JC, Ikeda T, Iihara K, et al. Pregnancy and delivery in moyamoya disease : results of a nation-wide survey in Japan. Neurol Med Chir（Tokyo）

2012 ; 52 : 304-10.

15) Stam J. Thrombosis of the cerebral veins and sinuses. N Eng J Med 2005 ; 352 : 1791-8.

16) Newman B, Lam AM. Induced hypotension for clip-ping of a cerebral aneurysm during pregnancy : a case report and brief review. Anesth Analg 1986 ; 65 : 675-8.

17) John AS, Gurley F, Schaff HV, et al. Cardiopulmo-nary bypass during pregnancy. Ann Thorac Surg 2011 ; 91 : 1191-6.

18) Sepehripour AH, Lo TT, Shipolini AR, et al. Can pregnant women be safely placed on cardiopulmo-nary bypass? Interact Cardiovasc Thorac Surg 2012 ; 15 : 1063-70.

19) Van de Velde M. Nonobstetric surgery during preg-nancy. In : Chestnut DH, Wong CA, Tsen LC, et al, eds. Chestnut's obstetric anesthesia. 5th ed. Phila-delphia : Elsevier Saunders ; 2014. p.358-79.

20) ACOG Committee Opinion No. 474 : Nonobstetric surgery during pregnancy. Obstet Gynecol 2011 ; 117 : 420-1.

21) Wang LP, Paech MJ. Neuroanesthesia for the preg-nant woman. Anesth Analg 2008 ; 107 : 193-200.

22) Bharti N, Kashyap L, Mohan VK. Anesthetic man-agement of a parturient with cerebellopontine-angle meningioma. Int J Obstet Anesth 2002 ; 11 : 219-21.

23) Tuncali B, Aksun M, Katircioglu K, et al. Intraopera-tive fetal heart rate monitoring during emergency neurosurgery in a parturient. J Anesth 2006 ; 20 : 40-3.

24) Kazemi P, Villar G, Flexman AM. Anesthetic man-agement of neurosurgical procedures during preg-nancy : a case series. J Neurosurg Anesthesiol 2014 ; 26 : 234-40.

25) Rosseland LA, Hauge TH, Grindheim G, et al. Changes in blood pressure and cardiac output dur-ing cesarean delivery : the effects of oxytocin and carbetocin compared with placebo. Anesthesiology 2013 ; 119 : 541-51.

（望月　純子，佐藤　公俊，
隈部　俊宏，加藤　里絵）

13 羊水塞栓症

1　術中の急変

　32歳，1経産。38週1日。帝王切開術既往のため予定帝王切開術となった。

　既往歴はアトピー性皮膚炎と帝王切開術（29歳時，骨盤位の適応）。

　帝王切開術は他院で脊髄くも膜下麻酔下に受けたが，麻酔上の問題は特になかったとのことであった。術前検査所見や身体所見に問題はない。

10：28　血圧 114/58 mmHg，心拍数 88 bpm，SpO_2 99%。6%ヒドロキシエチルデンプン 500 mL の急速輸液を開始した。

10：38　脊髄くも膜下麻酔開始。0.5%高比重ブピバカイン 2.4 mL，フェンタニル 10 μg，モルヒネ 0.10 mg 投与。

10：54　手術開始。

10：59　子宮切開，児娩出。

11：00　胎盤娩出。

11：02　患者が突然強い呼吸困難を訴え，SpO_2が 82% に低下。血圧 68/36 mmHg，心拍数 134 bpm。10 L/分で酸素投与開始。

11：03　意識消失し強直性痙攣。頸動脈触れず，術野より胸骨圧迫開始。人工呼吸開始。

11：04　痙攣停止。

11：05　自己心拍再開し，血圧 62/28 mmHg，心拍数 144 bpm。マスク換気は容易であったが，FiO_2 1.0 にて SpO_2は 90%台前半。

11：10　気管挿管。

11：12　血算，生化学，凝固検査検体を採取。

　フェニレフリンを投与しながら収縮期血圧 80 mmHg 台を保つことができた。

　体動が見られたため，BIS 値を指標にミダゾラムとフェンタニルの少量投与を開始した。

　術野ではサラサラした血液が浸みだすようになった。

　症例13は帝王切開術術中に発症した羊水塞栓症の1例である。羊水塞栓症はわが国における妊産婦死亡原因の主なものでもある[1]。しかしながらその病態は不明で，治療法は確立されていない。

1 発症機序[2,3]

● 羊水・胎児成分が母体循環に流入することで引き起こされる。古典的には流入した羊水・胎児成分が肺毛細血管を機械的に閉塞する，いわゆる「塞栓」症とで起こると考えられてきた。しかし羊水塞栓症において観察される多彩な症状や徴候を肺血管の「塞栓」では説明することができない。

● 羊水・胎児成分流入によって誘導される炎症性メディエーターによって引き起こされる一連の病態という考え方が一般的である。羊水は血管収縮や血液凝固を惹起する物質を多く含んでいる。また，羊水塞栓症の臨床症状がアナフィラキシー症状に似ていることや，トリプターゼやエンドセリン，ヒスタミン，インターロイキン（IL）8の高値，補体の低下が観察されることなどから羊水塞栓症の本態はアナフィラキシー反応とする考え方もある。しかし高トリプターゼ血症を呈さない症例が少なくないことや，アナフィラキシー反応では産科DICの発症を説明できないことな

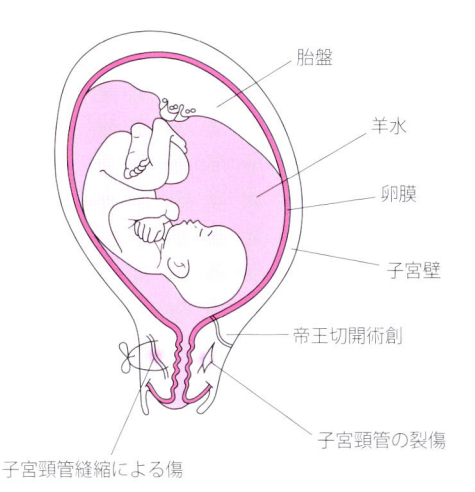

図1 羊水と子宮壁の解剖学的関係

卵膜が断裂し子宮筋に損傷部などがあることで, 羊水が母体循環に流入する。

表1 羊水塞栓症の初発症状・徴候

突然に出現することが多い

症状 (突然起こることが多い)	「なんとなく変な感じがする」 呼吸困難感 胸痛 下腹部痛
徴候	心停止 低酸素血症 低血圧 不整脈 痙攣・意識障害 胎児機能不全 非凝固性産道出血

ど, アナフィラキシー反応説にも問題がある。

- 正常妊娠女性においても肺動脈血から胎児由来と思われる扁平上皮が検出されることから, 羊水塞栓症が発症するには羊水・胎児成分の母体循環への流入だけでは不十分で, さらに何らかのトリガーがあると考えられる。
- 解剖生理学的には母体-胎児間はバリアがあり, 羊水成分が母体に自由に流入することはない。羊水成分が母体循環に入り込む経路としては, 卵膜に断裂が生じて羊水成分が母体面に接触し, 子宮内腔に露出した血管や子宮筋裂傷部位から母体に侵入するなどが考えられる (図1)。
- 破水を契機に発症する症例が多く, 帝王切開術や子宮内圧が上昇しやすい状態(誘発分娩, 多胎妊娠, 羊水過多, 常位胎盤早期剥離)で羊水塞栓症の頻度が高い[4]。

② 羊水塞栓症の臨床像[2,3]

1) 全体像

- 提示した症例のように, 突然, 循環虚脱と低酸素血症に陥り, そして凝固障害を伴う大量出血に見舞われるというのが典型的な臨床像である。しかし表1に示すように, 初期に呈する症状や徴候は多彩で非特異的である。
- 発症経過もさまざまであり, 破水数後分のうちに心停止に陥る症例もあれば, 産後1〜2時間で経過するものもある[5,6]。
- 治療開始後は, 初期症状に対する対症療法が功を奏して羊水塞栓症を脱する症例もあるが, 循環呼吸障害やDICが遷延し多臓器不全に至る症例も少なくない。

2) 痙 攣

- 初発症状として多い。
- 脳動脈の攣縮によると推測される。持続時間は短い症例が多いようである。

3) 循 環

- 経時的に2相性の変化が見られるという説が有力である。発症直後は肺動脈攣縮に伴う右室拡大と, 左室減少が観察される。それに対して第2相では左室収縮力低下を呈するというものである。左室収縮能低下の原因としては, 冠動脈攣縮やケミカルメディエーター, 低酸素血症が考えられるが明らかではない。

4) 呼 吸

- 呼吸困難は羊水塞栓症の初発症状としてもっとも一般的である。
- 発症直後の低酸素血症は, 肺動脈攣縮による換気血流ミスマッチによると考えられる。肺

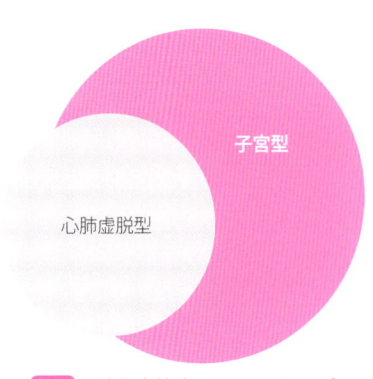

図2　羊水塞栓症の2つのタイプ

表2　臨床的羊水塞栓症の診断基準

以下の1〜3のうち1と3および2の①〜④の1つを満た
すものを羊水塞栓症と診断する。
1. 分娩中または分娩後12時間以内に発症
2. 次にあげる①〜④の症状を示し，それらに対し集学的な
　治療がなされたもの
　　①心停止
　　②1,500 mL以上の原因不明の大量出血
　　③播種性血管内凝固（DIC）
　　④呼吸不全
3. 今回の症状が羊水塞栓症以外の病態では説明のつかな
　いもの

心停止	痙攣・意識障害
肺血栓塞栓症 周産期心筋症 大動脈解離 心筋梗塞	子癇 局所麻酔薬中毒 てんかん 脳卒中 大動脈解離
低血圧	**低酸素血症**
肺血栓塞栓症 高位脊髄くも膜下麻酔 アナフィラキシー 子宮破裂 敗血症 大動脈解離	肺血栓塞栓症 心不全 妊娠高血圧腎症 子宮収縮薬の副作用 アナフィラキシー

図3　羊水塞栓症の鑑別診断

動脈攣縮が解除した後に，ARDS像を呈する
症例も多数知られている。

5）産科DIC[7]

- 胎児成分の母体血中の流入により，DICが起
こる。出血が始まる前からフィブリノゲンが
消費され，フィブリノゲンの顕著な低下がみ
られる。
- DICに引き続きプラスミンが大量に産生さ
れ，著しい線溶亢進の状態となる。

6）子宮・胎児

- 羊水塞栓症は分娩中の破水後に発症すること
が多い。
- 過強陣痛が見られる場合がある。
- 胎児心拍数は低下することが多い。母体の低
酸素血症と低血圧，および過強陣痛による胎
児への酸素供給の減少が原因と考えられる。

7）羊水塞栓症の2つのタイプ[3]

- わが国では羊水塞栓症を心肺虚脱型と子宮型
に分類する。
- 心肺虚脱型は循環虚脱や低酸素血症などを初
期症状とするタイプである。産道出血，凝固
障害，子宮弛緩症を続発することが多い。
- 子宮型は産道出血や凝固障害にて発症するも
のである。弛緩出血と診断されている場合が
あり注意を要する。
- わが国では2003年より羊水塞栓症の症例登
録事業が行われている。羊水塞栓症の約1/3
は心肺虚脱型，2/3が子宮型である（図2）。

3　診　断

1）診断基準

- 臨床診断基準は表2のとおりである。羊水塞
栓症は特異的な症状や徴候に乏しく，除外診
断を確実に行うことが重要である（図3）。

2）血液マーカー（表3）[3]

- 羊水塞栓症の補助診断として用いられるが，
検査結果を得るまでに時間を要する。後から
振り返って診断を確認するために有用である。

a. 亜鉛コプロポルフィリン（ZnCP1）・シアリル Tn（STN）

- どちらも胎便中に含まれる物質である。心肺虚脱型羊水塞栓症の症例で高値を示すことが多いが，子宮型では感度が低い。

b. 補体第3成分（C3）・第4成分（C4）

- 炎症やアレルギー反応で活性化される。羊水塞栓症では低値を示すことが多い。

c. 補体第1成分（C1）インヒビター

- C1インヒビターは，C1のみならず，プラスミン，血液凝固因子XⅡa，カリクレインを抑制する。羊水塞栓症で低値を呈することが報告されている[8]。C1インヒビターが抑制された状態では，補体系，線溶系，凝固系，キニン-カリクレイン系が活性化される。

- 救命された症例などでは組織検体が存在しないことが通常であり，羊水塞栓症の末梢血の血清マーカーは診断上重要な指標である。しかし結果判明までには時間を要するため症例を前にして診断の助けとはならない。
- これらの血清マーカーは浜松医科大学で測定が可能である。（http://www2.hama-med.ac.jp/w1b/obgy/afe2/top.htm）。

3）病理所見[9,10]

- 肺の肉眼的所見は浮腫と斑状の無気肺が多い。
- 確定診断は，臨床的な羊水塞栓症症状と合わせて，剖検で肺組織に羊水成分および胎児成分を確認することで行われる。肺血管床に胎児皮膚由来の扁平上皮成分，絨毛（じゅうもう），胎脂，胎児の腸管や胎便由来のムチン，胆汁色素が同定される。
- 臨床的に明らかな羊水塞栓症症状を示しながら，肺組織に羊水・胎児成分が認められず，肺小動脈に好中球が充満している症例がある。また肺血管床の異常所見が明確でない症例では剖検を行っても羊水塞栓症が見逃される症例があることもわかっており，剖検にお

表3 羊水塞栓症の血液マーカー

①亜鉛コプロポルフィリン（ZnCP1）〔正常値：1.6 pmol/ml 未満〕
　胎便中に含まれる物質で，HPLC法により測定する。405 nmの励起光に対して580 nn，630 nmの蛍光を発する。

②シアリルTn（STN）〔正常値：46 IU/ml 未満〕
　ムチンを構成する母核構造の中の糖鎖。胎便中のムチンを認識する。

③C3〔正常値：80〜140 mg/dl〕/C4〔正常値：11〜34 mg/dl〕
　抗原抗体反応を補助する酵素。炎症やアレルギーで活性化される。

④インターロイキン8（IL-8）〔正常値：20 pg/ml 未満〕
　炎症性サイトカインの一つ。DICやSIRS・ARDSなどでも高値となる。

ける確定診断にも問題点が指摘されている。
- 子宮静脈に羊水成分を認め，子宮組織は浮腫状で体部間質に好中球が浸潤している。

4）鑑別診断（図3）

- 急速に進展する循環虚脱や低酸素血症からは特に肺血栓塞栓症やアナフィラキシー反応が疑われる。線溶亢進型DICが存在することが羊水塞栓症の大きな特徴である。
- 性器出血の場合は，子宮破裂，子宮内反症（経腟分娩の場合），弛緩出血が鑑別診断となる。子宮破裂や子宮内反症は，発症早期にはDICを伴わないことが通常であり，また産科医による内診や超音波検査により診断できる場合が多い。
- 血液検査：発症早期からのフィブリノゲンの著減，FDPの著増（D-ダイマーの上昇との解離あり），PIC高値が特徴的である。PT，aPTTの延長と血小板の減少も見られることが多い。
- 心エコー：右心系拡大像があれば，羊水塞栓症または肺塞栓症を疑う。左室全周性の壁運動低下は羊水塞栓症または心筋症が疑われる。左心室壁局所運動異常があれば急性心筋梗塞がもっとも疑わしい。
- 心電図：循環虚脱を引き起こしうる不整脈や伝導異常，急性冠症候群の所見がないことを確認する。

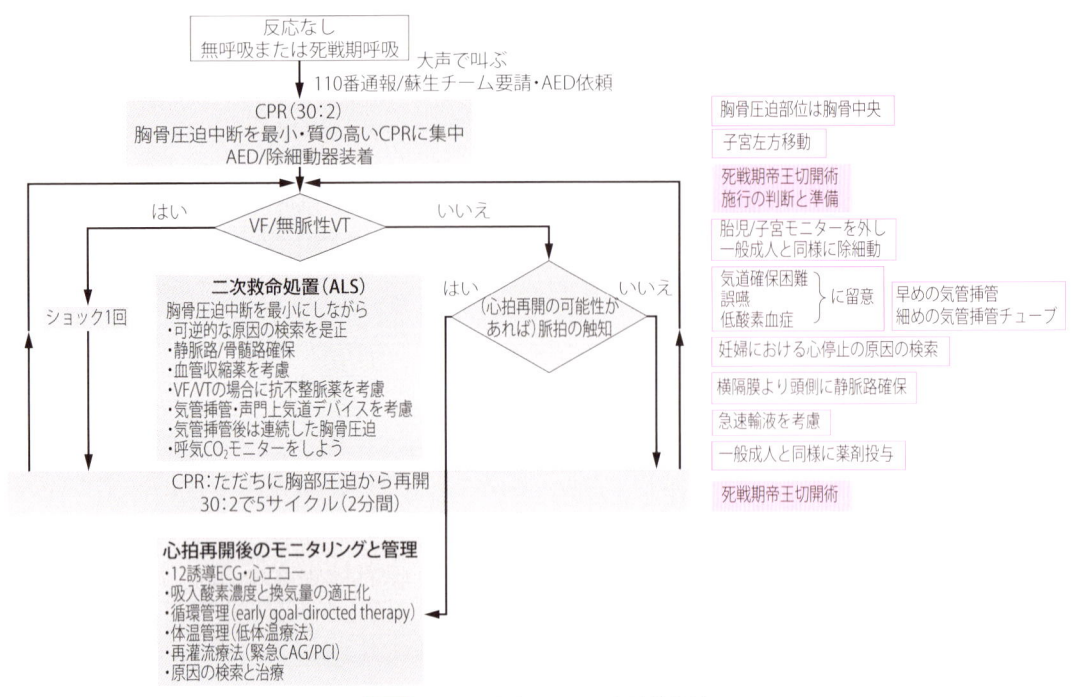

図4　母体心停止における心肺蘇生法

〔日本蘇生協議会・日本救急医療財団. 成人の二次救命処置(http://jrc.umin.ac.jp/pdf/G2010_02_ALS_120208.pdf). Vanden Hoek TL, Morrison LJ, Shuster M, et al. Part 12：cardiac arrest in special situations：2010 American Heart Association Guidelines for Cardiopulmonary Resuscitation and Emergency Cardiovascular Care. Circulation 2010；122：S829-61 より作成〕

4　治　療

● 羊水塞栓症の本態に対する治療は確立されていないため，対症療法を行う。適切な循環動態と酸素化を保ち，凝固異常を是正し，出血をコントロールすることを目標とする。

1)　心停止時の心肺蘇生法（羊水塞栓症に限らない母体全般において）（図4）[11,12]

● 母体の心肺蘇生法は一般成人に準じるが，下記の点が一般成人とは異なる。

・ 循環動態の改善のため，妊娠20週以降の妊婦では子宮左方移動を行う。

・ 妊娠20週以降の妊婦の場合は，死戦期帝王切開術を施行するか否かの判断をし，施行する場合には準備を始める。

・ 妊婦では低酸素血症から心停止に至る場合が少なくない。呼吸の確立は重要である。

・ 細めの気管チューブを用いて早めの気管挿管を行う。

・ 除細動は一般成人と同様に行う。ただし分娩前の妊婦では，子宮を挟まないようにパッドを貼る。

2)　循　環

● 羊水塞栓症では，心拍出量を規定する4つの因子，心収縮力・心拍数・前負荷・後負荷が経時的に変化する場合が多い。その時々の循環動態を捉え，それに応じた対応が必要となる。

● 発症直後は良好であった左心収縮力がその後低下してくる場合がある。

● 子宮内からの性器出血が大量に及ぶ場合があるが，その出血は子宮切開創縫合後は術野からは観察できない。

● 血管透過性の亢進により血管外に水分が逃げやすい病態であることに留意する。

● 複数の太い静脈ラインと動脈圧ラインの確保

コラム　凝固系の Point of care testing

　中央手術室の凝固検査は採血から結果が判明するまでに 30 分以上の時間がかかる施設が多いのではないだろうか。これは出血がコントロールできない状況では非常に長い時間である。著者は凝固障害を伴う疾患では臨床的な出血傾向が見られた時点で，FFP の投与を開始しているが，やはり客観的データが欲しいと感じることも多い。

　Point of care testing としてのトロンボエラストメトリーやトロンボエラストグラフィーは，産科出血でも有用であるが，コスト面の課題がある。廉価な POC として FibCare® がある。フィブリノゲンの測定が可能である。

ミニ解説　死戦期帝王切開術（perimortem cesarean section）

　死戦期帝王切開術は母体，あるいは母体と胎児の両者の救命を目的とした，母体蘇生処置のひとつとしての，緊急帝王切開術である。心停止に陥って間もない妊婦において児を娩出すると，母体の血行動態が改善されることが知られ，AHA の心肺蘇生ガイドラインにも取り入れられている。対象になるのは，母体救命の可能性のある，妊娠 20 週程度以降の妊婦である。胎児の生死は問わないことが重要である。児の予後を考慮すると母体心停止後 5 分程度のうちに娩出が行われることが望ましいが，現実には難しい。心停止後 15 分までの母体生存例があるため，5 分を過ぎても死戦期帝王切開術を進めるべきであろう。しかし，この蘇生処置は母児両者の救命の可能性がある一方で，母体の救命ができずに重度の障害を持った児が残されることも考えられる。死戦期帝王切開術を行う前には家族に十分な説明を行いたいところであるが，母体心停止後，手術開始までに許される時間は短く，非常に難しい問題を抱えている。実際に死戦期帝王切開術を行うためには施設ごとに十分に話し合ったうえで，シミュレーションを行うことが推奨される。

は必須である。

3）呼　吸
- 酸素化能障害の程度により，酸素投与，気管挿管と人工呼吸を行う。

4）凝固線溶
- 凝固因子の不足に対して，早期から FFP を投与する。
- フィブリノゲン値は 200 mg/dL[13]，PT・aPTT 正常範囲内を目標とする。
- クリオプレシピテートや乾燥フィブリノゲン製剤（保険適応外）を用いると短時間で効率的にフィブリノゲンの補充を行うことができる[7,14]。
- 線溶亢進に対して早期にトラネキサム酸を投与する。1 g を静注し，出血が持続するようであれば 30 分後に 1 g を追加投与する[15]。

5）産科的な出血のコントロール（詳細は II 章 14．弛緩出血，p. 192 を参照）
- 羊水塞栓症では子宮収縮不良を来すことが多い。収縮不良時には子宮マッサージや子宮収縮薬の追加投与を行うが，子宮組織の浮腫が著しい場合には適切な収縮は望めない。
- 子宮からの出血を抑制するために，子宮摘出術が選択される場合があるが，出血傾向が顕著な状態での手術操作はさらに出血傾向を悪化させる場合があることに留意する。
- IVR を考慮する。

症例 13 経過 2 出 血

11：17　術野で出血傾向を認めたため，羊水塞栓症を強く疑い FFP10 単位を交差適合試験なしでオーダーした。

子宮切開創縫合，子宮窩腹膜縫合を終えたが，子宮収縮が不良であり，術野における子宮マッサージとオキシトシンの追加投与を行った。

11：20　心エコーでは，軽度の右室拡大像が見られたが左室収縮能は良好で，左室の容量も保たれていた。

11：38　FFP 投与開始。

11：43　11：12 の採血結果は Hb 9.3 d/dL，血小板数 11.2 万/μL，PT-INR 1.20，aPTT 44 秒，フィブリノゲン 68 mg/dL，FDP 5296 μg/mL，術野の出血量は羊水込で 2,200 mL であり FFP，RBC の追加オーダーを行った。このころ，昇圧薬のサポートなしで収縮期血圧は 80〜90 mmHg 台を保ち，心拍数は 90〜100 bpm であった。FiO_2 0.6，PEEP 10 cmH_2O にて PaO_2 は 120 mmHg であった。

外科的に可能な止血を終えたが術野では軽度の oozing が続いていた。

麻酔をプロポフォールとレミフェンタニルに切り替えた。

12：27　FFP 6 パックと RBC 2 パックを輸血終了後の採血結果，Hb 8.3 d/dL，血小板数 6.8 万/μL，PT-INR 1.22，aPTT 38 秒，フィブリノゲン 102 mg/dL。

術野の出血は落ち着き，手術を終了した。

手術台に敷かれたパッドに産道からの出血が 1,740 g あり，少量ながら出血は持続した。

収縮期血圧は 90〜100 mmHg，心拍数は 80 bpm。FiO_2 0.4，PEEP 5 cmH_2O にて PaO_2 は 160 mmHg であった。

さらに FFP 2 パックと RBC 1 パックを輸血し，産道からの出血がほとんどないことを確認して，手術室を退室し ICU に入室した。

- 子宮摘出術を考慮する。

6) C1 インヒビター

- 羊水塞栓症を発症した症例において C1 インヒビターの低値が見られること，羊水塞栓症の臨床徴候から C1 インヒビターの抑制が病態に深く関わっていると推測される。
- 羊水塞栓症症例に C1 インヒビターを投与し状態が改善したことが報告されている[16,17]。

おわりに

羊水塞栓症の死亡率が高い理由は，突然発症し急激に重症化することに加えて，臨床診断法や治療法が確立されていないこと，発症頻度が低く医療従事者が診断や治療に慣れていないことが挙げられるだろう。急激に発症する循環・

呼吸不全，凝固異常を伴う出血の対処に長けた麻酔科医が羊水塞栓症を知り積極的に治療に関わることで，この困難な疾患の転帰を改善できると考えている。

参考文献

1) 妊産婦死亡症例検討評価委員会, 日本産婦人科医会, 編. 母体安全への提言 2017. p.11-5.

2) McDonnell NJ, Percival V, Paech MJ. Amniotic fluid embolism：a leading cause of maternal death yet still a medical conundrum. Int J Obstet Anesth 2013；22：329-36.

3) Kanayama N, Tamura N. Amniotic fluid embolism：pathophysiology and new strategies for management. J Obstet Gynaecol Res 2014；40：1507-17.

4) Knight M, Tuffnell D, Brocklehurst P, et al. Incidence and risk factors for amniotic-fluid embolism.

Obstet Gynecol 2010；115：910-7.

5) Hosono K, Matsumura N, Matsuda N, et al. Successful recovery from delayed amniotic fluid embolism with prolonged cardiac resuscitation. J Obstet Gynaecol Res 2011；37：1122-5.

6) Guo F, Yang Z, Zhu Y, et al. Successful recovery from delayed amniotic fluid embolism. J Clin Anesth 2019；56：4-5.

7) 山本晃士：産科領域，輸血による止血戦略とそのエビデンス．東京：金芳堂；2016，p.78-84.

8) Tamura N, Kimura S, Farhana M, et al. C1 Esterase Inhibitor Activity in Amniotic Fluid Embolism. Crit Care Med 2014；42：1392-6.

9) 竹内　真．妊産婦死亡と病理学：羊水塞栓症．産と婦 2011；78：171-5.

10) Kanayama N, Inori J, Ishibashi-Ueda H, et al. Maternal death analysis from the Japanese autopsy registry for recent 16 years：significance of amniotic fluid embolism. J Obstet Gynaecol Res 2011；37：58-63.

11) Jeejeebhoy FM, Zelop CM, Lipman S, et al. Cardiac Arrest in Pregnancy：A Scientific Statement From the American Heart Association. Circulation 2015；132：1747-73.

12) Lavonas EJ, Drennan IR, Gabrielli A, et al. Part 10：Special Circumstances of Resuscitation：2015 American Heart Association Guidelines Update for Cardiopulmonary Resuscitation and Emergency Cardiovascular Care. Circulation 2015；132：S501-18.

13) Collins PW, Bell SF, de Lloyd L, et al. Management of postpartum haemorrhage：from research into practice, a narrative review of the literature and the Cardiff experience. Int J Obstet Anesth 2019；37：106-17.

14) 板倉敦夫．クリオプレシピテートとフィブリノゲン．Thrombosis Medicine 2012；2：335-41.

15) Effect of early tranexamic acid administration on mortality, hysterectomy, and other morbidities in women with post-partum haemorrhage (WOMAN)：an international, randomised, double-blind, placebo-controlled trial. Lancet 2017；389：2105-16.

16) Akasaka M, Osato K, Sakamoto M, et al. Practical use of C1 esterase inhibitor concentrate for clinical amniotic fluid embolism. J Obstet Gynaecol Res 2018；44：1995-8.

17) Todo Y, Tamura N, Itoh H, et al. Therapeutic application of C1 esterase inhibitor concentrate for clinical amniotic fluid embolism：a case report. Clin Case Rep 2015；3：673-5.

（加藤　里絵）

14 弛緩出血

38 歳，0 経妊 0 経産，162 cm，72 kg（非妊娠時 62 kg）。前回帝王切開術の適応で脊髄くも膜下麻酔下に帝王切開術を施行した。胎盤娩出後にルーチンのオキシトシン投与を行い子宮収縮は良好であった。

8：42　児娩出 15 分後に子宮収縮が不良になってきた。血圧 89/38 mmHg，心拍数 98 bpm，SpO$_2$ 98％（room air），報告出血量は 570 mL（羊水込）。患者からの訴えは特になかった。輸液負荷し，オキシトシン追加静注・メチルエルゴメトリンの静脈投与を行った。術野では子宮底部マッサージを行った。

8：55　子宮収縮不良は継続したため，B-Lynch 子宮圧迫縫合法を施行した。

9：00　術野からの追加出血量は多くなかったが，血圧が 74/28 mmHg，心拍数 122 bpm となった。性器出血を疑い，患者足元の手術ドレープを持ち上げてみたところ，患者の体の下に敷かれたシーツに大量の出血しているようであった。産科危機的出血を宣言し，手の空いた麻酔科医を招集した。2 本目の 18 G 静脈ラインと動脈圧ライン確保し，血液検体を採取するとともに FFP10 単位，RBC10 単位をノンクロスマッチでオーダーした。術野では出血傾向が見られたが，閉腹を開始した。

9：19　9：12 の血液ガス検査では Hb 6.2 g/dL であり，RBC 投与を開始した。

9：21　手術終了。出血量（羊水込）は 810 mL。FFP の準備ができ次第ただちに投与を開始した。

9：25　子宮収縮は改善傾向であったが，腟鏡を用いた鏡検では持続的な出血が認められたため，子宮収縮薬の投与と子宮マッサージを継続し，子宮冷庵法も併用した。手術中に患者の体の下に敷かれていたシーツの出血量は 1,300 g であった。

9：48　9：12 の採血結果が判明し，Hb 6.8 g/dL，血小板数 11 万/μL，フィブリノゲン＜50 mg/dL，PT-INR 1：28，aPTT 44.5 秒，D-ダイマー 524 μg/mL，アンチトロンビン Ⅲ 54％。フィブリノゲン著減，D-ダイマー著増，子宮収縮不良より，子宮型羊水塞栓症を疑った。

10：07　RBC6 単位と FFP10 単位を投与終了。活動性の性器出血は持続したため，子宮動脈塞栓術を行う方針とした。

1 産科出血

- "Obstetrics is a bloody business"，産科には出血がつきものであり，その管理はときに困難を極めることがある。危機的出血もまれではなく，わが国では産科危機的出血が妊産婦死亡の最大の原因である[1]。妊産婦死亡だけでなくそれに準ずるほどに重篤な病態となった妊婦重症管理例は分娩 300 例に 1 例の割合で発生しているが，その約 9 割が産科大量出血に関係していたという報告もある[2]。その

ような出血に対応すべく 2010 年に「産科危機的出血への対応ガイドライン」が発表されたが，2017 年にはより安全な母体管理の実現のために，産科周産期医療の進歩に即し改訂され，「産科危機的出血への対応指針 2017」[3]として発表された。

- 産科出血では，出血量が少ないうちから凝固線溶障害が急速に進行することがまれではなく，また豊富な子宮血流のため出血量が急に増えやすい。患者の状態は分単位で急激に変化する場合があるため，迅速な対応が重要で

ある。

- 分娩時出血量（羊水込）の90%tile を表1に示す。

表1 分娩時出血量（羊水込）の90%tile

	経腟分娩	帝王切開術
単胎	800 mL	1,500 mL
多胎	1,600 mL	2,300 mL

（日本産科婦人科学会，日本産婦人科医会，日本周産期・新生児医学会，日本麻酔科学会，日本輸血・細胞治療学会．産科危機的出血への対応指針 2017 より引用）

2 産科出血の原因

- 産科出血の原因を整理するために，4 T，すなわち子宮弛緩症（tone），子宮内組織遺残（tissue），産道や子宮の損傷（trauma），凝固異常（thrombin）を念頭に原因検索をすすめる。この4項目に問題がないかを診断することが，適切な産科出血の原因検索と対処に繋がる。原因は単独ではなく，むしろ複数が組み合わさっていることが多い。本項では4 Tのうち麻酔科医が関与できる tone, thrombin が不十分な状態，すなわち子宮弛緩症と凝固異常について述べる。

1）子宮弛緩症

- 子宮弛緩症は，経腟分娩を含めた分娩後出血の70％を占める主要な原因疾患である。
- 胎児・胎盤の娩出後，子宮収縮により胎盤剥離部の断裂血管は子宮筋収縮によって血管が圧迫されて閉鎖し止血される（生物学的結紮）。何らかの理由で子宮筋の収縮不良で大出血を来す状態を弛緩出血という。
- 弛緩出血は表2[4]のようなリスク因子や原因がある。しかしながら，弛緩出血はリスクファクターのない妊婦にも起こる可能性があり，すべての分娩で弛緩出血に対応できるよう準備しておかなければならない。

2）凝固異常

- 正常の妊婦では凝固能亢進，線溶抑制にかたむいていることが多い。しかし胎児・羊水成分の母体への侵入により血管内微小血栓が形成されて凝固因子の消費が起き，線溶も亢進する。またひとたび大量出血が起こると，大量の輸液やRBCの輸血によって凝固因子の

表2 弛緩出血のリスクファクター

子宮の過伸展に関する因子	多胎 羊水過多 巨大児
分娩に関連する因子	分娩誘発 長時間の分娩 急産 多経産 器械分娩 胎盤用手剥離 子宮型羊水塞栓症 胎盤や卵膜，凝血塊の遺残
子宮弛緩作用のある薬剤の使用	高濃度の揮発性吸入麻酔薬 硫酸マグネシウム ニトログリセリン
妊婦固有の因子	分娩後大量出血の既往 帝王切開術の既往 分娩前出血（常位胎盤早期剥離や前置胎盤） 絨毛膜羊膜炎 肥満 子宮筋腫 年齢＞35歳

（Unterscheider J, Breathnach F, Geary M. Standard Medical Therapy for Postpartum Hemorrhage. In：Arulkumaran S, Karoshi M, Keith LG, et al. editor. A Comprehensive textbook of Postpartum hemorrhage an essential clinical reference for effective management. 2nd ed. UK：Sapiens Publishing；2012. p.355-60 より改変引用）

希釈が起こり希釈性凝固障害に至る。このような2つの機序により危機的産科出血は凝固障害が急速に進展しやすい。

3 産科出血の治療

1）産科出血バンドルの作成

- 米国の母体安全向上のため2013年に設立された National Partnership for Maternal Safety が提唱する産科出血バンドル[5]では，

産科出血に対するプロトコールの作成，麻酔科医など全身管理医を含めたチームの形成などが提唱されている。今後は，以下に述べる産科出血対策を駆使して，施設ごとに産科出血に対するプロトコールやチームを作成することが望ましい。

2）子宮弛緩症に対する治療

a. 子宮底の輪状マッサージと冷庵法

- 子宮の底部を，手掌で円（輪）を描くようにマッサージし子宮収縮を促す方法である。通常は輪状マッサージだけで良好な子宮収縮を得ることができる。
- 保冷剤や氷嚢などを子宮底部に置き，冷庵法を併用する。

b. 子宮収縮薬の使用

- 北里大学病院における帝王切開術時のルーチンの子宮収縮薬の投与法については I 章 3-2）（p. 40 参照）に述べた。
- オキシトシンを第一選択とするが，弛緩出血であってもオキシトシンのボーラス投与は避けるべきである。オキシトシンには末梢血管拡張作用があり，特に循環血液量が減少して急激な血圧低下をもたらすためである。
- 弛緩出血ではオキシトシン以外の子宮収縮薬の併用を考慮する。わが国ではメチルエルゴメトリンを併用する場合が多い。メチルエルゴメトリンは子宮の平滑筋に作用し収縮させ子宮上部および子宮下部が強直性に収縮する。血管攣縮作用があり，高血圧，妊娠高血圧症候群，心疾患および閉塞性血管障害の患者には慎重に投与する必要がある。0.2 mg を緩徐に静注，もしくは乳酸リンゲル液や生理食塩水に混合し持続静脈内投与する。作用が発現するまでの時間は静注で 0.5〜1 分，筋注で 2〜5 分である。作用持続時間は 6〜8 時間と長いのが特徴である。
- プロスタグランジン F_{2a} 250〜500 μg 程度を子宮筋注する場合がある。しかし現在，わが国では適応外使用であり，さらに心停止や心室性頻拍，心室性期外収縮，肺水腫などの危険性が報告されている。血管収縮を引き起こすので，高血圧，妊娠高血圧症候群に用いる際には注意を要する。また気管支収縮作用があるため喘息患者には禁忌である。

- 子宮筋腫核出術ではバソプレッシンの子宮筋注がしばしば行われ，それが転じて帝王切開術において子宮収縮薬として，オキシトシンやメチルエルゴメトリンへの反応が悪い場合に用いられることもある。しかし，適応外使用であり，また高血圧や不整脈などを誘発しやすい。
- オキシトシンやメチルエルゴメトリンで十分な子宮収縮が得られない場合にはプロスタグランジン E_1 の持続静脈内投与が選択される場合もある。
- 子宮収縮薬が奏功しいったんは止血しても，再度子宮筋が弛緩し再出血する可能性があるため，止血後も慎重な観察が必要である。

c. 子宮圧迫縫合(uterine compression suture)

- 子宮に糸をかけて圧迫する子宮圧迫縫合術は 1997 年に B–Lynch らが報告した子宮弛緩に対する外科的テクニックで，主に帝王切開術時に行われる。B–Lynch 法（図 1a），Hayman 法（図 1b），Cho 法（図 1c）など種々の方法があるが，全体として有効性は高い（91.7%）[6]。縫合糸は 1 号など太めの長い合成吸収糸を用いる。合併症も少ないとされているが，子宮壊死について B–Lynch 縫合の関与が疑われている例がある[7]。

3）子宮腔内バルーンタンポナーデ

- 子宮腔内でバルーンを膨らませて，子宮内膜面を圧迫し止血を試みる方法である。経腟分娩後や帝王切開術後の産後出血において経腟的挿入されることが多い。帝王切開術中に経腹的に子宮切開創から挿入する場合もある。Bakri バルーン（図 2）が用いられる。

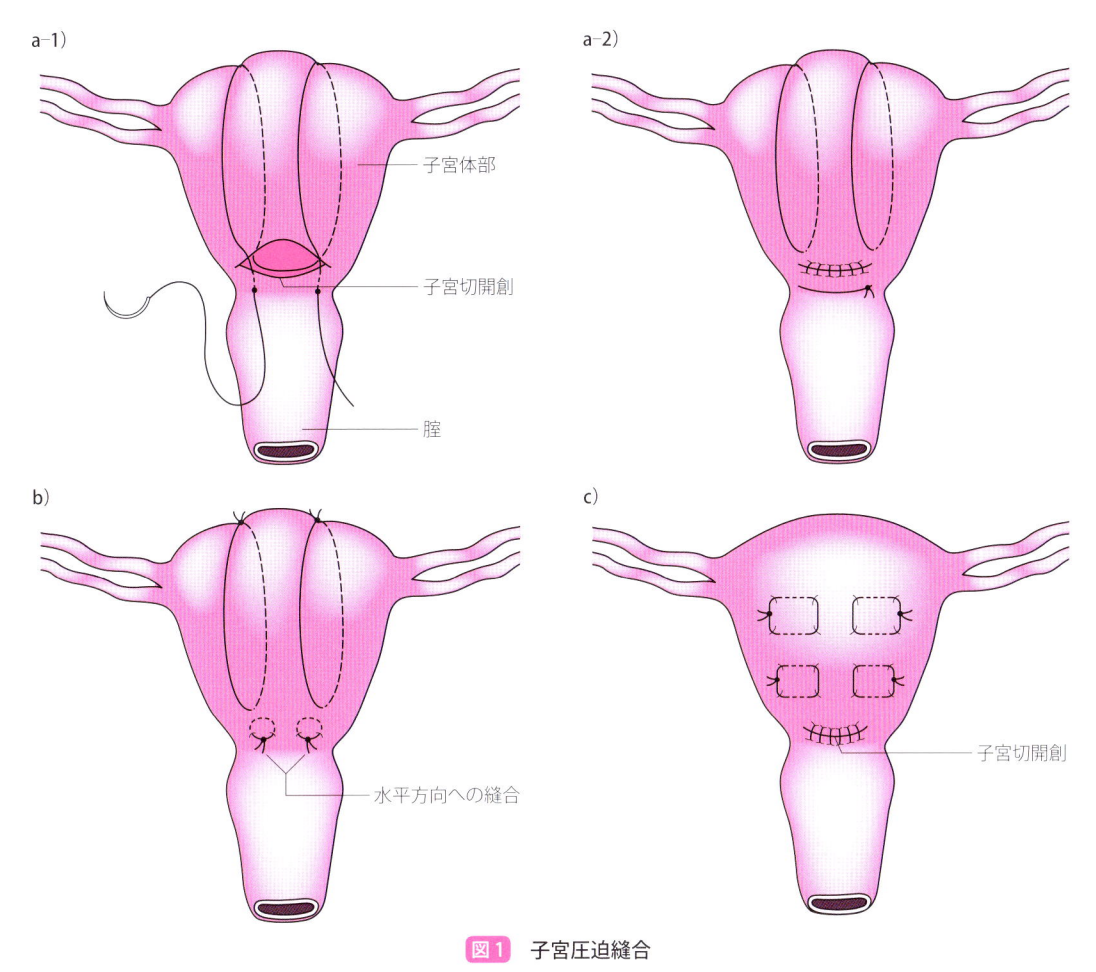

図1 子宮圧迫縫合

a) B-Lynch 子宮圧迫縫合
(B-Lynch C, Coker A, Lawal AH, et al. The B-Lynch surgical technique for the control of massive post parturn hemorrhage：an alternative to hysterectomy? Br J Obstet Gynecol 1997；104：372-5 より改変引用)
b) Hayman 子宮圧迫縫合
(Hayman RG, Arulkumaran S, Steer PJ. Uterine compression sutures：surgical management of postpartum hemorrhage. Obstet Gynecol 2002；99：502-6 より改変引用)
c) Cho multiple square 縫合
(Cho JH, Jun HS, Lee CN. Hemostatic suturing technique for uterine bleeding during cesarean delivery. Obstet Gynecol 2000；96：129-31 より改変引用)

4) 動脈結紮術（図3）

- 手術中であれば，子宮への血流を減少させる目的で子宮動脈または内腸骨動脈を結紮するという選択肢もある。子宮温存が可能であり奏功率は84.6%[8]である。

5) 緊急 Interventional radiology（IVR）
  （p.197 参照）

- IVRとは，血管造影，X線透視，CT，超音波といった画像診断などの画像誘導下に，経皮的にカテーテルを血管内に挿入し，治療を行う方法である。産科領域においては，常位胎盤早期剥離，子宮外妊娠による出血，分娩時，分娩後の出血性疾患は，すべてIVRによる止血の適応である[9]。ただし，産科出血の原因疾患によってIVR単独で止血可能な場合と，IVRによる一時的止血の後に手術による根治的止血が必要な場合がある。

- IVRによる止血の臨床的成功率は80%から90%以上と報告されている[8,10,11]。特に，弛

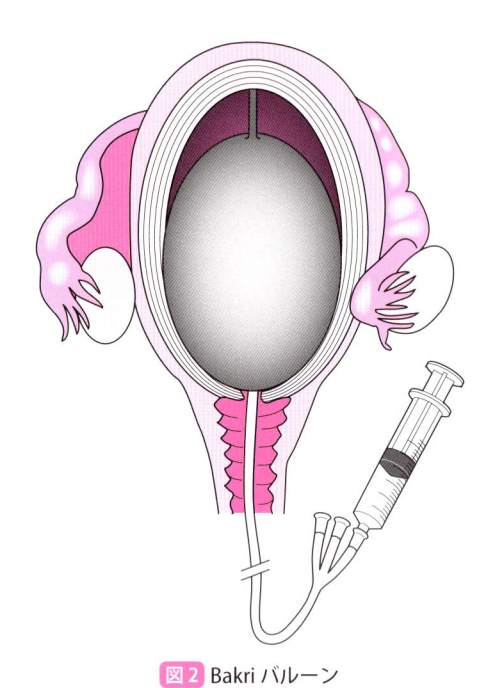

図2 Bakri バルーン

（Bakri YN, Amri A, Abdul Jabbar F. Tmaponade-balloon for obstetrical bleeding. Int J Gynecol Obstet 2001；74：139-42 より改変引用）

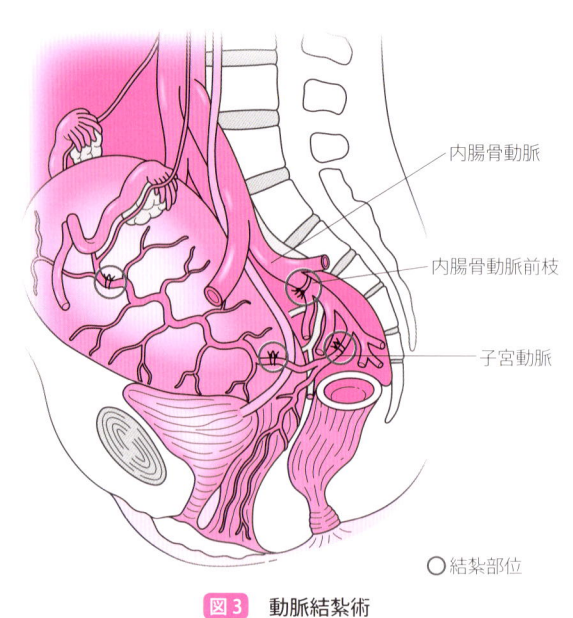

内腸骨動脈

内腸骨動脈前枝

子宮動脈

○結紮部位

図3　動脈結紮術

いくつかの結紮部位がある。

全摘術ではなく子宮腟上部切断術を選択する。

緩出血に対する IVR は，他の出血原因と比べ高い臨床的止血成功率が報告されている[12]。局所麻酔でも施行可能であり，正常組織の損傷，挫滅を伴わず，出血や患者の体格に影響されることなく目的部位にカテーテルを挿入し，止血を行うことが可能である。また産科 DIC に陥っても止血が可能であること，止血効果が迅速で，たとえ再出血しても繰り返しの施行が可能であり，妊孕性温存の可能性がある点が利点である。一方，正常組織の塞栓に伴う合併症の発生，X線被曝，造影剤による副作用の可能性，術者にある程度の熟練が必要である点が欠点といえる。

6) 子宮摘出術

- その他の方法で止血コントロールが困難な場合は，子宮摘出術を躊躇せずに施行しなければならない。その際には尿管の走行に十分注意する。出血量を減らすためには迅速な子宮摘出が必要であり，場合によっては単純子宮

7) 凝固線溶障害に対する治療と輸血

a. 産科危機的出血への対応指針 2017[3]

- 本指針の特徴は，報告された出血量に縛られずバイタルサインを重視して出血量を評価することと，早期から FFP の投与を行うことである。FFP 投与のために凝固能検査の結果を待つ必要はない。

- 産科危機的出血の診断は，出血の持続とバイタルサインの異常・ショックインデックス 1.5 以上・産科 DIC スコア 8 点以上（表3）・フィブリノゲン値 150 mg/dL 以下のいずれかによって行う。

- 交差適合試験済みの血液製剤が間に合わない場合には，交差試験を省略，またはそれでも間に合わないときには異型適合血も考慮する。

b. FFP/RBC 比

- 外傷による出血は，受傷早期より線溶亢進型の凝固障害や大量出血をもたらすことから，産科出血との類似性が指摘されているが，外傷による凝固障害において着目されているの

解説　産科出血の緊急 IVR

①IVR 手技

- 手技は大きく分けて2種類あり，動脈バルーン閉塞術と，経カテーテル的動脈塞栓術（transcatheter arterial embolization：TAE）がある。

- 緊急 IVR は患者の救命が最優先事項であるため，カテーテルの子宮動脈への選択的挿入に時間をかけることで患者の状態が悪くなることがあってはならない。患者の循環動態が切迫している場合は，ダメージコントロール IVR，つまりカテーテルの選択的な挿入より患者の循環動態回復のための最低限の手技を行うことが肝要である。ダメージコントロール IVR ではまず腎動脈下腹部大動脈バルーン閉塞（resuscitative endovascular balloon occlusion of the aorta：REBOA）を行い，循環動態を安定させたうえで，内腸骨動脈前枝からの TAE を行う。

- 産科出血の緊急 IVR においては，患者の状態に応じた手技の選択，塞栓物質の選択，塞栓血管，塞栓レベルの的確な判断，側副血行路の知識が必要となる。

a. 動脈バルーン閉塞術（図 A）

- 動脈内でオクルージョンバルーンカテーテルを拡

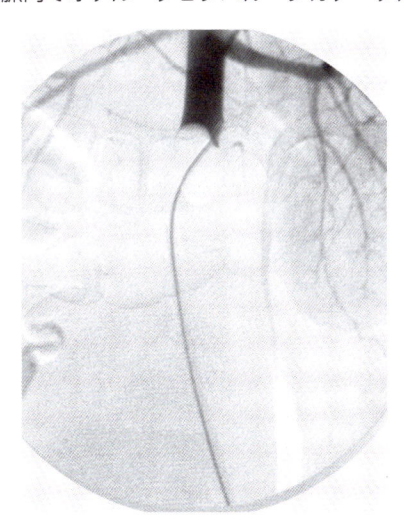

図 A　弛緩出血に対する REBOA 例

25歳。帝王切開術後4,000 mL の出血を認め，呼吸停止となり北里大学病院に搬送された。来院時瞳孔散大，自発呼吸はなく腹壁手術痕や腟からの出血が認められ産科 DIC の状態であった。ただちに血管造影を行い，腹部大動脈腎動脈分岐下で REBOA を施行，両側内腸骨動脈と卵巣動脈の TAE を行った症例。図で使用されているバルーンは，MOYAN バルーンカテーテル（10 Fr，バルーン径 30 mm）。

張させ，それより末梢の血流を遮断することにより，一時的に止血あるいは出血量を軽減させる方法である。なかでも REBOA は，救急医療の現場で外傷による出血性ショック患者に対しても広く使用されている。

- REBOA は，シースイントロデューサー挿入と腹部大動脈へのカニュレーションさえできれば，数分もかからず一時的な止血が可能である。

- 産科出血において閉塞する動脈のレベルは，腎動脈分岐下腹部大動脈，総腸骨動脈，内腸骨動脈があり，中枢側で閉塞する場合ほどカテーテルの挿入は容易で，止血効果が高いが，合併症のリスクも高くなる。

- 動脈バルーン閉塞術は一時的な止血であるため，同時に TAE や外科的止血術による根治的な止血が必要である。

b. TAE（図 B）

- 出血の原因血管にカテーテルを挿入し，塞栓物質をカテーテルから投与し血流を遮断する方法である。塞栓物質を血管の末梢まで到達させることにより，動脈結紮術と比較して側副血行路からの出血の可能性を減少させることができる。カテーテルを内腸骨動脈や，子宮動脈といった血管分枝に挿入し塞栓物質を注入する必要性より，動脈バルーン閉塞と比較すると時間を要するが両側内腸骨動脈前枝からの塞栓であれば10分から15分前後で塞栓を行うことが可能である。

- 弛緩出血の血管造影所見は，拡張増生した子宮動脈分枝と，子宮筋層の濃染である。血管造影上の造影剤血管外漏出の有無にかかわらず，基本的には両側子宮動脈を塞栓するが，患者の循環動態が切迫しており，カテーテルを子宮動脈に選択的に挿入する時間的余裕がない場合，あるいは子宮動脈へのカテーテル挿入が困難な場合は，両側内腸骨動脈前枝からの塞栓も許容される。これは骨盤内の豊富な側副血行路のため，たとえ内腸骨動脈から塞栓しても側副血行路を介した血流が再開するため，虚血を起こすことが少ないからである。

- 弛緩出血において塞栓する血管は，両側子宮動脈や両側内腸骨動脈前枝の頻度が高いが，骨盤内への豊富な側副血行路が出血源となる可能性がある。両側内腸骨動脈前枝を塞栓しても止血効果が得られない場合は，腹部大動脈造影や造影 CT な

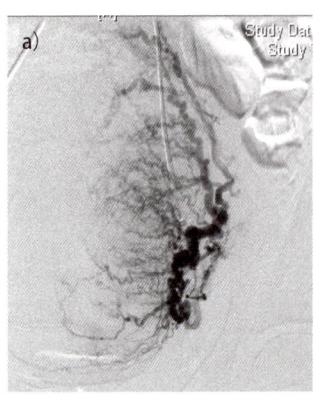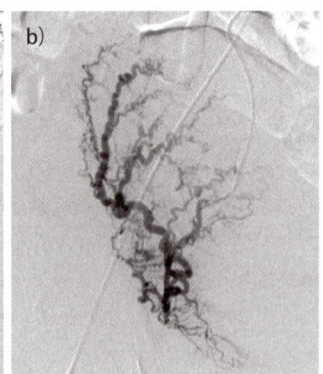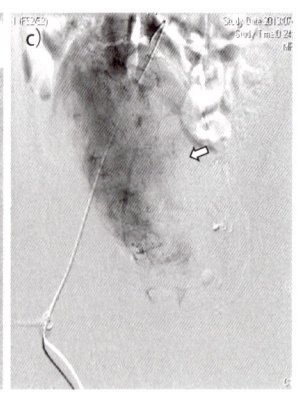

図B　弛緩出血に対する TAE の例

40 歳。経腟分娩後 3 時間で 1,660 mL の出血を認め，弛緩出血疑いにて北里大学病院に搬送された。来院後保存的治療を行うも出血が持続し総出血量 3,000 mL 以上，産科 DIC スコア 7 点，ショックインデックス 1.3 であったため，IVR の施行となった。子宮動脈造影上，両側子宮動脈の拡張と子宮筋層の濃染が認められた（a，b）。また，右子宮動脈造影後期相にて軽度だが造影剤の血管外漏出を疑う所見が認められた（c，矢印）。まず両側子宮動脈をゼラチンスポンジ細片にて塞栓したが，内診で出血が持続するため，さらに両側内腸骨動脈前枝よりゼラチンスポンジ細片による塞栓を追加し，止血が得られた。

どで，側副血行路の検索を行い，関与の可能性のある側副血行路に選択的にカテーテルを挿入し，TAE を行う必要がある[*1]。

②IVR 施行のタイミング

● 子宮収縮薬や子宮底マッサージなどの保存的治療が無効な場合が IVR の適応となる。緊急性が高く，致命的な疾患に対する治療であるためにエビデンスレベルの高い研究が難しく，産科出血に対する動脈結紮術や子宮摘出に対する IVR の優位性は証明されていない。しかし少なくとも IVR を子宮摘出術に先行させることは，妊孕性の温存の可能性につながる。

● また，子宮摘出後や動脈結紮術後の再出血に対して TAE を行う場合，側副血行路を介した出血となり，TAE の技術的難易度が高くなる。さらに複数の側副血行路が関与する可能性が高くなるため，手技時間が長くなり，被曝や造影剤量の増加，DIC の進行の可能性など，侵襲がより高くなる[*2]。もし迅速に IVR が施行できる状況であれば，子宮摘出に先行して IVR を行うことが望ましい。

③妊孕性

● 産科出血の TAE 後，ほとんどは正常の月経周期に戻るとされており，正常分娩症例も多数報告されている。

● 永久塞栓物質である N-butyl-2-cyanoacrylate（NBCA）使用後の正常妊娠分娩の報告も散見されており[*3,*4]，永久塞栓物質の妊孕性への影響は明らかではない。一方，ブタの子宮に対して，

低濃度 NBCA，高濃度 NBCA とゼラチンスポンジとで子宮動脈塞栓術を行い，両者で子宮内膜障害を比較したところ，低濃度 NBCA を用いた子宮動脈塞栓術で有意に子宮内膜障害の頻度が高かったことが報告されている[*5]。

● 500um 以下の塞栓物質で子宮内膜損傷の可能性が高くなるとの報告もある[*6]。

● 弛緩出血など，子宮動脈本幹から塞栓が必要な場合は，妊孕性の温存のために一時的塞栓物質であるゼラチンスポンジを鋏法で作成し使用するのが望ましいと考える。

＊1）Ko SF, Lin H, Ng SH, et al. Postpartum hemorrhage with concurrent massive inferior epigastric artery bleeding after cesarean delivery. Am J Obstet Gynecol 2002；187：243-4.

＊2）Bloom AI, Verstandig A, Gielchinsky Y, et al. Arterial embolisation for persistent primary postpartum haemorrhage：before or after hysterectomy? Br J Obstet Gynaecol 2004；111：880-8.

＊3）Igarashi S, Izuchi S, Ishizuka B, et al. A case of pregnancy and childbirth after uterine artery embolization with a permanent embolic agent. Fertil Steril 2011；95：290. e9-290. e11

＊4）Kim GM, Yoon CJ, Seong NJ, et al. Postpartum haemorrhage from ruptured pseudoaneurysm：efficacy of transcatheter arterial embolization using N-butyl-2-cyanoacrylate. Eur Radiol 2013；23：2344-9.

＊5）Sonomura T, Kawai N, Ikoma A, et al. Uterine damage in swine following uterine artery embolization：comparison among gelatin sponge particles and two concentrations of N-butyl cyanoacrylate. Jpn J Radiol 2013；31：685-92.

＊6）Pelage JP, Laurent A, Wassef M, et al. Uterine artery embolization in sheep：comparison of acute effects with polyvinyl alcohol particles and calibrated microspheres. Radiology 2002；224：436-45.

表3　産科DICスコア

Ⅰ. 基礎疾患	点数	Ⅱ. 臨床症状	点数	Ⅲ. 検査項目	点数
a．常位胎盤早期剥離		a．急性腎不全		・血清FDP≧10μg/mL	1
・子宮硬直，児死亡	5	・無尿（≦5mL/時間）	4	・血小板数	1
・子宮硬直，児生存	4	・乏尿（5<～≦20mL/時間）	3	≦10×10⁴/μL	
・超音波断層所見およびCTG所見による早剥の診断	4	b．急性呼吸不全（羊水塞栓症を除く）		・フィブリノゲン≦150mg/dL	1
b．羊水塞栓症		・人工換気または時々の補助呼吸	4	・プロトロンビン時間（PT）≧15秒（≦50%）またはヘパプラスチンテスト≦50%	1
・急性肺性心	4	・酸素放流のみ	1		
・人工換気	3	c．心・肝・脳・消化管などに重篤な障害がある時はそれぞれ4点を加える			
・補助呼吸	2	・心（ラ音または泡沫性の喀痰など）	4	・赤沈≦4mm/15分または≦15mm/時間	1
・酸素放流のみ	1	・肝（可視黄疸など）	4	・出血時間≧5分	1
c．DIC型後産期出血		・脳（意識障害および痙攣など）	4	・その他の凝固・線溶・キニン系因子（例，AT-Ⅲ≦18mg/dLまたは≦60%プレカリクレイン，α₂-PI，プラスミノゲンその他の凝固因子≦50%）	1
・子宮から出血した血液または採血液が低凝固性の場合	4	・消化管（壊死性腸炎など）	4		
・2,000mL以上の出血（出血開始から24時間以内）	3	d．出血傾向			
・1,000mL以上2,000mL未満の出血（出血開始から24時間以内）	1	・肉眼的血尿およびメレナ，紫斑，皮膚粘膜，歯肉，注射部位などからの出血	4		
d．子癇		e．ショック症状			
・子癇発作	4	・脈拍≧100/分	1		
e．その他の基礎疾患	1	・血圧≦90mmHg（収縮期）または40%以上の低下	1		
		・冷汗	1		
		・蒼白	1		

産科DICの判定　7点以下：その時点ではDICとはいえない。

8～12点：DICに進展する可能性が高い。

13点以上：DICとしてよい。

（注：Ⅰ．基礎疾患は該当するものを1つだけ選ぶ。DICと確診するためには，13点中2点，またはそれ以上の検査成績スコアが含まれる必要がある。実際にはスコアの合計が8点以上となったらDICとして治療を開始する）

（真木正博，寺尾俊彦，池ノ上克．産科DICスコア．産婦治療 1985；50：119より引用）

が輸血するFFP/RBCの比率である。これまでの後ろ向き研究では，FFP/RBCの比率が大きい方が予後がよいという結果が出ており[13]，大規模な無作為化ランダム試験においても同様の結果が報告されている[14]。

● 産科出血に対する輸血療法では，FFP/RBC比が1を超えたという報告もある[15]。外傷における結果をそのまま産科領域に反映させる懸念も指摘されているが，産科領域においてもFFP/RBC比が1/2を超える場合に，産科危機的出血後の予後が改善される可能性を示唆する報告が出てきており[16～18]，前述の産科出血バンドル[5]においてもFFP/RBC比は1：1～1：2であることが望ましいと提唱されている。北里大学病院においても，危機的産科出血時のFFP/RBC輸血比は1を超えている。

c. フィブリノゲン

● 大量出血時においてはじめに止血可能域を下回る凝固因子はフィブリノゲンであり，大量出血時は特にフィブリノゲン値に注意する。

● 出血早期のフィブリノゲン値は，その後の出血重症度を予測するという報告がある[19]。

● 北里大学病院における産科出血時のフィブリノゲン目標値は，少なくとも150mg/dL，なるべく200mg/dLとしている。150mg/dL以下になると止血能は急速に低下し，100mg/dL以下になると止血能は加速度的に低下する[20]。

● フィブリノゲンを急速に補充するためには乾燥フィブリノゲン製剤が有用であるが，現時点では先天性低フィブリノゲン血症にしか適応がない。自施設でクリオプレシピテート製剤が準備できる施設ではそれも選択の一つで

メモ①　動脈塞栓後は痛い

　　子宮動脈塞栓後の疼痛は，一般的に術後2〜6時間をピークとし，その後しだいに軽減して12時間ほどでNSAIDsによって調節可能な程度となる[*1]。疼痛強度は症例ごとに大きく異なり，塞栓物質の種類によっても異なる（永久塞栓物質の方が痛い）[*2]。産後出血に対し動脈塞栓を実施する場合，帝王切開術症例で術後鎮痛が講じられている状況では追加の対策は不要だが，経腟分娩後の症例ではオピオイドなどによる積極的な鎮痛が必要となる。疼痛の程度は症例ごとに異なるため，IV-PCAなど調節性のよい鎮痛方法が望ましい。

[*1] Worthington Kirsch RL, Koller NE. Time course of pain after uterine artery embolization for fibroid disease. Medscape Womens Health 2002；7：4.

[*2] Katsumori T, Arima H, Asai S, et al. Comparison of Pain Within 24 h after Uterine Artery Embolization with Tris-Acryl Gelatin Microspheres Versus Gelatin Sponge Particles for Leiomyoma. Cardiovasc Intervent Radiol 2017；40：1687-93.

あろう。これらを用いて血中フィブリノゲン値を100 mg/dL上昇させるのに乾燥フィブリノゲンでは3 g，フィブリノゲン製剤では約150 mL，FFPでは1,200〜1,800 mL要する。北里大学病院では現在では必要時には乾燥フィブリノゲン製剤の補充を行えるようになった。

d. 回収式自己血輸血（セルセイバー血）

● 羊水塞栓症発症の原因となる危険性は低いと考えられており，母体救命の場合には考慮されるようになった（Ⅱ章5. 癒着胎盤, p. 119参照）。また一部の施設では他家輸血で対応可能な場合や，大量出血に至らない場合にも積極的に回収式自己血を用いている。

● 感染の危険性から性器出血は回収すべきでなく，本項の症例のような弛緩出血においては適応になりにくい。手術中の術野からの出血

が多いときに有効である。

e. トラネキサム酸

● 経腟分娩や帝王切開術におけるトラネキサム酸の予防的投与は産後出血量を減少させるという報告がいくつかあり[21]，産科DICでは線溶が初期より亢進することが多いので産科大量出血時の有効性が明らかになってきた[22]。

● 「産科危機的出血への対応指針2017」においてもショックインデックス1.0となれば，産科DICトラネキサム酸2〜4 gを予防投与すると記載されている。この指針で推奨するに至った大きな契機はWOMAN study[23]であるが，この研究においては妊産褥婦の大量出血時には出産後3時間以内にトラネキサム酸1 g（10 mg/mL/分）のゆっくりとした投与，さらに出血持続していれば再度1 gを追加投与していることに留意する必要がある。これに則って，北里大学病院では線溶亢進型DICを引き起こす病態の際には早い時期にトラネキサム酸1〜2 gを投与している

f. 活性型遺伝子組み換え型血液凝固第Ⅶ因子製剤

● 活性型遺伝子組み換え型血液凝固第Ⅶ因子製剤（ノボセブン® HI）の適応疾患は血友病の一部であるが，適応外使用としてコントロール不良な心臓外科手術の出血や外傷，産科出血などにおいて用いられている。

● 産科出血における有効性を示すランダム化比較試験（randomized controlled trial：RCT）はない。しかし海外における使用症例登録制度による調査では，有効率は76〜86％と報告されている[24,25]。日本における登録調査では有効率は78％と報告されている[26]。

● 最適投与量は明らかではないが，90 μg/kg程度と考えられる[24,25,27]。

● 血栓性の合併症に注意が必要である。

● ノボセブン® HIは高価でもあり，北里大学病院では上記の出血対策を優先して行っている。

g. Point-of-care（POC）検査

● 凝固線溶能を評価するための，ベッドサイド

症例 14 経過 2 IVR と羊水塞栓症の診断

出血に伴う循環血液量不足の状態が続いたため,

10：30 急速輸血を行いながら血管造影室に移動し，造影を開始した。造影剤の血管外漏出所見は右側子宮動脈に軽度に認められたのみであったが，両側子宮動脈をゼラチンスポンジで塞栓したところ，それまで持続していた性器出血は収束に向かった。

11：54 塞栓術終了。性器出血は減少し，血圧 108/56 mmHg，心拍数 96/bpm となった。帝王切開術中と合わせた総出血量は 3,200 g。総輸血量は RBC 10 単位，FFP 16 単位であった。

子宮動脈塞栓後の経過は問題なく，分娩後 7 日目に退院した。

後日，帝王切開術中の採血検体の羊水塞栓症マーカーの値が報告された。亜鉛コプロポルフィリン：3.8（基準値＜1.6）pmol/mL，シアリル Tn：15（基準値＜45）U/mL，C3：18（基準値 30〜140）mg/dL，C4：4（基準値 11〜34）mg/dL，IL-8：238（基準値＜20）pg/mL であったことから子宮型羊水塞栓症と診断した。

で短時間に結果が判明する検査（POC 検査）が普及し始めている。凝固能検査は中央検査室に依頼をすると，結果が判明するまでに 30 分以上の時間を要することが多く，短時間で結果を得ることができる POC 検査は，急速に凝固障害が進行しやすい産科出血領域では非常に有用である。

● トロンボエラストメトリ（ROTEM®, Tem Innovations GmbH 社製），トロンボエラストグラム（TEG®, Haemonetics 社製）は血小板と凝固因子の相互作用を含めた血餅形成の過程で検査できる。また凝固過程だけでなく，線溶過程も診断できる検査として特に有用である。

● 血液凝固分析装置，CGO2N（エイアンドティー社製）や FibCare®（アトムメディカル社製）では，フィブリノゲン（両機種）・PT・aPTT（前者のみ）を数分以内に測定することが可能である。

h. 輸血時の重大な合併症

● 輸血時の合併症は産科出血に限った事象ではないが，大量輸血をする必要性に迫られることの多い産科出血では注意したい。

● 高カリウム血症：7〜8 mEq/L を超えると致死的不整脈を引き起こす。産褥出血で急速大

メモ② 子宮型羊水塞栓症

前項（羊水塞栓症 p. 186）で述べたように，臨床羊水塞栓症を心肺虚脱型と子宮型に分類する動きがある。子宮型羊水塞栓症は弛緩出血と DIC で発症し，「凝固しないさらさらした性器出血」が見られ，大量出血からショックに陥ることが多い。産科 DIC スコアの基礎疾患として重要視されている DIC 型後産期出血はこのタイプの羊水塞栓症が多く含まれていることが示唆されている。検査上の特徴は①フィブリノゲンの急速で著明な減少（血小板減少より先行），②D-ダイマーの急速な上昇，③C3，C4 の減少，④IL-8 の上昇が見られることである。

量輸液をしていた際，高カリウム血症が原因で心停止に至ったと考えられる症例が日本でも複数例報告されている。血清カリウム値はリアルタイムでの監視はできないため，テント状 T 波などの心電図変化を見逃さず，変化があれば血清中のカリウム濃度を下げる（または上昇を最小限にする）対処をとる。グル

コース＋インスリン療法，フロセミド投与，過換気などが挙げられる。またカリウム吸着フィルターを通して輸血をすることで，投与するカリウムを減らすことが可能である。またP波消失やQRS幅の増大がみられたら，心筋細胞膜の安定化のためにカルシウムを投与する。8.5％グルコン酸カルシウムまたは2％塩化カルシウムを20〜30 mL，または0.5モル塩化カルシウムを10 mL数分かけて静注する。

- 肺水腫：輸血による急性肺損傷・急性呼吸促迫症候群（acute lung injury/acute respiratory distress syndrome：ALI/ARDS）の主な原因として，輸液や輸血が過量のために起こる場合（輸血関連循環過負荷，transfusion associated circulatory overload：TACO）と，輸血関連急性肺障害（transfusion-related acute lung injury：TRALI）が挙げられる。TRALIは輸血後数時間以内に発症する急性呼吸障害，呼吸困難，低酸素血症，胸部X線で両側肺浸潤影がみられる。血液製剤中の抗白血球抗体に対する免疫学的反応が肺毛細血管内皮障害を起こすことが主な機序として考えられているが，一部の症例では非免疫学的な機序によるものもある。対処法はARDSと同様で，酸素投与や人工呼吸であり，48〜96時間で改善する。

- 低体温：血液凝固障害の原因となるばかりでなく，術後の感染率の増加因子であることも知られる。産科病棟も含め，急速に輸液輸血が必要なときには加温装置を必ず使用したい。実際に低体温が認められたら，温風式加温装置（ベアハッガー™，スリーエム社製など）で積極的に加温すべきである。

参考文献・・・・・・・・・・・・・・・・・・・・・・・・・・・・・

1) 妊産婦死亡症例検討評価委員会，日本産婦人科医会．母体安全への提言 2017, 2018.

2) 久保隆彦．産婦人科領域における新たな止血法・輸血法，9．産科危機的出血の対応法．産科と婦人科 2010；77：691-7.

3) 日本産科婦人科学会，日本産婦人科医会，日本周産期・新生児医学会，日本麻酔科学会，日本輸血・細胞治療学会．産科危機的出血への対応指針 2017.

4) Unterscheider J, Breathnach F, Geary M. Standard Medical Therapy for Postpartum Hemorrhage. In：Arulkumaran S, Karoshi M, Keith LG, et al, eds. A Comprehensive textbook of Postpartum hemorrhage an essential clinical reference for effective management. 2nd ed. UK：Sapiens Publishing；2012. p.355-60.

5) Main EK, Goffman D, Scavone BM, et al. National Partnership for Maternal Safety；Council for Patient Safety in Women's Health Care. National Partnership for Maternal Safety：consensus bundle on obstetric hemorrhage. Anesth Analg 2015；121：142-8.

6) Doumouchtsis SK, Papageorghiou AT, Arulkumaran S. Systematic review of conservative management of postpartum hemorrhage：what to do when medical treatment fails. Obstet Gynecol Surv 2007；62：540-7.

7) Treloar EJ, Anderson RS, Andrews HS, et al. Uterine necrosis following B-Lynch suture for primary postpartum haemorrhage. BJOG 2006；113：486-8.

8) 天野　完．Interventional radiologyによる危機的出血の回避．Thrombosis Medicine 2012；2：30-6.

9) 日本IVR学会編．産科危機的出血に対するIVR施行医のためのガイドライン 2017. http://www.jsivr.or.jp/docs/sanka/2017sanka_GL180710.pdf

10) Deux JF, Bazot M, Le Blanche AF, et al. Is selective embolization of uterine arteries a safe alternative to hysterectomy in patients with postpartum hemorrhage? AJR Am J Roentgenol 2001；177：145-9.

11) Lee HY, Shin JH, Kim J, et al. Primary Postpartum Hemorrhage：Outcome of Pelvic Arterial Embolization in 251 Patients at a Single Institution. Radiology 2012；264：903-9.

12) Touboul C, Badiou W, Saada J, et al. Efficacy of selective arterial embolisation for the treatment of life-threatening post-partum haemorrhage in a large population. PLoS One 2008；3：e3819.

13) Pham HP, Shaz BH. Update on massive transfusion. Br J Anaesth 2013；111：i71-82.

14) Holcomb JB, Tilley BC, Baraniuk S, Fox EE, Wade CE,

Podbielski JM, et al. Transfusion of plasma, platelets, and red blood cells in a 1：1：1 vs. a 1：1：2 ratio and mortality in patients with severe trauma：the PROPPR randomized clinical trial. JAMA 2015；313：471-82.

15) Matsunaga S, Seki H, Ono Y, et al. A retrospective analysis of transfusion management for obstetric hemorrhage in a Japanese obstetric center. ISRN Obstet Gynecol 2012；2012：854064.

16) Burtelow M, Riley E, Druzin M, et al. How we treat：management of life-threatening primary postpartum hemorrhage with a standardized massive transfusion protocol. Transfusion 2007；47：1564-72.

17) Ducloy-Bouthors AS, Susen S, Wong CA, et al. Medical advances in the treatment of postpartum hemorrhage. Anesth Analg 2014；119：1140-7.

18) Pasquier P, Gayat E, Rackelboom T, et al. An observational study of the fresh frozen plasma：red blood cell ratio in postpartum hemorrhage. Anesth Analg. 2013；116：155-61.

19) Cortet M, Deneux-Tharaux C, Dupont C, et al. Association between fibrinogen level and severity of postpartum haemorrhage：secondary analysis of a prospective trial. Br J Anaesth 2012；108：984-9.

20) 山本晃上. 産科大量出血の病態と輸血治療. 日輸血細胞治療会誌 2012；58：745-52.

21) Sentilhes L, Winer N, Azria E, et al. Tranexamic Acid for the Prevention of Blood Loss after Vaginal Delivery. N Engl J Med 2018；379：731-42.

22) Simonazzi G, Bisulli M, Saccone G, et al. Tranexamic acid for preventing postpartum blood loss after cesarean delivery：a systematic review and meta-analysis of randomized controlled trials. Acta Obstet Gynecol Scand 2016；95；28-37.

23) WOMAN Trial Collaborators. Effect of early tranexamic acid administration on mortality, hysterectomy, and other morbidities in women with post-partum haemorrhage（WOMAN）：an international, randomised, double-blind, placebo-controlled trial. Lancet 2017；27：2105-16.

24) Alfirevic Z, Elbourne D, Pavord S, et al. Use of recombinant activated factor Ⅶ in primary postpartum hemorrhage：the Northern European registry 2000-2004. Obstet Gynecol 2007；110：1270-8.

25) Phillips LE, McLintock C, Pollock W, et al. Recombinant activated factor Ⅶ in obstetric hemorrhage：experiences from the Australian and New Zealand Haemostasis Registry. Anesth Analg 2009；109：1908-15.

26) Murakami M, Kobayashi T, Kudo T, et al. Experience with recombinant activated factor Ⅶ for severe post-partum hemorrhage in Japan, investigated by Perinatology Committee, Japan Society of Obstetrics and Gynecology. J Obstet Gynaecol Res 2015；41：1161-8.

27) Kobayashi T, Nakabayashi M, Yoshioka A, et al. Recombinant activated factor Ⅶ（rFVIIa/NovoSeven（R））in the management of severe postpartum haemorrhage：initial report of a multicentre case series in Japan. Int J Hematol 2012；95：57-63.

（島岡　亨生，ウッドハムス　玲子，
日向　俊輔，加藤　里絵，奥富　俊之）

15 子宮内反症

症例 15 経過 1 麻酔科への連絡

9：38　産婦人科医より，子宮内反症の産褥搬送を受けたいという連絡があった。前医で出血量が 2,500 mL を超え，血圧 70/40 mmHg，心拍数が 110 bpm であり，循環動態が安定しないため人手のある手術室で用手的整復を試みたいとのことであった。

1 子宮内反症とは

- 子宮内反とは，子宮内膜面が外方に反転した状態で，子宮底が陥没または下垂反転し，子宮内壁が腟内または外陰に露出する場合もある[1]。
- 産褥性と非産褥性に分類される。非産褥性の原因としては子宮筋腫分娩の際に子宮底が牽引されて発症することなどが挙げられるがきわめてまれであり，通常は産褥性である。
- 発生頻度は報告によりさまざまであるが，約 2,000～8,000 分娩に 1 例程度とまれな疾患である[2,3]。
- 産褥性子宮内反症の原因としては外因性要因（人為的な要因）と内因性要因（自然発生）に分けられる。頻度としては外因性要因による発症が多く，分娩第 3 期（児娩出後から胎盤と臍帯の娩出が終了するまで）における過度の臍帯牽引，胎盤の Crede 圧出法や用手剥離などによる。また内因性要因には癒着胎盤，胎盤の子宮底部付着，子宮筋の弛緩（原因として羊水過多，多胎妊娠，多経産など）が挙げられる[4]。

2 分類

a. 発症時期による分類

急　性：分娩後 24 時間以内，子宮頸管の収縮が見られる前に発症
亜急性：分娩後 24 時間～産褥 4 週未満に発症
慢　性：産褥 4 週以降に発症

b. 脱出程度による分類（図 1）

1 度：子宮圧痕（子宮陥凹・子宮嵌頓）；子宮底部の陥凹が子宮内腔にとどまり頸部に達しないもの
2 度：不全内反症（不完全子宮内反症）；子宮翻転により子宮底部が頸部に達するが超えないもの
3 度：全内反症（完全子宮内反症）；子宮翻転により子宮底部が頸部を超えるもの
4 度：子宮内反脱出症；子宮が完全に反転し腟外まで脱出したもの

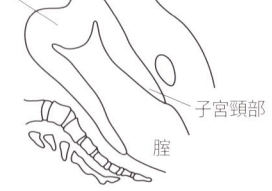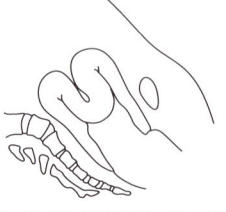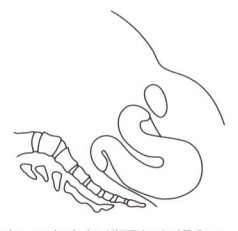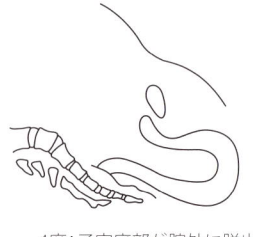

1度：子宮底部が陥凹　　2度：子宮底部が頸部に達するが超えない　　3度：子宮底部が頸部を超える　　4度：子宮底部が腟外に脱出

図1　子宮内反症の脱出程度の分類

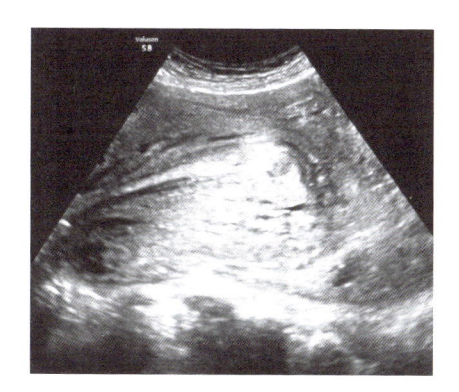

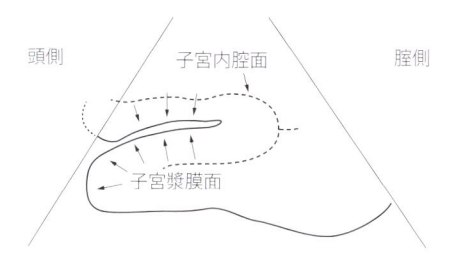

図2　子宮内反症の超音波画像

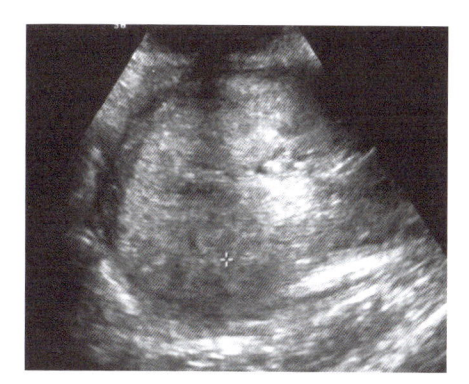

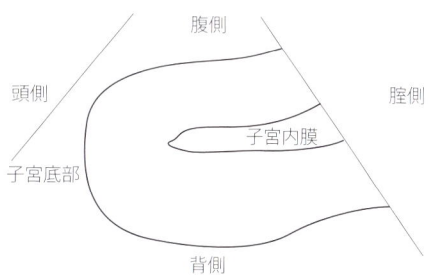

図3　子宮内反症整復後の超音波画像

表1　2002年〜2014年3月に北里大学病院で経験した子宮内反症例

症例	搬送依頼理由	内反程度	発症から収容までの時間（分）	収容時血圧（mmHg）	収容時心拍数（bpm）	収容時のHb（g/dL）	整復法	整復場所	整復時の麻酔	使用薬剤
1	内反症	2度	74	55/29	120	5.6	用手的	手術室	全身麻酔	リトドリン
2	内反症	2度	46	63/37	100	8.8	用手的	手術室	全身麻酔	リトドリン
3	内反症	2度	64	66/33	100	5.5	用手的	分娩室	なし	リトドリン
4	内反症	2度	51	86/37	141	6.5	用手的	分娩室	なし	リトドリン
5	内反症	3度	50	70/—	124	9.8	用手的	分娩室	なし	リトドリン
6	内反症	2度	82	102/60	130	11.1	用手的	分娩室	なし	リトドリン
7	弛緩出血	2度	112	67/33	145	5.6	用手的	分娩室	なし	リトドリン
8	弛緩出血	2度	102	90/52	120	8.3	用手的	分娩室	なし	リトドリン
9	内反症	4度	50	64/29	105	4.3	用手的	手術室	全身麻酔	リトドリン
10	弛緩出血	3度	178	60/—	148	4.8	用手的	救急外来	なし	ニトログリセリン

症例4と9は胎盤未娩出

③　症状と徴候

● 分娩第3期前後の強烈な疼痛と大量出血，腟・膀胱付近の膨満感，虚脱状態などが挙げられる。

● 分娩後の子宮内膜胎盤剝離面からの出血は，

子宮が収縮することで止血される（生物学的血管結紮）が，内反症では子宮体部が内反するため内膜面の過伸展が起こり，この止血機転が働かない。そのため子宮内膜面からの出血が持続し大量出血に至る。

● 腹膜刺激による迷走神経反射を来しうる。

症例 15 経過 2　手術室入室から子宮整復まで

　手術室で全身麻酔のための準備をし，さらに静脈ラインと急速加温輸液装置，観血的動脈圧ライン，ニトログリセリン，昇圧薬，子宮収縮薬をすぐに使えるように準備し，患者の到着を待った。産婦人科から追加情報があり，患者は 34 歳，2 経産。既往や内服薬，アレルギーはなく，妊娠経過にも問題はなかったとのことであった。8：42 に 3,300 g の児娩出しその後胎盤を娩出してから出血が続いているとのことであった。

10：22　手術室入室。患者は顔面蒼白，苦悶用の表情で呻き，こちらの問いかけには何とか応じられる状態であった。血圧 66/32 mmHg，心拍数 142 bpm。末梢冷感・発汗著明。20 G の末梢静脈ラインが 2 本確保されていた。搬送元の産婦人科医師と救急隊の情報では，病院到着までに乳酸リンゲル液 2,000 mL とサリンヘス® 1,000 mL が投与されたとのことであった。18 G の末梢静脈ラインを確保し，ボルベン® の急速投与を開始した。RBC 10 単位と FFP 10 単位をオーダーし，酸素投与を開始した。

10：27　来院時も性器出血は持続しており子宮底部は触知不能。内診および経腹超音波検査にて 3 度の子宮内反症が確認された（図 2）。

10：29　用手的整復術のためニトログリセリン 150 μg を投与した。血圧低下することが予想されたため，その直後にフェニレフリン 150 μg を静注した。血圧は触診で 60〜70 mmHg，心拍数 140 bpm 台で変化がなかった。

10：31　整復終了。超音波画像で整復を確認した（図 3）。

● 胎盤は剝離している場合と剝離していない場合がある。

4　診　断

● 視診，触診，超音波検査で診断を行う。3 度，4 度の子宮内反症では，視診上胎盤娩出後に露出する暗赤色の腫瘤（子宮底部）を認めることが多く，診断は比較的つきやすい。一方 1 度，2 度の場合は視診での診断はつきにくく，触診にて子宮底部が触知できない場合や子宮が漏斗状に凹んでいる場合などに子宮内反症を疑う。また診断には超音波断層法が有用である。その際子宮内膜の翻転を認める（図 2）。

● 鑑別診断としては，分娩直後の異常出血の原因疾患，弛緩出血，頸管裂傷，子宮破裂などが挙げられるが，前述した腟鏡診や子宮底の触診，超音波断層法などで診断は可能であると考える。しかし日本では子宮内反症による死亡例が年間 1〜2 例発生しており，その原

因として診断の遅れが指摘されている[5]。また北里大学病院で 2002 年〜2014 年 3 月に経験した子宮内反症 10 例はすべて産褥搬送であったが，そのうち 3 例は弛緩出血の診断で来院した（表 1）。

5　治　療（図 4）

1）子宮の整復

● 可能なかぎり速やかに整復を行う。

● 整復法には非観血的・観血的整復法の 2 つがあるが（表 2），まず用手的整復法（図 5）を試みる。これで整復できない場合には静水圧整復法，さらには観血的整復法に移行する。

● 子宮内反時の子宮収縮は整復を困難にするうえ疼痛を増強させる。そのため，すでに子宮収縮薬が投与されている場合，子宮内反症と診断した時点でただちに投与を中止する。さらに子宮収縮抑制薬を用いることが多い。内反を整復するまでは子宮を弛緩させる。産科病棟では切迫早産の治療に用いられるリトド

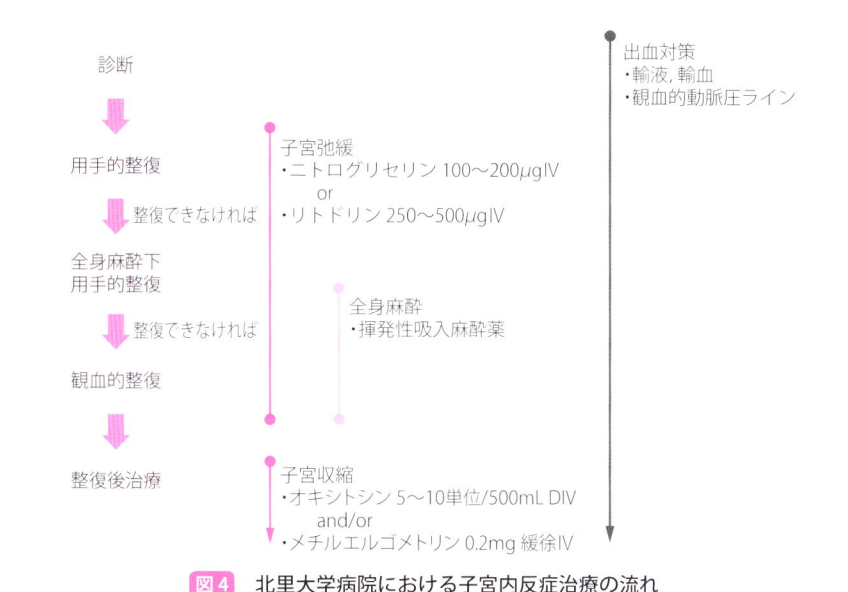

診断

↓

用手的整復

↓ 整復できなければ

全身麻酔下
用手的整復

↓ 整復できなければ

観血的整復

↓

整復後治療

子宮弛緩
・ニトログリセリン 100〜200μgIV
or
・リトドリン 250〜500μgIV

全身麻酔
・揮発性吸入麻酔薬

子宮収縮
・オキシトシン 5〜10単位/500mL DIV
and/or
・メチルエルゴメトリン 0.2mg 緩徐IV

出血対策
・輸液, 輸血
・観血的動脈圧ライン

図4 北里大学病院における子宮内反症治療の流れ

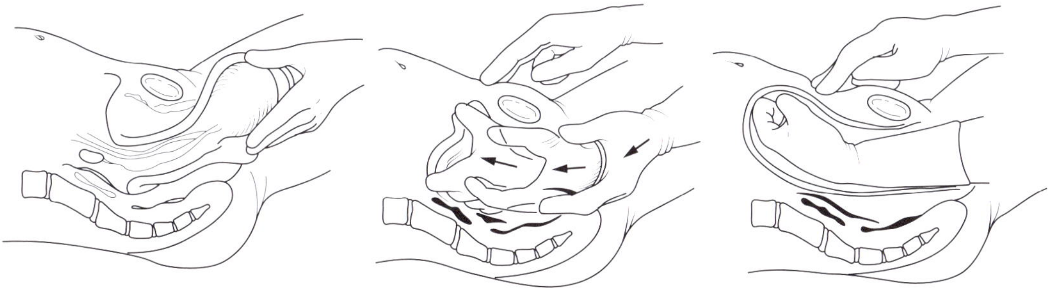

図5 子宮内反症の用手的整復（Johnson 法）

（天野　完. 子宮内反症. 臨婦産 2001；55：716-20 より引用）

リン（250〜500 μg）を用いて子宮筋を弛緩
させることが多かったが，最近ではニトログ
リセリンを用いたという報告が多くみられ
る[6,7]。
- 循環虚脱が著しい場合や疼痛のため整復でき
ない症例などでは，全身麻酔管理を必要とす
る。

2) 循環管理

　子宮内反症では循環血液量の減少による血圧
低下や，腹膜の牽引に起因する迷走神経反射を
介した徐脈，血圧低下が起こりうる。バイタル
サインを頻繁に確認しながら，急速輸液を行
う。輸血を必要とすることが少なくない。

表2 子宮内反の整復法

非観血的整復術	用手的整復術：Harris 法，Johnson 法 静水圧整復術
観血的整復術	腟式手術：Spinelli 法，Kutner 法 腹式手術：Huntington 法，Haultain 法 単純子宮全摘術

6　整復の緊急度

- 子宮内反が発生すると整復されるまで出血を
止めることはできない。したがって内反症の
原因や程度にかかわらず，整復にはきわめて
高い迅速性が求められる。そのため診断した
時点ですぐに準備を始め，整復を行う。

> **コラム**　　産褥出血受け入れの場所
>
> 　症例15は他院発症の子宮内反症を手術室で受け入れた症例であるが，他院からの産褥出血症例を受け入れる場所は，施設によりさまざまであると思われる。北里大学病院では重症例は救命救急センター外来で，産科と産科麻酔部門で診療を開始する。手術室や分娩室と比較して，救急救命センターでは院外からのアクセスがよいことに加え，検査部や輸血部，放射線部などの中央部門へのアクセスがよく，救命センターの人的・物質的サポートも得やすいためである。

●分娩直後の発症では，まず分娩室において整復を試みる。整復が困難な場合や，バイタルサインが不安定な場合は，手術室での整復が考慮されるべきである。この際手術室入室までに時間がかかり，結果的に整復に要する時間が長くならないよう，関係部署と連携して超緊急帝王切開術と同レベルの対応を行う必要がある。

⑦ 麻酔科医としての準備

1）出血への対策

●他院からの搬送例，分娩室で整復できずに手術室で整復を試みる例では，すでに大量出血に至っている場合が多い。子宮内反症では内反を整復しないかぎり出血が続くため，速やかに整復することを，優先に考える。

●出血量は過小評価していることが通常である。身体所見からの循環血液量の評価を行う。

●子宮内反症では迷走神経刺激のため，hypovolemiaでも心拍数が増加しにくいことがある。

●太い静脈ラインを2本以上と動脈圧ラインの確保は必須である。輸血製剤が確保されているこ

とを確認し，加温輸血輸液装置を準備する。

2）子宮収縮の抑制

●手術室で麻酔科医が使いやすい子宮弛緩薬はニトログリセリンである。ニトログリセリンには即効性があり半減期も2〜3分と短い。用手的整復法は短時間で終わることが多く，整復直後から子宮収縮させたい子宮整復の際に用いるのに適している。100〜200 µgを静注することが多い[6,7]。血管拡張作用があるため，循環血液量が不足しているときにはフェニレフリンなどの昇圧薬が必要となる。

3）麻　酔

●子宮内反した状態では疼痛が強く整復時にはさらに大きな痛みを伴う。しかし，整復までの時間をなるべく短くしたいことや，スムーズな用手的整復術であれば数分以内で終了すること，さらには出血による循環動態が不安定なことから，必ずしも麻酔下で行われるわけではない。麻酔が必要になるのは，痛みや筋緊張が強く用手的整復が困難な場合，循環動態が不安定で人工呼吸を含めた全身管理が必要と判断されたときであろう。

●子宮内反を発症してから時間がわずかで出血量がまだ少なければ区域麻酔が可能なこともあるが，内反症の多くでは大量出血のため区域麻酔を選択しにくい。

●揮発性吸入麻酔薬は濃度依存性に子宮弛緩効果を持ち子宮内反症を整復の際に適した全身麻酔薬である。どの製剤でも等MACでは同程度の弛緩作用があることが知られている[8]。子宮弛緩作用を発揮するには1 MACを超える濃度が必要であろう。

●褥婦は妊娠による生理学的変化の影響が存続しており，その状態を理解したうえでの麻酔計画が必要である（ミニ解説参照）。例えば分娩直後の褥婦はフルストマックとみなし，全身麻酔では気管挿管すべきである。気管挿管

ミニ解説　産褥期の生理学的変化

[褥婦の生理学的変化]

- 上気道：妊婦中には Mallampati 分類のクラスが上がり，経腟分娩中にはさらに上がることが知られる。経腟分娩中に起こる変化は分娩後 36～48 時間に戻り[1]，妊娠前の状態に戻るにはさらに長い時間を要する[2]。したがって分娩後 2 時間を経過していない症例 15 では分娩直後の妊婦と同程度の気道確保の困難が予想される。

- 誤嚥の危険性：妊娠中に下降する下部食道括約筋圧は産後 1～4 週で正常化するといわれている。本症例では正期産妊婦と同様に，下部食道括約筋の収縮力が低下していると考えられる。また，分娩中には胃内容滞留時間は遷延するが，分娩後 1 時間以内でも胃内容滞留遷延する傾向が観察されている[3]。これらのことより，分娩直後の妊婦では，分娩中の妊婦ほどの誤嚥のリスクはなさそうであるが，妊婦と同様の誤嚥に対する警戒が必要だろう。

[低酸素血症の危険性]

- 妊婦では機能的残気量が妊娠子宮により横隔膜が押し上げられ，正期産妊婦において機能的残気量は 20％程度減少している。児娩出後に機能的残気量は回復するが，妊娠前に戻るには 1～2 週間要するといわれている。

[酸素消費量]

- 分娩後も増加した状態が続き，妊娠前の状態に戻るまでに 6～8 週間かかるといわれる。

[全身麻酔に用いる薬剤]

- 産後 2～3 日は吸入麻酔薬の MAC は非妊娠女性に比べて減少している。分娩後 12 時間未満のイソフルランの MAC は，非妊娠女性の 72％であったという報告もある[4]。

- 体重あたり同量投与されたプロポフォールの pharmacokinetics は帝王切開妊婦と同様である[5]。褥婦における静脈麻酔薬の薬力学に関する情報はほとんどない。

- 帝王切開術の麻酔導入および維持で用いたプロポフォールの乳汁移行率は低く，新生児の消化管からの吸収率が悪いことや吸収後の初回通過効果を考慮すると新生児への影響はほとんどないと考えられる[6]。

- フェンタニルは母乳への移行率が高いことが知られている（M/P 比 2.45）ものの，児の消化管からほとんど吸収されないため，relative infant dose（Ⅰ章 4．帝王切開術後鎮痛 p. 58 参照）は 2.9～5％（10％以下が安全とみなされる）と報告されている。児には安全である。

[筋弛緩薬]

- 分娩後平均 33 時間に褥婦と正期産妊婦，非妊娠女性において，1 mg/kg のスキサメトニウムを投与された後の回復時間を比較すると，褥婦でもっとも長かったと報告されている[7]。妊産褥婦における非脱分極性筋弛緩薬の効果遷延も報告されており，産後 2～4 日の褥婦と非妊娠に体重あたり同量のロクロニウムを投与したところ，褥婦のほうが回復時間が長かったことが報告されている[8]。

[脊髄くも膜下麻酔薬の必要量]

- 妊娠中に減少した必要量は，産後 12～36 時間で非妊娠時に戻ると考えられている。分娩後 8～24 時間経過した褥婦において T_4 までの鎮痛を得るのに必要な高比重ブピバカインの量は，帝王切開術妊婦よりも 30％多かったと報告されている[9]。分娩後 2 時間足らずの本例では，正期産妊婦と同等の必要量を見込むべきであろう。

＊1）Kodali BS, Chandrasekhar S, Bulich LN, et al. Airway changes during labor and delivery. Anesthesiology 2008；108：357-62.

＊2）Boutonnet M, Faitot V, Katz A, et al. Mallampati class changes during pregnancy, labour, and after delivery：can these be predicted? Br J Anaesth 2010；104：67-70.

＊3）O'Sullivan GM, Sutton AJ, Thompson SA, et al. Noninvasive measurement of gastric emptying in obstetric patients. Anesth Analg 1987；66：505-11.

＊4）Zhou HH, Norman P, DeLima LG, et al. The minimum alveolar concentration of isoflurane in patients undergoing bilateral tubal ligation in the postpartum period. Anesthesiology 1995；82：1364-8.

＊5）Gin T, Yau G, Jong W, et al. Disposition of propofol at caesarean section and in the postpartum period. Br J Anaesth 1991；67：49-53.

＊6）Dailland P, Cockshott ID, Lirzin JD, et al. Intravenous propofol during cesarean section：placental transfer, concentrations in breast milk, and neonatal effects. A preliminary study. Anesthesiology 1989；71：827-34.

＊7）Leighton BL, Cheek TG, Gross JB, et al. Succinylcholine pharmacodynamics in peripartum patients. Anesthesiology 1986；64：202-5.

＊8）Puhringer FK, Sparr HJ, Mitterschiffthaler G, et al. Extended duration of action of rocuronium in postpartum patients. Anesth Analg 1997；84：352-4.

＊9）Abouleish EI. Postpartum tubal ligation requires more bupivacaine for spinal anesthesia than does cesarean section. Anesth Analg 1986；65：897-900.

症例15 経過 3　子宮整復後

- 10：31　オキシトシン5単位をボルベン® 500 mL に入れて急速投与を開始した。
- 10：32　RBC 輸血開始。FFP も解凍でき次第，投与を開始した。
- 10：40　動脈圧ライン確保
　　　　手術室入室直後の採血では Hb 4.8 g/dL，血小板数 78,000/μL，PT-INR 1.72，aPTT 94 秒，フィブリノゲン<50 mg/dL であった。
- 13：00　RBC 12 U，FFP 16 U，ボルベン® 900 mL，晶質液 300 mL を投与終了し，Hb 8.8 g/dL，血小板数 62,000/μL，PT-INR 1.13，aPTT 34 秒，フィブリノゲン<178 mg/dL となった。血圧 90～100/50 mmHg，心拍数 90 bpm 台となり，意識レベルもはっきりしてきたため，ICU に帰室することとなった。

をしない状態での深鎮静も避ける。

8　整復後

- 用手的整復後は超音波にて確実に整復されているかを確認し（図3），子宮収縮を促す。
- 子宮収縮薬としてはオキシトシンやメチルエルゴメトリンが単独あるいは併用して用いられる。オキシトシンは5～10単位/500 mL を点滴静注することが多い。メチルエルゴメトリンは 0.2 mg を緩徐に静注する（II章 14. 弛緩出血 p. 192 参照）。
- いったん整復された子宮は弛緩し再内反することがある。十分な子宮収縮が得られるまで，用手整復時に子宮底を押し上げた手をそのまま子宮内に置き，子宮底を頭方向に圧迫し，再内反を防ぎながら経過を観察することが多い。圧迫を止めたあとも，子宮弛緩に注意を払いながら再内反が起こらないよう十分観察を続ける必要がある。
- 胎盤娩出がされていない場合は，再内反・出血に注意しながら Brandt-Andrews 法または用手剝離で娩出させることが一般的である。
- 有効性についてのコンセンサスは得られていないが，用手的整復を行った場合には腸内細菌による感染予防のため抗菌薬投与を行うことが多い。

参考文献

1) 産科婦人科用語集・用語解説集. 第4版. 東京：金原出版，2018.
2) Platt LD, Druzin ML. Acute puerperal inversion of the uterus. Am J Obstet Gynecol 1981；141：187-90.
3) Achanna S, Mohamed Z, Krishnan M. Puerperal uterine inversion：a report of four cases. J Obstet Gynaecol Res 2006；32：341-5.
4) Bouchikhi C, Saadi H, Fakhir B, et al. Uterine Inversion：a case report. Libyan J Med 2008；3：58-9.
5) 妊産婦死亡症例検討評価委員会，日本産婦人科医会. 母体安全への提言 2011. 2012.
6) Dayan SS, Schwalbe SS. The use of small-dose intravenous nitroglycerin in a case of uterine inversion. Anesth Analg 1996；82：1091-3.
7) 茂木　康，佐藤　正，瀬尾　憲. 子宮内反症から産科 DIC を発症しながらも救命し得た一症例. 蘇生 2011；30：23-6.
8) Yildiz K, Dogru K, Dalgic H, et al. Inhibitory effects of desflurane and sevoflurane on oxytocin-induced contractions of isolated pregnant human myometrium. Acta Anaesthesiol Scand 2005；49：1355-9.

（服部　響子，加藤　里絵）

16 子宮内容除去術

症例 16 経過 1 麻酔依頼

33 歳，2 経妊 0 経産，162 cm，63 kg。妊娠 8 週。本日朝より性器出血があり不全流産の診断に至った。子宮内容除去術（掻爬）が予定され，11：00 に麻酔の依頼があった。産婦人科医によると少量の持続出血があるが全身状態に問題はなく，既往歴もないとのことである。

1 流 産

- 全妊娠の 8～15％は自然流産となるといわれる。妊娠週数別の頻度は，妊娠 5～7 週が 22～44％，妊娠 8～12 週が 34～48％，妊娠 13～16 週が 6～9％である。妊娠 12 週未満を早期流産，それ以降，妊娠 22 週未満を後期流産と呼ぶ。
- 流産の原因を表1[1]に示す。少なくとも約半数は遺伝子異常が原因である。
- 通常は無月経から妊娠反応陽性で妊娠が確認された後の性器出血で疑われることが多く，性器出血の半数で流産の診断が付けられる。経過中に下腹部痛を伴うことも多い。

1）流産の分類

a．稽留流産

- 妊娠 22 週未満であり，胎嚢は存在するが胎児や胎芽が死亡し排出されない状態である。胎児，胎芽は超音波上確認できない（枯死卵；blighted ovum）。子宮頸部は閉じている。

b．不全流産

- 胎児や胎芽が死亡しており，組織の一部が排出されているが，一部が子宮内に残存，子宮収縮が不十分で出血が続いている状態である。超音波診断検査で，子宮腔内に胎嚢や胎芽は認められず，子宮腔に絨毛，脱落膜組織からなる高輝度エコーを有する複雑な像を呈する。

c．進行流産

- 胎児（胎芽）が死亡しており子宮口は開大して出血も続き，子宮内容が排出されつつある状態。

2）治 療

- 子宮内容の排出を積極的に行う方法と自然排出を待つ方法（待機管理）がある。内容排出の方法には外科的方法（子宮内容除去術）と薬剤による方法がある。薬剤は misoprostol などの子宮収縮薬を用いる。ただしわが国では薬剤による方法は認められていない。
- 一般的に待機管理であっても外科的治療を行っても子宮内感染や輸血を要するような出血の頻度に差はないが，待機的管理では子宮内容遺残率が高く，その結果，緊急入院や予定外手術が 5～10 倍高くなる[2,3]。また待機

	表1 流産の原因
胎児側因子	妊卵異常，染色体異常，胎児付属物の異常（羊水過多など），多胎妊娠
母体側因子	子宮の異常，頸管無力症，子宮奇形，子宮筋腫，卵巣機能異常，黄体機能不全，高プロラクチン血症，内分泌疾患，糖尿病，甲状腺機能異常，感染症，自己免疫疾患，染色体異常，外傷，放射線曝露，薬物や食品内の化学物質曝露，精神的因子
夫婦間因子	免疫異常（免疫応答異常など），血液型不適合
男性因子	染色体異常，精子の異常
原因不明	

（日本産科婦人科学会．切迫流産・流産．B 周産期，5.異常妊娠．産婦人科研修の必須知識 2016-2018．東京：日本産科婦人科学会 2016：134-6 より引用）

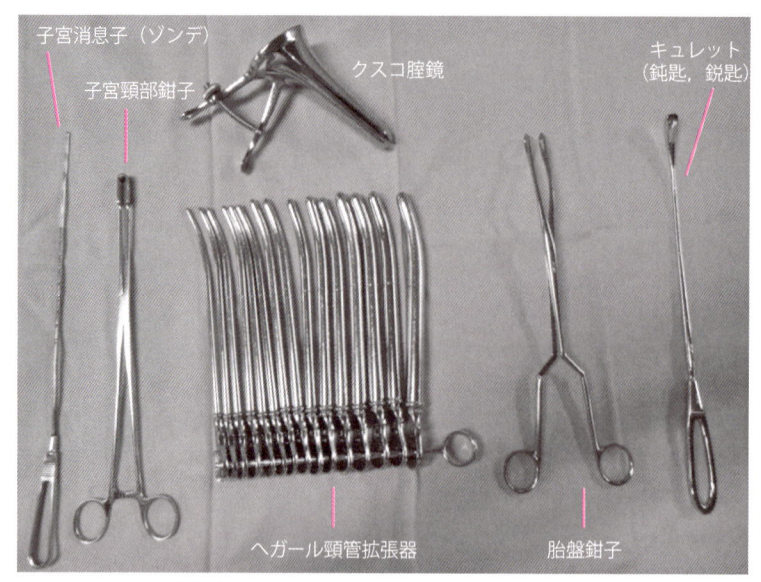

子宮消息子（ゾンデ）
子宮頸部鉗子
クスコ腟鏡
キュレット（鈍匙，鋭匙）
ヘガール頸管拡張器
胎盤鉗子

図1 子宮内容除去術で用いられる手術器具

管理では胞状奇胎や異所性妊娠の見逃しが多くなるという欠点がある。

2 適　応

- 流産・人工妊娠中絶（妊娠 12 週未満），胞状奇胎，産後の胎盤卵膜遺残が適応となる。
- 流産や人工妊娠中絶症例で妊娠週数が 12 週以上になると，胎児の頭部が大きくなり，子宮内容除去術では頸管拡張が不十分で娩出が困難になってくる。

3 術　式

① 未産婦など子宮口が閉鎖した症例では，術前（少なくとも数時間前）にラミナリア（天然海藻），ダライパン S®（親水性ポリマー），ラミセル®（マグネシウム含有高分子材料）などを子宮頸管内に挿入して頸管を拡張（緩徐拡張法）する。

② 手術の始めに，子宮頸部鉗子で子宮を牽引しながら子宮腔に消息子（ゾンデ）を挿入し子宮長軸腔の長さを確認する。

③ 頸管拡張器（図1）により，さらに頸管拡張を行う（急速拡張法）。

④ 胎盤鉗子（流産鉗子，図1）を用いて子宮内容を把持し，子宮外に取り出す（掻爬法）ことを繰り返す。子宮内容の大部分が排出されると泡沫上の出血が観察されるので，鉗子による操作を中止し，キュレット（鈍匙や鋭匙）により残った子宮内容を除去し，ざらざらした感覚，いわゆる Muskel Geräusch（筋肉雑音）があれば掻爬終了となる。超音波ガイド下に子宮内容の残存がないかの確認を行う。掻爬法に対して，子宮内容を吸引器によって除去する（吸引法）こともある。

4 手術の緊急度

- 稽留流産ではその時点で出血がなくても早晩出血が起こる可能性があり，また胞状奇胎では病理診断が必要になり，再度子宮内容除去術が必要となる。
- 不全流産，進行流産，産後の胎盤遺残において出血が持続するときには出血の程度にもよるが，子宮内容除去術が必要になることも多い。

- 妊娠中期以降の胎児娩出後に胎盤が遺残した場合に行われる子宮内容除去術の緊急度も出血量が緊急度を左右するが，待機的に経過を見ないのであれば翌日に処置を延ばす理由はない。
- 提示された症例では出血が持続しているので，すみやかに手術を行うことが望ましい。

⑤ 術中，術直後に予想される産科的トラブル

1) 手術の難しい症例，合併症を起こしやすい症例
- 内子宮口近くの子宮筋腫，粘膜下子宮筋腫
- 子宮位置異常（強度の子宮後屈など）

2) 頸管裂傷
- 緩徐拡張法による頸管裂傷は軽度のことが多く，自然に止血，治癒するが，急速拡張による頸管裂傷は時として外科的修復が必要である。

3) 子宮穿孔
- 頻度は 0.04〜1.0％ といわれている。
- 帝王切開術後などで子宮壁が菲薄化している症例では起こりやすい。
- 腹腔内出血および大網や腸管損傷の場合には発見が遅れることもあるので注意が必要である。立位腹部単純Ｘ線写真でイレウス像や横隔膜下の遊離ガス像は腸管損傷の有意なサインとなる。発熱を含めバイタルサインに変化があったときには合併症の除外診断が重要である。
- 子宮消息子（ゾンデ），頸管拡張器などによる軽症例では抗菌薬投与で厳重経過観察後に感染などがなければ退院させ，1〜2 週間程度の後に超音波ガイド下に再掻爬を行う。胎盤鉗子による穿孔では近傍組織の損傷（腸管や膀胱）を伴うことも多く，開腹して修復せざ

るを得ない場合も多い。

4) 持続性器出血
- 流産手術において 100 mL 以上の出血は 5％，1,000 mL 以上の出血は 0.05％ と報告されている。
- 持続する出血があれば，輸液や輸血を行い全身状態の維持をしながら原因検索を行う。
- 原因としては① 子宮内容遺残，② 子宮収縮不良，③ 頸管裂傷・子宮穿孔が挙げられる。

5) 子宮内容遺残
- 内容の遺残を起こさないように過掻爬すれば不妊症の原因や子宮内膜癒着症の原因になりえるが，逆に掻爬が不十分であると出血の原因となる。
- わずかの子宮内容遺残では出血，発熱，下腹部痛も軽度で，子宮収縮薬，抗菌薬の投与で経過観察可能であるが，そうでなければ再度子宮内容除去のタイミングを考慮する。

6) 感　染
- 発熱と腹痛がある場合には感染を疑う。
- 広域スペクトラムの抗菌薬を投与する。特に，後期流産は感染を伴っている場合が多いので抗菌薬の投与は必須となる。

7) 急性子宮留血腫（流産後症候群）
- 子宮壁からの出血が性器出血して流出せずに子宮内に貯留する。
- 掻爬法より吸引法の合併症として頻度（0.1〜1.0％）が高い。原因は不明であるが，術後 2 時間以内に出血が少ないわりに強い腹痛，発汗，脱力感を訴え，圧痛を伴う子宮増大を認める場合には本症を疑い，超音波断層法により診断する。
- 治療は再掻爬，子宮収縮薬投与である。

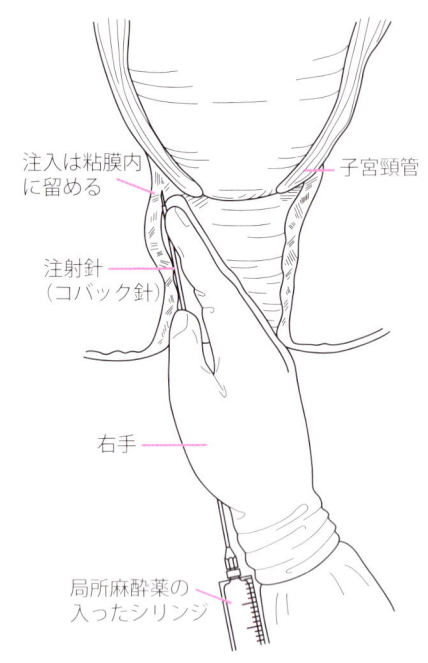

注入は粘膜内
に留める

子宮頸管

注射針
（コバック針）

右手

局所麻酔薬の
入ったシリンジ

図2　傍頸管ブロック手技

6　麻酔前評価

- 一般的な麻酔前評価を行う。
- 多くの場合，出血量は多くないが，出血量の評価が必要である。産科病棟の出血量計測は実際の出血量より少ないことが多いので，産科スタッフからの情報，バイタルサインや身体所見も考慮の出血量を推測することが必要である。
- 緊急度は出血や感染の程度などをもとに，産婦人科医と相談しながら行う。
- 妊娠は可能だが流産や死産を繰り返す病態を不育症と呼ぶが，不育症では抗凝固療法が行われている症例もある。具体的には低用量アスピリンやヘパリン皮下注が用いられる。区域麻酔の前にはこれらの投薬の有無や用量をチェックする。区域麻酔でない場合も術中出血量に注意する。
- 子宮内容除去術が困難と予想される症例では，手術時間が長くなりやすい。

7　麻酔計画

1）絶飲食時間

- 手術申込み直後に子宮内容除去術を計画しようとするとフルストマックであることが少なくない。手術の緊急度と安全な絶飲食時間のバランスを考慮したうえで麻酔開始時刻を決定する。緊急性が低い場合は，処置前の絶飲食時間を十分保ち，飲食後は最低でも6時間の時間をあけて行うよう計画する。陣痛発来後は胃内容残留時間が長くなるため，児娩出直後の子宮内容除去術には特に注意が必要である。

2）モニター

- 患者の状態が安定し手術が短時間で終了する場合でも，心電図，血圧計，パルスオキシメータは必須である。
- 可能であれば呼気終末二酸化炭素分圧曲線モニターを行うと呼吸抑制の程度を監視しやすい。

3）麻酔法の選択

- 流産や死児娩出，中期中絶は母体にとって精神的負担が大きいため，一般的には意識のない状態で手術が行われることが多い。
- 少量の鎮痛・鎮静薬に加えて傍頸管ブロック（図2）を併用する場合もある。
- 精神的に安定している場合や，フルストマックなど意識消失を避けたい場合には，脊髄くも膜下麻酔，硬膜外麻酔を選択する。
- 区域麻酔を用いた場合には下肢運動神経遮断効果が消失するまでに数時間要するため，当日退院が困難となることもある。区域麻酔ではT_{10}から仙骨領域までの神経遮断が必要である。

4）鎮静/鎮痛の深度

- 子宮内容除去術の麻酔は，手術室で一般的に

表2 米国麻酔科学会による鎮静・鎮痛のレベル分類

	軽度鎮静（不安除去）	中等度鎮静/鎮静（意識下）	深い鎮静/鎮痛	全身麻酔
反応性	問いかけに正常に反応	問いかけや触覚刺激に意図ある反応	繰り返す／疼痛刺激に意図ある反応	疼痛刺激にも覚醒せず
気道	影響なし	介入必要なし	気道確保が必要な場合あり	気道確保が必要
自発呼吸	影響なし	適切に維持	不十分な場合あり	しばしば不十分
循環	影響なし	通常は維持	通常は維持	障害される可能性あり

（American Society of Anesthesiologists Task Force on Sedation and Analgesia by Non-Anesthesiologists. Practice guidelines for sedation and analgesia by non-anesthesiologists. Anesthesiology 2002；96：1004-17 より引用）

行われる全身麻酔よりも深度が浅めで，米国麻酔科学会の鎮静・鎮痛レベル（表2）[4]で「深い鎮静/鎮痛」から全身麻酔である。マスク麻酔で行うことが多い。

5) 鎮静薬と鎮痛薬の薬択と投与量

● 痛みを伴う処置であり，鎮静薬と鎮痛薬を併用すべきである。以前は産婦人科医による麻酔において鎮静薬のみを用いることが多かったが，その場合鎮静薬が過量となる危険性がある。

● 麻酔の導入には鎮静薬としてプロポフォール（1.0 mg/kg 程度）またはチオペンタール（2 mg/kg 程度），鎮痛薬としてフェンタニル1〜2 µg/kg，ペンタゾシン30 mg 程度が用いられることが一般的である。必要に応じて鎮静薬または鎮痛薬を導入量の1/4〜1/2追加投与する。

● 子宮内容術に要するプロポフォールの95%有効用量（ED95）は標的濃度調節持続静注（target controlled infusion：TCI）で5 µg/mL[5]，フェンタニルの適正使用用量は0.5〜1.0 µg/kg との臨床研究がある[6,7]。しかしこれらの症例では一定量の亜酸化窒素が併用されており，静脈麻酔薬だけで行う場合にはこれらの量では不十分である。

● 北里大学病院では，プロポフォールとフェンタニルを併用して麻酔を行っている。2011〜2013年に行われた209例の子宮内容除去術に使用したプロポフォールおよびフェンタニ

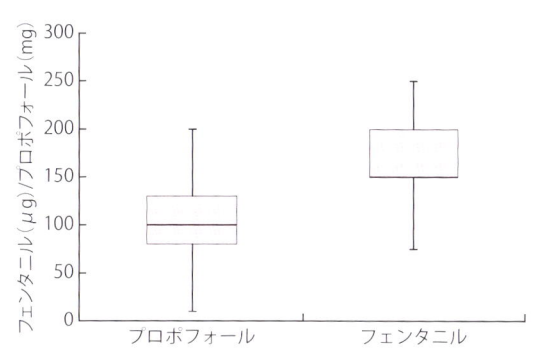

図3 プロポフォールとフェンタニルを用いた流産手術の麻酔必要量

ルの投与量を分析したところ，プロポフォール112±40 mg（中央値100 mg），フェンタニル159±35 µg（中央値150 µg）であった（図3）。

● 手術が30分を超えるようなことがあらかじめ予想される場合は代替えの鎮痛薬としてレミフェンタニルを使用することも可能である。レミフェンタニル1.5 µg/kg にプロポフォール2 mg/kg，60%亜酸化窒素を併用することを勧めている研究[8]もあるが，血中濃度を安定させるためにはレミフェンタニルは持続静注（0.2〜0.3 µg/kg/分）で用いたほうが望ましいことはいうまでもない。いずれの投与方法であれ，呼吸抑制の頻度は高く，声門閉鎖の危険性もあるので備えが必要である。

● ケタミンは鎮静作用と鎮痛作用を併せ持ち，さらに呼吸抑制作用が弱く，子宮収縮作用があるという点で本手術に有利ではある。しかし口腔内分泌物増加作用への対策（アトロピ

症例 16 経過 2 麻 酔

　出血は持続的であるがパッドに少量付着する程度であり，バイタルサインや身体所見から何時間かの猶予はあると判断した。2 回の流産歴があるためアスピリン 100 mg/日を服用していたが，他の既往歴や内服薬はなかった。悪阻のため最近食欲がなく，朝 7：00 フルーツジュースとヨーグルトを取ったとのことであった。

　マスク麻酔による全身麻酔を予定し，14：00 に手術室入室となった。血圧計，心電図，パルスオキシメータを装着し，酸素投与を開始した。砕石位をとった後 14：09 にフェンタニル 100 μg を投与した。消毒開始後まもなく（14：12）プロポフォールを 60 mg 投与したところ意識消失し，上気道閉塞様の呼吸となり，呼吸数が 4 回/分となったため，用手気道確保し補助換気を行った。14：15 に手術開始となり，上気道閉塞症状は軽減し，呼吸数は 8 回/分に増加した。頸管拡張操作後，メチルエルゴメトリン 0.2 mg を 2 分かけて緩徐に投与した（14：19）。キュレット操作による操作時に顔をしかめ，手が動いたためプロポフォールを 30 mg，フェンタニル 50 μg を追加投与した。5 分後（14：26）に手術終了となった。

　術中の収縮期血圧は 85〜110 mmHg，心拍数 60〜90/分で安定していた。呼吸数は 6〜10 回/分で軽い上気道閉塞が観察されるときもあり，頸先拳上や補助換気を一時的に行った。

　14：29 に呼名開眼し，深呼吸の促しに応じたため，酸素投与を中止した。血圧とともに呼吸状態，経皮的動脈血酸素飽和度を 15 分間観察した。呼吸数は 12 回/分前後，動脈血酸素飽和度は 95〜96％で安定していた。14：55 に手術室を退室し，病室に帰った。

ン投与など）と，分泌物による喉頭痙攣や肺炎に対する注意が必要である。完全覚醒までの時間も長く，頻用される麻酔薬ではない。過去には鎮静薬としてのジアゼパム，ミダゾラム，ドロペリドールなどが用いられた時期があったが，ケタミン同様に覚醒までの時間が長くなるので一般的でなくなった。

- セボフルランなどの揮発性吸入麻酔薬で麻酔維持を行うことも可能であるが，用量依存性の子宮筋弛緩作用があり，処置に伴う出血量が増えるために選択されることは少ない。吸入麻酔薬の使用によって柔らかくなった子宮で内容除去術を行うと，子宮穿孔が起きやすいという印象を持つ産科医もいるようである。
- 本手術はマスク麻酔で管理されることが多いため，環境曝露を考慮して，亜酸化窒素も含め，吸入麻酔薬の使用は積極的に行うべきではないと考えている。

6） 子宮収縮

- 子宮の胎盤剝離面の止血には子宮収縮が大きく関わっているため，子宮内容除去時に子宮を弛緩させないことが大切である。
- 高濃度の揮発性吸入麻酔薬を投与することは適切でないことは上述のとおりである。
- 子宮収縮薬の投与は必須ではないが，子宮頸管拡張後には子宮収縮薬を必要とすることが多い。帝王切開術時の子宮収縮薬はオキシトシンが第一選択であるが，妊娠初期には子宮筋のオキシトシン受容体の発現が少ないために，メチルエルゴメトリンを使用することが一般的である。しかしメチルエルゴメトリンは血管収縮作用による高血圧，冠血管攣縮による心筋虚血を起こしやすいのでボーラス投与は避けるべきである。

7） 手術時間

- 麻酔科医にとっては，あとどのくらいで手術が終了するのか分かりにくい手術である。超

症例16 経過 3 病棟にて

18：00　術後出血がないことが確認された。

18：45　夕食には手をつけず，そのまま就眠した。

翌日5：00　トイレからナースコールがあり，看護師がかけつけると，患者が息が苦しいと訴え座り込んでいた。頻呼吸であった。血圧 68/32 mmHg，脈拍数 132 bpm，SpO_2 86%であった。心エコーから肺塞栓が疑われ，造影CTにて左右の主幹肺動脈に血栓を認めたため，肺血栓塞栓症と診断された。

表3　妊娠週数別の凝固因子活性（%）

凝固因子	非妊婦	4週〜	8週〜	12週〜	16週〜	20週〜	24週〜	28週〜	32週〜	36週〜
XII	92	96	116	161	160	151	153	150	151	151
IX	104	126	131	162	155	166	165	186	185	180
VIII	88	121	122	135	151	159	150	182	185	181
VII	90	90	124	123	130	148	155	159	160	158
X	91	101	117	123	130	132	132	140	138	139
V	95	95	101	99	100	98	895	105	98	105
II	96	99	113	125	129	130	144	143	148	144

（高橋　道，後藤　薫，田中俊誠，妊娠中の血液凝固線溶系の変化．産と婦 2006；73：300-5 より引用）

音波ガイド下の手術の場合は画像を，またそうでない場合も産婦人科医に進行状況を尋ねながら行うことを勧めたい。

8）麻酔の安全性

- 米国からの 62,000 症例の子宮内容除去術における「深い鎮静/鎮痛」の安全性に関する報告がある。88%で自発呼吸，11%でマスク換気，0.2%でラリンゲルマスク挿入が行われた。誤嚥性肺炎を含め麻酔関連の有害事象を起こした症例はなかった[9]。ただしこの調査では，麻酔は麻酔科医や麻酔看護師によって行われ，肥満など合併症のある症例は除外され，麻酔前の絶飲食時間は守られていた。また処置後は 45 分間回復室で専門看護師によって管理されていた。
- わが国においては，子宮内容除去術は産科病棟内で産婦人科医が麻酔を担当することが多い。また看護師も麻酔補助業務や麻酔管理に

慣れているとは限らない。加えて，緊急薬剤，医療従事者のマンパワー，モニター機器などが十分でない場合も現実的には多く，注意を要す。低換気や低酸素が生じたときに迅速に対応するための医療スキルも要す。このことからまず事前に換気困難や気管挿管困難の予測因子がないかどうか調べておく必要があり，それらがある場合にはそれぞれに対して事前対策を練る必要がある。

8 妊婦の肺血栓塞栓症

- 妊婦においては，①血液凝固能亢進，線溶能低下，血小板やプロテインS活性の低下，②女性ホルモンの静脈平滑筋弛緩作用，③増大した妊娠子宮による骨盤内静脈や下大静脈の圧迫，④活動性の低下などが相まって高リスク群である。
- 妊娠後半や産褥期に発症しやすいことはよく

知られているが，妊娠初期にもピークがあることも認識しておくべきである。これはエストロゲンによる血液凝固活性の上昇(表 3)[10]や，重症妊娠悪阻による脱水や，切迫流・早産などによる安静臥床，先天性凝固性制御因子異常の顕著化などの要因が原因と推測される。

参考文献

1) 日本産科婦人科学会. 切迫流産・流産. B 周産期, 5. 異常妊娠. 産婦人科研修の必須知識2016-2018. 東京：日本産科婦人科学会；2016. p.134-6.

2) Trinder J, Brocklehurst P, Porter R, et al. Management of miscarriage：expectant, medical, or surgical? Results of randomised controlled trial (miscarriage treatment (MIST) trial). BMJ 2006；332：1235-40.

3) Petrou S, Trinder J, Brocklehurst P, et al. Economic evaluation of alternative management methods of first-trimester miscarriage based on results from the MIST trial. BJOG 2006；113：879-89.

4) American Society of Anesthesiologists Task Force on Sedation and Analgesia by Non-Anesthesiologists. Practice guidelines for sedation and analgesia by non-anesthesiologists. Anesthesiology 2002；96：1004-17.

5) Uerpairojkit K, Urusopone P, Somboonviboon W. A randomized controlled study of three targets of propofol plasma concentration in patients undergoing uterine dilation and curettage. J Obstet Gynaecol Res 2003；29：79-83.

6) Ugur B, Ourlu M, Yilmaz S, et al. Determining the optimal fentanyl dose for dilation and curettage procedures. Clin Exp Obstet Gynecol 2012；39：509-11.

7) Kucuk M, Uur B, Ogurlu M. Comparing the administration of fentanyl 1 μg kg^{-1} and fentanyl 0.5 μg kg^{-1} in dilation and curettage procedures. Gynecol Endocrinol 2012；28：736-9.

8) Castillo T, Avellanal M, Garcia de Lucas E. Bolus application of remifentanil with propofol for dilatation and curettage. Eur J Anaesthesiol 2004；21：408-11.

9) Dean G, Jacobs AR, Goldstein RC, et al. The safety of deep sedation without intubation for abortion in the outpatient setting. J Clin Anesth 2011；23：437-42.

10) 高橋　道, 後藤　薫, 田中俊誠. 妊娠中の血液凝固線溶系の変化. 産と婦 2006；73：300-5.

11) Wakeford R, Little MP. Risk coefficients for childhood cancer after intrauterine irradiation：a review. Int J Radiat Biol 2003；79：293-309.

（奥富　俊之，加藤　里絵）

17 頸管縫縮術

症例 17 経過 1 麻酔依頼

32 歳，1 経妊 1 経産，156 cm，54 kg。

前回，妊娠 26 週より切迫早産の診断で管理入院していたが，妊娠 32 週で早期産の既往がある。今回は，妊娠初期は他院で検診を受けていた。

妊娠 17 週 3 日出血を主訴に前医を受診し頸管長の短縮を指摘され，妊娠 17 週 4 日に北里大学病院に紹介された。受診時の頸管長は 15 mm で子宮口の開大（funneling）を認めた。頸管無力症の診断で入院管理のもと頸管縫縮術を施行する方針となったため麻酔科に依頼があった。入院時には少量の出血を認めたが，腹痛は訴えなかった。血液検査で白血球数 8,500/μL，CRP＜0.03 mg/dL と炎症反応の上昇は認めなかった。内診所見は子宮口開大 2 cm，先進部は複殿位で浮動であった。

1 適 応

1）頸管無力症

- 頸管無力症は，「妊娠 16 週以後にみられる習慣流早産の原因の一つ。外出血や子宮収縮などの，切迫流早産徴候を自覚しないにもかかわらず子宮口が開大し，胎胞（図 1）が形成されてくる状態」[1]，「妊娠第 2 三半期から第 3 三半期の初めに頸管が痛みを伴うことなく開大し，羊膜が腟内へ膨隆し，やがて破水して胎児が未熟な状態で分娩となる」と解説されている[2]。頸管無力症のハイリスク群として，原因不明の妊娠中期の流早産既往例や子宮頸部円錐切除術既往例が挙げられる。

- 北里大学病院では 12 週以降の流産，32 週未満早産の既往がある症例には，頸管縫縮術を考慮している。

2）多 胎

- 北里大学病院では品胎以上の多胎の症例には予防的頸管縫縮術を施行しているが，現在のところ有用性に関してランダム化比較試験はない。実施時期は 12〜14 週で Shirodkar（以下，シロッカー）頸管縫縮術を原則としている。

2 術 式

- 術式には大きく分けて McDonald（以下，マクドナルド）法およびシロッカー法がある（図 2）。マクドナルド法は，腟円蓋の高さで縫縮する方法で，手術操作は比較的簡便である。これに対して，シロッカー法は，内子宮口の高さで縫縮する方法で，操作はやや煩雑であるがマクドナルド法に比べ高位での確実な縫縮が可能である。このように本法は合理的といえるが，予防的頸管縫縮術では両術式の有効性に有意差を認めないという報告もある[3]。縫縮糸にはテフロンテープが用いられることが多いが北里大学病院では #2–ECHI-CON の非吸収糸を使用している。

- 胎胞脱出例では，手術台を水平にした砕石位では縫縮することが困難であるため骨盤高位とし，カテーテルにて膀胱内に生食を注入し膀胱を充満させて胎胞の縮小を図る膀胱充満法や，経腹的超音波ガイド下に羊水を除去し脱出胎胞の縮小を図る羊水吸引減圧法などの併用を考慮する必要がある。胎胞還納の際には，バルーンや濡れガーゼなどで胎胞を押し込めるなどの工夫が必要である。頸部の展退が進んでいる胎胞脱出例ではシロッカー法の施行が困難となる。マクドナルド頸管縫縮術

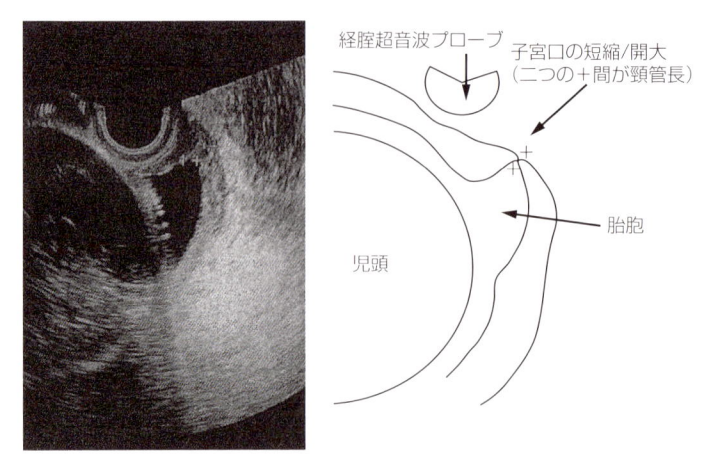

経腟超音波プローブ

子宮口の短縮/開大
（二つの＋間が頸管長）

胎胞

児頭

図1　頸管無力症の超音波画像

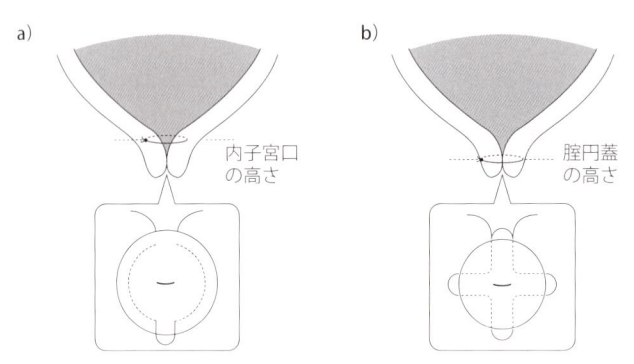

a)

b)

内子宮口
の高さ

腟円蓋
の高さ

図2　シロッカー法およびマクドナルド法における子宮縫縮部の図
a) シロッカー法，b) マクドナルド法

を施行し，その縫縮糸を牽引しながらさらに上方で縫縮する double（二重）マクドナルド頸管縫縮術を行う場合もある。子宮頸部後方処理を行わない修正シロッカー法も，シロッカー法とほぼ同等の効果があると報告されている[4]。

3　手術操作

1）マクドナルド法

● ジモン式腟鏡を使用し，腟壁を展開する。子宮頸部前唇，および後唇を塚原氏鉗子で把持する。膀胱下縁を確認し，塚原氏鉗子を牽引しながら，子宮頸部 12 時方向から反時計回りに子宮動脈を避けて全周性に運針し，最後

に 12 時方向で結紮する。

2）シロッカー法

● 子宮頸部前唇に 20 万倍ボスミンを局注し，膀胱下縁に尖刃にて 2～3 cm 横切開を加える（図3a）。クーパー剪刃にて膀胱を鈍的に剥離し，膀胱子宮窩腹膜の位置まで膀胱を挙上する。後唇も同様にボスミンを局注後，切開を加えて結合織を鈍的に剥離，直腸を圧排し，頸管を露出する（図3b）。子宮頸部を鉗子で把持し，牽引しながら膀胱子宮靱帯内に針を挿入する。11 時から 7 時，5 時から 1 時方向に運針し，12 時方向で結紮する。ループ状にしたガイド糸を挿入すると，抜糸の際の目印となる（図3c, d）。最後に，前後腟壁切

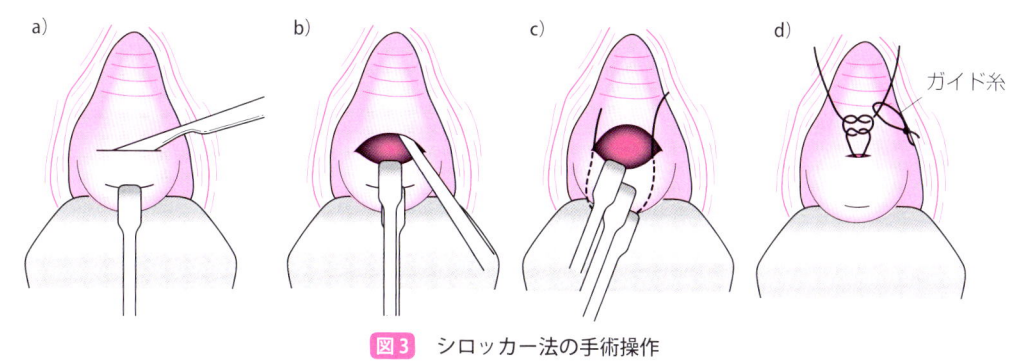

図3 シロッカー法の手術操作
a）子宮頸部の横切開，b）子宮頸管の露出，c）運針，d）完成

開創部を合成吸収糸にて連続縫合し，閉創する。

4 禁 忌

- 破水，子宮収縮を認める場合には，縫縮術は禁忌である。細菌性腟症や頸管炎など感染や炎症がある症例も，縫縮術により感染，炎症が増悪する可能性が指摘されている[5]。発熱，高度の白血球増多や高 CRP 血症などの感染徴候がある場合には，原則として感染治療を優先する。

5 頸管縫縮術の緊急度

- 頸管縫縮術は，流・早産となる可能性が高いと考えられる症例に対して頸管が開大する前に行う予防的頸管縫縮術と，頸管長の著明な短縮や胎胞形成を認める症例に対して行う治療的頸管縫縮術に分けられる。前者の緊急度は低く，予定手術で行うが，後者の場合には緊急といっても，術前検査などの準備が整い次第行うのが通常である。

6 術前評価のポイント

1）絶飲食時間

- 頸管縫縮術は前述のごとく，妊娠初期～中期

までに行われる予防的頸管縫縮術と，それ以降に早産回避のために治療的に行われる治療的頸管縫縮術がある。前者の場合には定時手術として行われるために術前処置が可能で，絶飲食時間が確保されているが，緊急処置として行われる場合には十分な術前処置が行われないまま手術ということもあるので注意を要する。緊急処置として行われる場合には，産科医と相談してどれくらいの時間的猶予があるのかを確認する必要がある。多くは数時間の猶予はあるために，最低でも最終飲水から 2 時間，最終飲食から 6 時間はあけて麻酔を行う。

2）モニター

- ほとんどが短時間で終了するが，基本的な心電図，血圧，パルスオキシメータは必須である。

7 麻酔計画

1）基本方針

a. 十分な鎮痛と悪心・嘔吐の予防

- 効果不十分な麻酔では術中の不快感や疼痛により腹圧がかかり胎胞が子宮頸管より突出・膨隆する可能性がある。麻酔深度が十分であっても，麻酔に伴う悪心・嘔吐が誘発されると同様に胎胞が子宮頸管より突出・膨隆す

ることがある。このような状況は破水の危険性があり，胎児にとっては致命的ともなりうる。

b. 鎮痛/麻酔薬の児への配慮

- 頸管縫縮術を施行する時期には胎児の器官形成期は過ぎているが，何らかの理由で静脈麻酔薬を選択する際には薬剤の催奇形性への配慮が必要である。特にミダゾラム，ジアゼパムなどのベンゾジアゼピン系薬剤使用時の児の口唇口蓋裂は念頭においておくべきかもしれない。鎮痛薬として用いられるフェンタニルに関しては安全と考えてよい。

2）麻酔の実際

a. 麻酔法の選択

- 確実な麻酔が得られ，薬剤の児への直接曝露がもっとも少ないのは脊髄くも膜下麻酔である。適切な麻酔範囲が得られれば，ある程度の筋弛緩作用も得られやすく腹圧がかかることもないので好んで用いられる。しかしながら血圧低下を来しやすく，輸液負荷や昇圧薬の準備を怠り低血圧となった場合には，胎盤を介した児への酸素供給が損なわれるとともに，悪心・嘔吐を誘発して危険である。極度の脱水が疑われるような場合には硬膜外麻酔のほうが安全であることもある。
- 区域麻酔が禁忌である症例に対しては，静脈麻酔薬または全身麻酔を行う。

b. 麻酔薬の選択

- 多くの症例で用いられる脊髄くも膜下麻酔では，高比重ブピバカイン，または等比重ブピバカインが選択される。一般的にはブロック範囲の調節性のよい高比重ブピバカインが選択されることも多いかもしれないが，血圧低下をより起こしやすいので注意が必要である。また特に胎胞突出・膨隆例では手術時に骨盤高位をとることが多いので，その場合には麻酔開始から30分以上空けて体位をとるか，等比重ブピバカインを用いたほうがい

い。術者にもどれくらいの骨盤高位が必要であるかあらかじめ相談することも必要である。

- 北里大学病院では，マクドナルド法の頸管縫縮術に対しては高比重ブピバカイン1.8〜2.0 mL，シロッカー法の頸管縫縮術に対しては高比重ブピバカイン1.8〜2.0 mLにフェンタニル20 µgを併用して用いている。前者に比べて後者では手術時間も長く，子宮頸管牽引も強いためである。
- 韓国の報告によると，妊娠第2三半期の妊婦（妊娠15〜16週）は非妊婦と比較して同用量の高比重ブピバカインを用いても，頭側へのブロック範囲が最大皮膚分節で3分節程度多く広がった（図4）[6]。さらに同じ妊娠第2三半期であっても，13〜14週の場合と，22〜23週では同用量の高比重ブピバカインを用いても，頭側へのブロック範囲が最大皮膚分節で後者のほうが3〜4分節広がった（図5）[7]。このような結果から妊娠週数によって投与薬剤の用量を変えるという考えもあるかもしれないが，薬剤の広がりには個人の体型差も大きいため，妊娠週数別に細かく用量を変更することはあまり現実的には必要であるとは思えない。
- 他にプロポフォールなどの鎮静薬にフェンタニルなどのオピオイドを併用した静脈麻酔，またはセボフルランなどの吸入麻酔薬を用いることが可能であるが，どちらかを選択するのであれば子宮筋弛緩作用の面で後者のほうが優れているかもしれない。亜酸化窒素の妊婦における毒性は明らかでないが，*in vitro*ではヒトリンパ芽球を用いた実験でメチオニンとセリン合成酵素の産生阻害の報告や，動物における胎児毒性が古くから報告されているので極力使用を控えるべきである。

c. 穿刺時の体位

- 区域麻酔で行う場合には側臥位でも座位でも可能である。脊柱管の正中をとらえやすい座位も好まれるが，特にすでに胎胞突出・膨隆

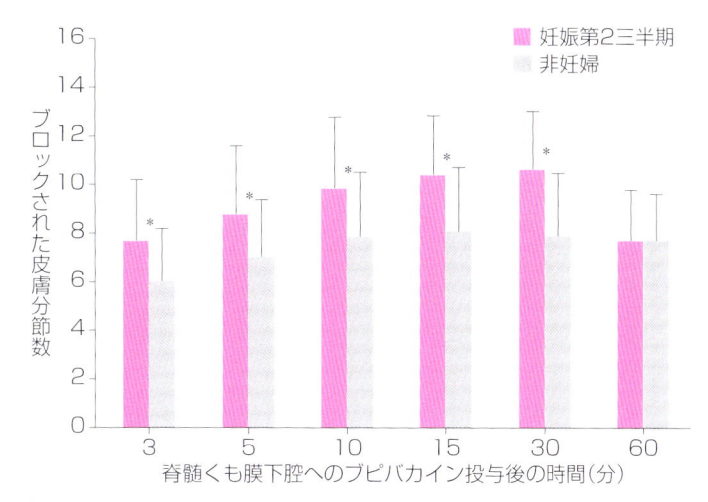

図4 妊婦と非妊婦の脊髄くも膜下麻酔後にブロックされた皮膚分節数の時間的推移

*非妊婦群と P<0.05 で有意差あり
(Lee GY, Kim CH, Chung RK, et al. Spread of subarachnoid sensory block with hyperbaric bupivacaine in second trimester of pregnancy. Clin Anesth 2009；21：482-5 より改変引用)

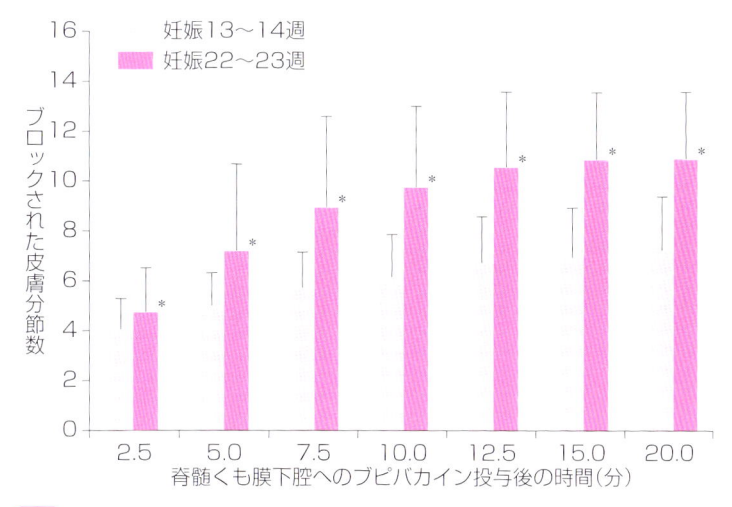

図5 妊娠第2三半期における妊婦の脊髄くも膜下麻酔後にブロックされた皮膚分節数の時間的推移（妊娠第2三半期の時期による違い）

*妊娠 13～14 週群と P<0.05 で有意差あり
(Lee MH, Son HJ, Lee SH, et al. Comparison of spread of subarachnoid sensory block and incidence of hypotension in early and late second trimester of pregnancy. Korean J Anesthesiol 2013；65：322-6 より改変引用)

例では，座位によりかえって腹圧がかかり破水の危険性があるので避けるべきである。

d. 術中管理

● 呼吸循環の安定化を図ることはいうまでもない。区域麻酔で行う場合には頭側のブロックレベルは T_{10} を目標とする。一部の正書では頸管縫縮術はサドルブロックで十分な麻酔が得られると書かれているものもあるが，仙髄を中心とした麻酔では子宮頸管牽引に伴う不快感や疼痛が除去できない。またそれらの不

症例17 経過 2 麻酔・手術経過

妊娠32週で早期産の既往があるため，予防的頸管縫縮術の適応となった。頸管長の短縮，子宮口の開大（funneling）があることから手術を何日も待つ余裕はなかった。ただし胎胞脱出例ではないので頭低位の予定はなかった。血液検査の結果を待って術前診察および手術の準備を進めた。

麻酔は脊髄くも膜下麻酔で計画した。座位で$L_{3/4}$棘間から穿刺し，0.5%高比重ブピバカイン2 mL＋フェンタニル20 μgを注入し，T_{10}までの冷覚低下域を確認し，砕石位でシロッカー頸管縫縮術が開始された。

手術時間は24分，出血量は20 gで無事終了，術後予防的抗菌薬投与としてセフメタゾール1 gを1日3回，子宮収縮抑制を目的にリトドリン100 μg/分を翌朝まで投与した。術後1日目の白血球数9,400/μL，CRP 0.24 mg/dLで出血，腹痛は認めず，術後4日目に退院となった。

快感により，腹圧上昇による破水，悪心・嘔吐を惹起する。逆に過度のブロックレベルの上昇も低血圧，悪心・嘔吐のリスクを負う。したがって区域麻酔の麻酔レベルの調節がきわめて重要である。

●手術刺激による子宮収縮を抑制したい場合にはニトログリセリンの併用も考慮することもある。ただしこの際の適切な使用量に関する情報は乏しい。

●静脈麻酔や全身麻酔で行う場合には，導入時から麻酔中の呼吸管理に細心の注意が必要である。特に全身麻酔では誤嚥性肺炎の予防に努める。気管挿管を行うかどうかは手術時の週数，体型，胃内容量の推定（または超音波装置による検索）によって総合的に判断する。妊娠20週以降は子宮の増大も著明で，誤嚥性肺炎のリスクも高いので気管挿管を前提としたほうが安全かもしれない。ただし気管挿管の際にバッキングを起こして腹圧上昇をきたし，その結果，破水しないような注意が必要である。

●いずれの麻酔法を選択したとしても，妊娠20週以降は仰臥位低血圧症候群を来しやすいために手術時は可能なかぎり子宮左方転位の体位で手術を行う。

8 術後管理

●術後子宮収縮抑制薬や抗菌薬の局所投与または全身投与を行うことが多いが，これらについて有効性に関するエビデンスはない。予防的頸管縫縮術の場合は，薬剤の投与は原則として術後3〜5日で中止する。ウリナスタチンは，エラスターゼやサイトカイン活性を阻害し，抗炎症作用を有するため，胎胞膨隆例では，術後に50,000 IUの局所投与を考慮する。

●通常36週で抜糸するが破水，陣発例では速やかに抜糸を行う。視野がとれず抜糸に苦慮する場合は麻酔下での抜糸を考慮する。マクドナルド法の場合には麻酔なしでも縫縮糸の抜去が可能なことも多いが，シロッカー法では頸管縫縮術同様の麻酔を選択する必要があることが多い。産科適応により帝王切開術が必要である場合（骨盤位など）では，術後に縫縮糸を抜去する。

9 合併症

●予防的頸管縫縮術後4週間以内の前期破水の発症率は1.1〜18%，絨毛膜羊膜炎の発症率は0.7〜7.7%と報告されている。前期破水や絨毛膜羊膜炎の合併は予防的頸管縫縮術より

治療的頸管縫縮術で高率にみられる[8]。

● 分娩の急速な進行により抜糸前に子宮口が開大すると，縫縮糸により頸管裂傷を起こす可能性がある。

参考文献

1）日本産科婦人科学会．産科婦人科用語集・用語解説集（改訂第4版）．東京：日本産科婦人科学会；2018．

2）Cunningham FG, Leveno KJ, Bloom SL, et al. eds. Williams OBSTETRICS. 23rd ed. New York：McGraw Hill Medical；2010. p.215–37.

3）Odibo AO, Berghella V, To MS, et al. Shirodkar versus McDonald cerclage for the prevention of preterm birth in women with short cervical length. Am J Perinatol 2007；24：55–60.

4）Caspi E, Schneider DF, Mor Z, et al. Cervical internal os cerclage：description of a new technique and comparison with Shirodkar operation. Am J Perinatol 1990；7：347–9.

5）Sakai M, Shiozaki A, Tabata M, et al. Evaluation of effectiveness of prophylactic cerclage of a short cervix according to interleukin-8 in cervical mucus. Am J Obstet Gynecol 2006；194：14–9.

6）Lee GY, Kim CH, Chung RK, et al. Spread of subarachnoid sensory block with hyperbaric bupivacaine in second trimester of pregnancy. Clin Anesth 2009；21：482–5.

7）Lee MH, Son HJ, Lee SH, et al. Comparison of spread of subarachnoid sensory block and incidence of hypotension in early and late second trimester of pregnancy. Korean J Anesthesiol 2013；65：322–6.

8）Kurup M, Goldkrand JW. Cervical incompetence：elective, emergent, or urgent cerclage. Am J Obstet Gynecol 1999；181：240–6.

（田島　綾子，奥富　俊之）

18 外回転術

症例 18 経過 **1** 術前診察

28歳，初産婦，身長155 cm，体重56 kg（非妊娠時44 kg）。既往歴は特にない。検査データは異常なし。

妊娠19週4日に他院より無痛分娩希望のため北里大学病院紹介受診。妊娠経過に異常なかったが，妊娠35週の時点で骨盤位であった。胎位が変わらなければ分娩様式は帝王切開術が安全であること，胎位矯正の手段として外回転術があることを説明したところ，外回転術を希望した。妊娠36週1日に外回転術を目的に入院し，麻酔の同意も得た。リトドリン50 μg/分を1時間持続静注し，麻酔を依頼した。

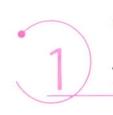

1 骨盤位に対する外回転術とは

- 日本産科婦人科学会2010年周産期統計によると，分娩時に骨盤位であったのは83,383例中5,878例（7.0%）であった[1]。骨盤位経腟分娩は臍帯脱出，後続児頭の娩出困難，児の腕神経叢傷害，新生児死亡などのリスクがあり，熟練した者が分娩介助にあたっても，危険度の高い分娩となる。2000年に「正期産単胎骨盤位においては，選択的帝王切開術を選択したほうが経腟分娩を選択するより児の周産期予後がよい」とLancetに報告されたことをもとに[2]，米国産科婦人科学会は2001年に「正期産単胎骨盤位は選択的帝王切開術にするべきであり，経腟分娩の選択は適切ではない」という委員会勧告を発表した[3]。これより世界的に骨盤位では帝王切開術が選択されることが多くなった。しかし帝王切開術を選択すれば，次回妊娠時も帝王切開術が必要となることや癒着胎盤の危険性が増すことなどの問題がある。
- 骨盤位外回転術は母体腹壁から用手的に児を回転させて頭位とする手技であり，骨盤位を頭位に矯正することで，帝王切開術を回避でき，経腟分娩が可能となる。

2 外回転術の適応，要約，禁忌

- 日本産科婦人科学会の「産婦人科診療ガイドライン産科編2017」では，外回転術の条件として，①緊急帝王切開術が可能である，②帝王切開術既往がない，③児が成熟している，のすべてを満たすことを挙げている。一方，膝位，足位，低出生体重児，早産，児頭骨盤不均衡のいずれかを疑う所見がある場合は帝王切開術を行うことを推奨している（推奨レベルC：実施することなどが考慮される）[4]。
- 外回転術の禁忌について各国ガイドライン，文献を比較するとその項目はさまざまであり，そのエビデンスは不明のものも多い。5つの国際学会によるガイドラインに記載された主な禁忌項目を表1に示す[5]。これによると，いずれのガイドラインにも含まれる禁忌項目は羊水過少のみであり，5つのうち4つのガイドラインに含まれる項目は子宮内胎児発育不全と子宮奇形であった。外回転術施行の際に問題となる臍帯巻絡に関しては，1つのガイドラインに記載されるのみであった。
- 外回転術における合併症は発生頻度が低いことからエビデンスに基づいて禁忌を決めるのは困難であるが，北里大学病院における外回転術の適応，要約，禁忌は以下のごとくである。

表1 各ガイドラインにおける外回転術の禁忌事項

	NVOG	KNOV	ACOG	RCOG	RANZCOG
羊水過少	+	+	+	+	+
胎児発育不全	−	+	+	+	+
子宮奇形	+	−	+	+	+
前期破水	−	−	+	+	+
胎児心拍数モニタリング異常	+	−	−	+	+
妊娠高血圧腎症/高血圧	−	+	+	+	+
胎児奇形	−	−	+	+	+
分娩前出血	−	−	+	+	+
常位胎盤早期剝離の既往	+	+	−	+	−
妊娠中期の出血	−	+	−	−	+
児頭の過伸展	−	−	+	−	−
母体心疾患	−	−	+	−	−
巨大児（4,000 g 以上）	−	−	+	−	−
母体肥満	−	−	+	−	−
2 回以上の帝王切開術既往	−	−	+	−	−
陣痛発来	−	−	+	−	−
胎位が定まっていない	−	−	−	+	−
臍帯頸部巻絡	−	−	−	−	+

NVOG：Dutch Society of Obstetrics and Gynecology
KNOV：Royal Dutch Organization of Midwives
ACOG：American College of Obstetricians and Gynecologists
RCOG：Royal College of Obstetricians and Gynaecologists
RANZCOG：Royal Australian New Zealand College of Obstetricians and Gynaecologists
（Rosman AN, Guijt A, Vlemmix F, et al. Contraindications for external cephalic version in breech position at term：a systematic review. Acta Obstet Gynecol Scand 2013；92：139 より改変引用）

1) 外回転術の適応

● 骨盤位（広義）のうち，骨盤位（狭義）（単殿位，複殿位），横位が適応となる（Ⅱ章7. 骨盤位の陣痛発来，p.126）。

2) 要 約

・緊急帝王切開術が可能である
・児が成熟している
・児の well-being が確認でき，子宮内胎児発育不全がない
・先進部が骨盤内に嵌入していない
・臍帯巻絡がない
・羊水量が保たれている（amniotic fluid index が 5 cm 以上）

3) 外回転術の禁忌

・多胎
・足位，膝位
・胎児機能不全
・子宮内胎児発育不全
・前置胎盤
・帝王切開術や子宮手術（子宮筋腫核出術など）の既往
・子宮奇形や巨大子宮筋腫がある
・羊水過少
・前期破水

・児頭骨盤不均衡の疑い

・前壁付着胎盤

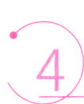

3　外回転術の合併症

● 外回転術で起こりうる合併症を表2に示す[6]。

● Grootscholten らがまとめた84の文献からなるメタアナリシスによると，12,955例の外回転術のうち6.1％（766例）に合併症を発生し，そのうち重篤なものは0.24％であり，0.35％に緊急帝王切開術を必要とした[7]。この報告によると，子宮内胎児死亡となったのは12例で，そのうち2例が外回転術に起因すると考えられた。常位胎盤早期剝離は11例に発生し，そのうち4例は外回転術施行中もしくは施行直後に発生し，2例は24時間以内の発生であった。1例で常位胎盤早期剝離のため緊急帝王切開術を施行したが，死産となった。

● 外回転術に伴う合併症の頻度は非常に低いが，胎児死亡となりうる重篤な合併症を来す可能性があるため，インフォームドコンセントを得ることと手技施行中，施行後の厳重な胎児監視が必要と考えられる。

4　外回転術成功に影響する因子

● 外回転術の成功に影響する因子として，経産回数，胎盤付着部，胎位，羊水量などが報告されている。竹田らによると，212例に外回転術を行ったところ，経産婦は有意に成功率が高く（オッズ比4.42），胎盤前壁付着（オッズ比0.52），単殿位（オッズ比0.51）は有意に成功率が低かった[8]。実施週数，羊水量，推定児体重，母体BMIは有意差を認めなかったという。

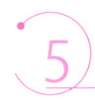

表2　外回転術で起こりうる合併症

・胎児機能不全
・子宮内胎児死亡
・臍帯下垂，臍帯脱出
・前期破水
・陣痛発来
・性器出血
・常位胎盤早期剝離
・母児間輸血症候群※

※胎盤絨毛の損傷または異常により胎児血が絨毛間腔（母体血側）に流入し，胎児が失血による貧血状態に陥った状態。重症の場合，心不全から胎児水腫，胎児死亡に至ることがある[6]

5　外回転術の実施時期，緊急性

● 妊娠32週ごろまでは胎位が固定せず，早期に行うと矯正成功率は高いが再び骨盤位となる可能性も高い。妊娠36週までは自然に頭位となる可能性が高いこと，外回転術に伴う合併症のために緊急帝王切開術となる可能性を考慮すれば児が成熟した妊娠35～37週が妥当と考えられる。

● 米国産科婦人科学会のガイドラインでは妊娠36週が推奨されている[9]。いかなる場合でも，外回転術自体は緊急性がないので，十分な鎮痛/麻酔の条件（術前評価，絶食時間，機材，薬剤，人員など）を整えてから行うべきである。

6　外回転術のインフォームドコンセント

● 北里大学病院では，妊娠34～35週の妊婦健診で骨盤位の場合，診察の状況から外回転術の適応があると判断される場合は骨盤位分娩のリスクを説明し，①選択的帝王切開術，②外回転術，③骨盤位経腟分娩の選択肢があること，およびそれぞれの利点と危険性について説明している。

● 外回転術の希望がある場合，手技に伴う合併

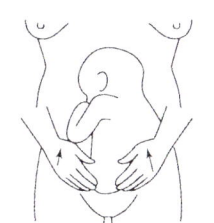①児の殿部を挙上する

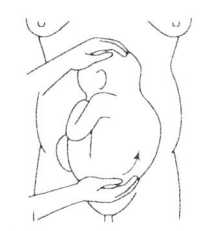②殿部を一側の腸骨窩の方向へ移動させる

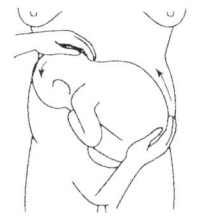③殿部と頭部を回転させる

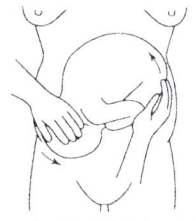④母体正中方向へ児頭を押し込む

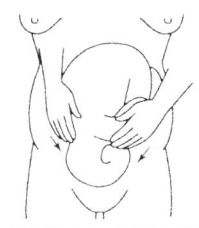⑤骨盤方向へ児頭の嵌入を促す

図1 外回転術の手順

症やリスク，緊急帝王切開術になる可能性があることを説明し，書面による同意を得ている。

⑦ 外回転術の手順（図1）

- 外回転術施行中は胎児心拍数（fetal heart rate：FHR）の低下を来す危険性があり，緊急帝王切開術になる可能性があるため，手技開始の6時間前からの絶食，2時間前からは絶飲とし，手技開始前までには太い静脈路（18 G程度）を確保し，以後は輸液管理としている。経腹超音波検査で胎位，羊水量，胎盤の位置，臍帯巻絡の有無を再度確認する。FHRモニタリングを行い，胎児機能不全がないことを確認する。
- 子宮が弛緩しているほうが妊婦の負担が少なく手技が容易に行いやすいため，子宮収縮抑制薬（リトドリン50〜100 μg/分）を約1時間ほど持続静脈内投与する。十分に子宮筋の弛緩が得られたら，区域鎮痛/麻酔を施行する。
- 無麻酔でも外回転術は可能であるが，疼痛のために身体を動かしてしまったり，腹壁に力が入ってしまうため，鎮痛/麻酔されているほうが手技が行いやすい（後述）。
- 殿部の下に厚く折ったバスタオルなどを敷いて骨盤高位にすることで児の先進部が母体の骨盤から挙上しやすくなる。
- 術者はまず，胎児の先進部（殿部）を用手的に押し上げ，骨盤から挙上させる。これがうまくいかずに骨盤に嵌入したままであると回転しない。次に児頭を前転の方向に押しながら殿部を押し上げ，回転させる。回転させる手技は1人でも可能であるが，先進部を押し上げる者と児頭を回転させる者2人で協力して行ってもよい。成功する場合は強い力をかけなくても容易にすっと回転し，短時間で済むことが多い。
- 施行中は児の心拍低下がしばしばみられるため，術者以外の者が経腹超音波でFHRと胎位を確認し，徐脈が続く場合は手技を中断する。ほとんどのケースでは手技を中断することでFHRは回復するが，回復しない場合は緊急帝王切開術を考慮する。北里大学病院ではFHR低下が5分続いたら手術室に移動している。手術室への移動時間を約5分とすると，手術室到着時点でも心拍数低下が続いている場合は10分以上の心拍数低下，すなわち徐脈（FHR低下が10分未満を一過性徐脈，10分以上持続するものを徐脈という）であるため超緊急帝王切開術を行うこととなる。手術室でFHRが回復していた場合は経過観察としている。
- 外回転術が成功し頭位となったら，超音波断層法で臍帯下垂（児の先進部と子宮口の間に臍帯が存在する）がないことを確認する。単殿位の場合は伸ばした足先が児頭と子宮口の間に存在して児頭が骨盤に嵌入するのを妨げてしまう場合があるが，その場合は児が再度回転しないように母体腹壁から児を固定し，児の自然な胎動で足が動くのを待つとよい。

症例 18 経過 2 麻酔管理

　麻酔は脊髄くも膜下麻酔で行い，$L_{3/4}$ レベルより 27 G ペンシル型脊麻針を穿刺し，高比重ブピバカイン 2 mg＋フェンタニル 10 µg を注入した。麻酔薬投与 10 分後の冷覚低下域が左右とも T_8 であったので手技を開始してもらった。

　手技の間は，子宮左方移動を行いつつ骨盤高位の姿勢で行った。開始 20 分後には冷覚低下域が左右とも C_5 まで上昇したが，呼吸苦，手のしびれなどは認めず，1 時間後には冷覚低下域が左右とも T_1 まで低下した。途中数回，FHR が低下したが一過性であり，FHR が正常に戻るのを確認して外回転術を試み，開始から 25 分後に胎位は頭位となった。手技の間の母体血圧は 90〜110/50〜60 mmHg，母体心拍数は 80〜90 bpm であった。輸液量は膠質液（ヘスパンダー®）500 mL，酢酸リンゲル液が 200 mL であった。

症例 18 経過 3 術直後

　外回転術で頭位になったものの，児頭と子宮口の間に臍帯が存在する状況になってしまったことがある。児頭が浮動しているときはよいが，破水した場合，児頭が臍帯を圧迫して急速な胎児機能不全や胎児死亡を来す危険性があるため，骨盤高位でしばらく経過をみたところ，幸いにも自然な胎動で臍帯は移動し，臍帯下垂は解消された。1 週間後に自然陣痛発来し，無事経腟分娩した。

児の先進部（児頭）と子宮口の間に何もないことを確認したら骨盤高位を止めてベッドの背もたれを上げて座位に近い姿勢にし，児頭が骨盤に嵌入するように促す。FHR モニタリングで胎児に問題ないことを確認し，子宮収縮抑制薬の投与を中止する。区域鎮痛/麻酔の効果が消失し胎児に異常がないことを確認できたら退院とする。

8 外回転術における鎮痛/麻酔の必要性

- 外回転術における疼痛の程度を調べた研究がいくつかある。Fok らによると，妊婦 97 人（平均妊娠週数 36 週，初産婦 48％，平均所用時間約 2 分）を対象として処置に伴う平均視覚的疼痛尺度（visual analogue scale：VAS；0-100）を調べたところ 57 であり，VAS が 30 以下は 28％で，逆に VAS が 70 以上は 20％であった[10]。Birnbach の調査でも

VAS の中央値は 60 であった[11]。これから推定すると激しい痛みほどではないが，耐えられるか耐えられないかぎりぎりの程度であることが分かる。では果たして痛いから成功しないのかどうかが問題点として挙げられる。

- 無麻酔で最大 3 回まで外回転術を行い，不成功例で同意が得られた妊婦に改めてリドカインを用いた脊髄くも膜下麻酔または硬膜外麻酔下に外回転術を行ったところ 80％以上で成功したとの報告があり，このことから考えると麻酔が成功率に寄与している可能性が高い[12]。その後の総説やメタ分析においても，非鎮痛/非麻酔群と比較して鎮痛/麻酔群での外回転術の成功率は高いことが示されている（図 2）[13〜17]。

9 麻酔計画

1）絶飲食時間

- 外回転術が予定された妊婦は，当日に入院す

鎮痛/麻酔	研究者	統計		成功率		
		Risk ratio	p-value	区域鎮痛/麻酔群	対症群	
鎮痛	Delisle	1.36	0.11	41/99	31/102	
	Dugoff	1.04	0.86	22/50	22/52	
	Hollard	1.01	0.99	9/17	10/19	
	Sullivan	1.20	0.46	22/48	18/47	
鎮痛群	小計	1.18	0.15			
麻酔	Mancuso	1.78	0.01	32/54	18/54	
	Schorr	2.12	0.006	24/35	11/34	
	Weiniger	2.06	0.008	24/36	11/34	
麻酔群	小計	1.95	0.000			
全体		1.44	0.000			

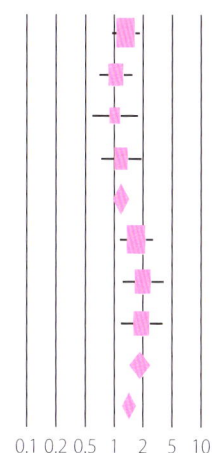

図2 区域鎮痛/麻酔が外回転の成功率に及ぼす影響

危険比(risk ratio)と95%信頼区間。
1より右は鎮痛/麻酔のほうが成功率が高い。

(Sullivan JT, Grobman WA, Bauchat JR, et al. A randomized controlled trial of the effect of combined spinal-epidural analgesia on the success of external cephalic version for breech presentation. Int J Obstet Anesth 2009；18：328-34. Lavoie A. Guay J. Anesthetic dose neuraxial blockade increases the success rate of external fetal version：a meta-analysis. Can J Anaesth 2010；57：408-14. Goetzinger KR, Harper LM, Tuuli MG, et al. Effect of regional anesthesia on the success rate of external cephalic version：a systematic review and meta-analysis. Obstet Gynecol 2011；118：1137-44. Sultan P, Carvalho B. Neuraxial blockade for external cephalic version：a systematic review. Int J Obstet Anesth 2011；20：299-306 より改変引用)

る場合がほとんどであるため，きちんと絶飲食時間が空いているかどうか確認が必要である。緊急手術とはまったく異なるため，決められた絶飲食時間が空いていない場合には外回転術を遅らせる。

- また区域麻酔で行えるからといって安易に始めた後に，胎児徐脈や常位胎盤早期剥離の出血により緊急帝王切開術を余儀なくされる可能性があることを考えると，処置前に全身麻酔に対するリスク評価も行っておくことが必要となることが分かると思う。特に気道確保や挿管が容易かどうかの評価は重要である。

2) モニター

- 外回転術自体は数分で成功する場合もあるが，基本的な心電図，血圧，パルスオキシメータは必須である。

3) 麻酔法の選択

a. 無麻酔，鎮痛，麻酔の選択

- 外回転術自体は鎮痛や麻酔を必要とせずとも可能である。しかし外的圧力を加えるために疼痛を伴う手技であるため，麻酔薬なしでは妊婦は苦痛であるばかりでなく，腹筋が緊張して外的作用力が有効に伝わりにくく，結果として麻酔薬なしでは成功率が低い。

- 鎮痛だけを目的にするのなら鎮痛薬の静脈内投与，神経ブロック，あるいは神経遮断の程度の軽い区域鎮痛のいずれかが選択される。しかしながら，亜酸化窒素やレミフェンタニルによる鎮痛では成功率は上がらない[18,19]。また，脊髄くも膜下ブロックとメペリジン静注との比較では明らかな成功率の差は見られない。

- 成功率をあげるためには完全神経遮断のレベ

ル，すなわち鎮痛レベルでなく麻酔レベルの区域麻酔がもっとも成功率が高いとされてきた（図2）[13,14]。しかしこれらの結論は，システマティックレビューやメタ解析によるものであり，同一研究内で麻酔用量と外回転との成功率との相関を検討したものではなかった。ところが近年の研究において，脊髄くも膜下鎮痛/麻酔と外回転との成功率との相関を検討すると，脊髄くも膜下腔にブピバカインを 2.5 mg 以上投与しても外回転の成功率は上昇しないとの結論が導かれ注目されている[20]。はたして理想的な麻酔法，麻酔用量はどれほどかさらなる研究結果が待たれている。

b. 区域麻酔の優位性

- 脊髄くも膜下麻酔，硬膜外麻酔または脊髄くも膜下硬膜外併用麻酔の中での優位性は現時点ではない。しかしながら麻酔法の選択には状況に応じた配慮が必要である。脊髄くも膜下麻酔は，効果が確実で早いが麻酔域の調整性にややかける。また運動神経遮断効果があるうちは退院できない点で早期退院を目的とした場合には不利になる。また局所麻酔薬にオピオイドを併用した場合には掻痒感の頻度が高い。一方，硬膜外麻酔では作用発現が遅いが調節性には優れる。さらに硬膜外麻酔の有利な点は，外回転術の結果，胎児徐脈や常位胎盤早期剥離となり緊急帝王切開術が必要となった場合には，留置した硬膜外カテーテルをすぐに用いて麻酔を確立できる点である。欠点としては，カテーテル管理が面倒なことや，意図しない硬膜穿刺を起こした場合には硬膜穿刺後頭痛の発生頻度が高いことなどが挙げられる。

4）麻酔薬の選択

- 脊髄くも膜下麻酔でブピバカインを用いる場合には等比重と高比重の選択肢がある。前者は後者と比較して緩徐に効果発現するため低血圧のリスクは低いが，麻酔域の調節性に欠

ける。一方で高比重溶液を用いた場合の欠点は血圧の問題もさることながら，最大の欠点は手技自体を骨盤高位で行った場合の呼吸抑制や呼吸停止の危険性である。本症例も時間とともに冷覚低下域の上昇を認めている。したがって術者との処置前の打ち合わせや，実際の手技が始まって以降，患者管理に対するコミュニケーションが重要である。

- 脊髄くも膜下麻酔薬として，局所麻酔薬に少量のオピオイド（フェンタニル 10〜25 μg など）を混ぜることで鎮痛としての効果は増強し，悪心・嘔吐などの副作用の減少の可能性がある。

- 硬膜外麻酔では手技中の体位による影響はさほど問題とはならない。しかしながら使用する局所麻酔薬が多くなり，手技中または手技の直後に胎児心拍数の低下により緊急帝王切開術が必要となった場合には，さらに帝王切開術用に麻酔薬を追加して麻酔レベルを上昇させないといけないので，結果として，使用総局所麻酔薬用量が多くなり局所麻酔薬中毒の可能性が高くなる。

⑩ 周術期の麻酔上の注意点

- 総説やメタ分析で示されている外回転術の合併症としてまず懸念されるものは常位胎盤早期剥離である。それぞれの論文で示されている対象症例の産科および麻酔管理は異なっており，また症例数はすべて合わせても 1,000 にも満たないため発生率にばらつきがあるが，常位胎盤早期剥離の発生率はおよそ 0〜0.5％程度である[14〜16]。鎮痛/麻酔群と非鎮痛/麻酔群で比較した論文では鎮痛/麻酔群では発生頻度は上昇せず，むしろ低率である[15,16]。一方，胎児に対する影響としては，一過性胎児徐脈が約 6％[14]，鎮痛/麻酔群で 12％に対して非鎮痛/麻酔群で 8％[15]（有意差なし）見られている。しかしこの結果，緊

急帝王切開術が必要となった率は外回転術全体の0.05〜0.5％程度であり[15,16]，鎮痛/麻酔群と非鎮痛/麻酔群で比較した論文でも同率または鎮痛/麻酔群のほうがむしろ低率（有意差なし）である[15,16]。

● ただし，低血圧などの区域鎮痛/麻酔に伴う麻酔が直接関連した合併症は，鎮痛/麻酔深度が深くなるほど増加する可能性があるため[21]，麻酔科医は外回転の間は常に産科医とともに厳重な監視のもと合併症の発生に注意を払い，万が一の緊急帝王切開術の際には迅速に対応できるように準備を怠ってはならない。

参考文献

1) 海野信也，増崎英明，金山尚裕，ほか．周産期委員会．日産婦誌 2012；64：1580-98.

2) Hannah NE, Hannah WJ, Hewsin SA, et al. Planned caesarean section vesus planned vaginal birth for breech presentation at term：a randomized multi-centre trial. Term Breech Trial Collaborative Group. Lancet 2000；356：1375-83.

3) ACOG committee opinion：number 265, December, 2001：Mode of term single breech delivery. Obstet Gynecol 2001；98：1189-90.

4) 日本産科婦人科学会，日本産婦人科医会，編．産婦人科診療ガイドライン産科編 2017．東京：日本産科婦人科学会事務局；2017．p.246-9.

5) Rosman AN, Guijt A, Vlemmix F, et al. Contraindications for external cephalic version in breech position at term：a systematic review. Acta Obstet Gynecol Scand 2013；92：137-42.

6) 日本産科婦人科学会，編．産科婦人科用語集・用語解説集．東京：金原出版；2003．p.333.

7) Grootscholten K, Kok M, Oei SG, et al. External Cephalic Version-Related Risks：A Meta-analysis. Obstet Gynecol 2008；112：1143-51.

8) 竹田善治，安達知子，岡井　崇，ほか．骨盤位外回転術の成功関連因子に関する検討．日周産期・新生児会誌 2013；48：862-7.

9) ACOG practice bulletin：number 13, February, 2000：External Cephalic Version. 1-6.

10) Fok WY, Chan LW, Leung TY, et al. Maternal experience of pain during external cephalic version at term. Acta Obstet Gynecol Scand 2005；84：748-51.

11) Birnbach DJ, Matut J, Stein DJ, et al. The effect of intrathecal analgesia on the success of external cephalic version. Anesth Analg 2001；93：410-3.

12) Cherayil G, Feinberg B, Robinson J, et al. Central neuraxial blockade promotes external cephalic version success after a failed attempt. Anesth Analg 2002；94：1589-92.

13) Sullivan JT, Grobman WA, Bauchat JR, et al. A randomized controlled trial of the effect of combined spinal-epidural analgesia on the success of external cephalic version for breech presentation. Int J Obstet Anesth 2009；18：328-34.

14) Lavoie A, Guay J. Anesthetic dose neuraxial blockade increases the success rate of external fetal version：a meta-analysis. Can J Anaesth 2010；57：408-14.

15) Goetzinger KR, Harper LM, Tuuli MG, et al. Effect of regional anesthesia on the success rate of external cephalic version：a systematic review and meta-analysis. Obstet Gynecol 2011；118：1137-44.

16) Sultan P, Carvalho B. Neuraxial blockade for external cephalic version：a systematic review. Int J Obstet Anesth 2011；20：299-306.

17) Magro-Malosso ER, Saccone G, Di Tommaso M, et al. Neuraxial analgesia to increase the success rate of external cephalic version：a systematic review and meta-analysis of randomized controlled trials. Am J Obstet Gynecol 2016；215：276-86.

18) Burgos J, Cobos P, Rodriguez L, et al. Is external cephalic version at term contraindicated in previous casesarean section? A prospective comparative cohort study. BJOG 2014；121：230-5.

19) Munoz H, Guerra S, Perez-Vaquero P, et al. Remifentanil versus placebo for analgesia during external cephalic version；a randomised clinical trial. Int J Obstet Anesth 2014；23：52-7.

20) Chalifoux LA, Bauchat JR, Higgins N, et al. Effect of Intrathecal Bupivacaine Dose on the Success of External Cephalic Version for Breech Presentation：A Prospective, Randomized, Blinded Clinical Trial. Anesthesiology 2017；127：625-632.

21) Lim S, Lucero J. Obstetric and Anesthetic Approaches to External Cephalic Version. Anesthesiol Clin 2017；35：81-94.

（河野　照子，奥富　俊之）

索　引

緊急産科手術の麻酔に備える　改訂第2版　＜検印省略＞

2014 年 11 月 15 日　第 1 版第 1 刷発行
2019 年 11 月 10 日　第 2 版第 1 刷発行

定価（本体 6,900 円＋税）

編集者　奥　富　俊　之
　　　　加　藤　里　絵
　　　　天　野　　　完
発行者　今　井　　　良
発行所　克誠堂出版株式会社
〒 113-0033　東京都文京区本郷 3-23-5-202
電話（03）3811-0995　振替 00180-0-196804
URL　http://www.kokuseido.co.jp